2011–2012

# 生物医学工程

## 学科发展报告

REPORT ON ADVANCES IN BIOMEDICAL ENGINEERING

中国科学技术协会 主编

中国生物医学工程学会 编著

中国科学技术出版社

·北 京·

**图书在版编目(CIP)数据**

2011—2012 生物医学工程学科发展报告/中国科学技术协会主编；中国生物医学工程学会编著．—北京：中国科学技术出版社，2012.4
（中国科协学科发展研究系列报告）
ISBN 978-7-5046-6041-1

Ⅰ.①2…　Ⅱ.①中…　②中…　Ⅲ.①生物工程-医学工程-学科发展-研究报告-中国-2011—2012　Ⅳ.①R318-12

中国版本图书馆 CIP 数据核字(2012)第 042182 号

**选题策划**　许　英
**责任编辑**　符晓静
**封面设计**　中文天地
**责任校对**　凌红霞
**责任印制**　王　沛

**出　　版**　中国科学技术出版社
**发　　行**　科学普及出版社发行部
**地　　址**　北京市海淀区中关村南大街 16 号
**邮　　编**　100081
**发行电话**　010－62173865
**传　　真**　010－62179148
**网　　址**　http://www.cspbooks.com.cn

**开　　本**　787mm×1092mm　1/16
**字　　数**　288 千字
**印　　张**　12
**印　　数**　1—2500 册
**版　　次**　2012 年 4 月第 1 版
**印　　次**　2012 年 4 月第 1 次印刷
**印　　刷**　北京凯鑫彩色印刷有限公司

**书　　号**　ISBN 978-7-5046-6041-1/R·1565
**定　　价**　36.00 元

# 2011—2012
# 生物医学工程学科发展报告

REPORT ON ADVANCES IN BIOMEDICAL ENGINEERING


**首席科学家** 陶祖莱

**编 写 组** （按姓氏笔画排序）

| | | | | |
|---|---|---|---|---|
| 于红林 | 王广志 | 王喜太 | 王　磊 | 邓小燕 |
| 龙　勉 | 成奇明 | 任菁菁 | 刘德培 | 闫相国 |
| 江祝兵 | 孙怡宁 | 杨　军 | 杨国忠 | 李立峰 |
| 李兰娟 | 李　烨 | 李路明 | 李德玉 | 吴健康 |
| 何国平 | 何前锋 | 宋　瑜 | 张元亭 | 张　明 |
| 张晓玉 | 陈武凡 | 季林红 | 季振宇 | 金　瓯 |
| 周广东 | 周长忍 | 周玉彬 | 郑玉峰 | 郑全录 |
| 胡逸民 | 俞梦孙 | 姜宗来 | 洪　波 | 顾汉卿 |
| 徐可欣 | 奚廷斐 | 高上凯 | 高小榕 | 曹征涛 |
| 曹谊林 | 董秀珍 | 谢　叻 | 蓝　宁 | 蒲　放 |
| 樊瑜波 | 戴尅戎 | | | |

**学术秘书组** 王金新　高莹慧　邹慧玲　欧阳昭连

刘官正　杜海艳　王佳莹

# 序

科学技术作为人类智慧的结晶，不仅推动经济社会发展，而且不断丰富和发展科学文化，形成了以科学精神为精髓的人类社会的共同信念、价值标准和行为规范。学科的构建、调整和发展，也与其内在的学科文化的形成、整合、体制化过程密切相关。优秀的学科文化是学科成熟的标志，影响着学科发展的趋势和学科前沿的演进，是学科核心竞争力的重要内容。中国科协自2006年以来，坚持持续推进学科建设，力求在总结学科发展成果、研究学科发展规律、预测学科发展趋势的基础上，探究学科发展的文化特征，以此强化推动新兴学科萌芽、促进优势学科发展的内在动力，推进学科交叉、融合与渗透，培育学科新的生长点，提升原始创新能力。

截至2010年，有87个全国学会参与了学科发展系列研究，编写出版了学科发展系列报告131卷，并且每年定期发布。各相关学科的研究成果、趋势分析及其中蕴涵的鲜明学术风格、学科文化，越来越显现出重要的社会影响力和学术价值，受到科技界、学术团体和政府部门的高度重视以及国外主要学术机构和团体的关注，并成为科技政策和规划制定学术研究课题立项、技术创新与应用以及跨学科研究的重要参考资料和国内外知名图书馆的馆藏资料。

2011年，中国科协继续组织中国空间科学学会等23个全国学会分别对空间科学、地理学(人文-经济地理学)、昆虫学、生态学、环境科学技术、资源科学、仪器科学与技术、标准化科学技术、计算机科学与技术、测绘科学与技术、有色金属冶金工程技术、材料腐蚀、水产学、园艺学、作物学、中医药学、生物医学工程、针灸学、公共卫生与预防医学、技术经济学、图书馆学、色彩学、国土经济学等学科进行学科发展研究，完成23卷学科发展系列报告以及1卷学科发展综合报告，共计近800万字。

参与本次研究发布的，既有历史长久的基础学科，也有新兴的交叉学科和紧密结合经济社会建设的应用技术学科。学科发展系列报告的内容既有学术理论探索创新的最新总结，也有产学研结合的突出成果；既有基础领域的研究进展，也有应用领域的开发进展，内容丰富，分析透彻，研究深入，成果显著。

参与本次学科发展研究和报告编写的诸多专家学者，在完成繁重的科研项目、教学任务的同时，投入大量精力，汇集资料，潜心研究，群策群力，精雕细琢，体现出高度的使命感、责任感和无私奉献的精神。在本次学科发展报告付梓之际，我衷心地感谢所有为学科发展研究和报告编写奉献智慧的专家学者及工作人员，正是你们辛勤的工作才有呈现给读者的丰硕研究成果。同时我也期待，随着时间的久远，这些研究成果愈来愈能够显露出时代的价值，成为我国科技发展和学科建设中的重要参考依据。

2012年3月

# 前　言

近半个多世纪以来，“生物医学工程是成长最快的一个科学技术领域，它取得了令人震惊的成就，且具有诱人的前景。”作为一个新兴的学科，其目标凝聚（维持和促进健康），但分支繁复而衍散，至今尚无统一规范的分类。为促进生物医学工程（BME）学科的建设，本书综合报告部分提出了一个以分支领域科学技术基础和目标相结合的分类框架，进而结合学科发展趋势，在此框架里选择医学影像（BME 的标志性领域之一）、医学神经工程（BME 的新前沿之一）、生物力学（BME 的学科基础之一）、介入医学工程、组织工程以及家庭健康工程技术（体现 BME 未来发展的方向）等 6 个分支领域，展现我国生物医学工程学科主要进展，并借此凸现生物医学工程的学科特征。此外，就当前的热点——健康物联网问题，从不同方位和不同层面进行了探索。

与之相应，本书专题报告部分以生物电阻抗成像、神经工程、心血管系统生物力学、介入医学工程、康复工程和家庭健康保健技术等为专题，进行了比较系统的阐述。最后，作为人类健康工程的前奏和对健康物联网的探索，介绍了我国高原健康工程和数字卫生技术示范工程的最新成果，并探讨了数字医疗、医疗物联网和健康物联网的关系。

中国生物医学工程学会

2012 年 1 月

# 目　录



## 综合报告



## 专题报告



## ABSTRACTS IN ENGLISH

### Comprehensive Report



### Reports on Special Topics

# 综合报告

# 生物医学工程学科发展研究

## 一、引言

近半个多世纪以来,"生物医学工程是成长最快的一个科学技术领域,它取得了令人震惊的成就,且具有诱人的前景"。

历史地看,生物医学工程的概念源出于 H. von. 赫姆霍兹,他认为:"工程学将推动生物学和医学,尤其是通过用于测量和成像的仪器。"而"生物医学工程"(Biomedical Engineering, BME)一词提出于 20 世纪 50 年代,对此美国电气和电子工程师协会(Institute of Electronic and Electrical Engineering,IEEE)的界定是"应用工程学的原理和技术解决生物学和医学的问题"。随着医学影像、人工器官等兴起,生物医学工程突破了技术的范畴,形成了一门独立的学科,其内涵是"工程科学的原理和方法与生命科学的原理和方法相结合,认识生命运动的(定量)规律,以维护、促进人的健康"。这里,第二句话是学科的主题,第三句话是学科的目标(人类健康的需求),第一句话则是生物医学工程方法学的特征;而独特的方法学原则的建立,正是一门独立学科形成的标志。

半个多世纪来,生物医学工程科学无论在深度还是在广度上都有巨大进展。就深度而言,它已经超越了为生物学和医学提供解决问题的方法、手段和工具的范畴,而融入生命科学、医学之中,成为其不可或缺的一个组成部分。例如生物力学(Biomechanics,生物医学工程的学科基础之一),应力－生长关系的发现,揭示了力的作用(生命体内的应力分布)是各个层次生命体(从细胞到个体)生长、发育过程中,乃至地球生命演化过程中的一个更为初始的信息系统,从而使生物力学向力学生物学(Mechanobiology)深化(从宏观到微观,宏观与微观相结合),血管生物学(Vessel-Biology)、力学细胞生物学(Mechanocytobiology)等的形成即为其例。另一方面,医学"已经进入了一个以个体化医疗为特征的新时期",临床医学工程化(图 1)是其标志。显然,它是医学基础、医学工程技术、临床专家经验(借助于知识工程技术)三者的结合,而生物力学工程(Biomechanical Engineering)提供了结合(整合)的平台。不仅如此,自 20 世纪 90 年代以来,医疗器械产业技术进步也进入了一个以创新能力为标志的新时期,且一些前沿领域(如组织工程、生物微系统等)的产品已经超越了医疗器械的传统界定,故又被称为生物医学工程产业;生物医学工程和技术已成为 21 世纪医疗器械产业技术创新的主要源头。

另一方面,生物医学工程是因人类健康需求而发展起来的科学技术领域,多层面、多方位的社会需求和学科属性决定了生物医学工程必然是一个广覆盖、深交叉(从交叉→结合→融合)、快发展、多变化的科学技术领域。因而,其分支学科和/或分支技术领域的分划(界定)是十分困难且相当模糊的。为促进学科建设,今以分支领域的科学技术基础和主要目标为基准,将当前生物医学工程科学技术领域分为以下四类。

(1)以电子、电气工程技术和信息科学技术为基础,以观测、辨识组织,器官结构和形态/系统功能等为主要目标。医学影像、医学信息技术、数字医疗和神经工程等属此。

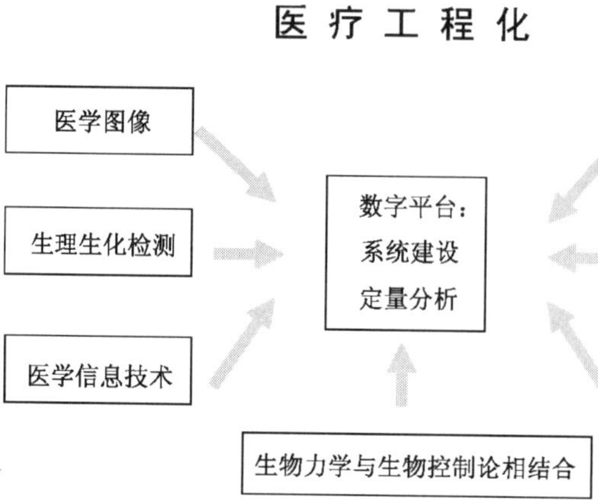

图 1 临床医学工程化示意图

(2)以生物材料和生物力学为基础，结合生物技术、细胞生物学等，以认识人体生理系统、器官、组织、细胞等生命体结构—功能关系，进而修复损伤、重建功能，以达增进健康之目的。人工器官、组织工程(再生医学工程)、细胞工程、介入医疗工程、康复工程、行为工程等属此。

(3)以生物化学和生物技术为基础，结合微电子、微制作技术，以辨识、调控人体生命活动的精微变化等为目标。生物传感器、生物微系统等属此。

(4)以物理作用的生物效应为基础，运用系统工程原理和方法，实现特定的医疗/保健目标。放射医疗工程、超声医疗工程、激光医疗工程等属此。

它们之间边界模糊，互相渗透，互有兼容，算不上生物医学工程二级学科规范的分类，但为廓清学科领域面貌，进而规范分类提供了一个虽粗但不失其正的框架。下面就在这一框架里选择若干分支领域概述近年来的主要进展，并借此凸显生物医学工程学科的内秉特征。

从发展历程来看，如果说 20 世纪 50 年代以来，由疾病谱的改变诸如心脑血管病、癌症、糖尿病等非传染性慢病(NCD)成为人类健康和生命的主要威胁，促成了生物医学工程科学的兴起和迅猛发展，那么，21 世纪医学的变革(医学目的的调整和医学模式的转变)必然导致生物医学工程科学发展方向的重大转变。其核心是：从以疾病的诊断、治疗为中心，转向以人(个体化)的功能状态的辨识和调理为中心。这一转变必然大大拓展医学工程科学(不再局限于生物)的领域范围(科学技术和人文相结合)，形成一个以提高人的功能状态水平，改善人的行为和素质，增进人际和谐，从而促进人的健康，强化(职业)群体效能为目标的，融人文、科学和技术为一体(以人文为主导)的新领域，即人类健康工程(Human Performance Engineering)。

早在 1988 年，当时法国总统密特朗以“21 世纪的机遇和挑战”为题邀请了 75 位诺贝尔奖获得者会聚巴黎。与会者的共识以《巴黎宣言》公诸于世。其中有关人类健康有两段话可谓“喻世明言”：

“医学不仅仅是关于疾病的科学，更应该是关于健康的科学。”

“好的医生应该是使人不生病的医生，而不是把病治好的医生。”

前者为医学目的的调整(以"预防疾病和损伤,维持和促进健康"为首要目的)和医学模式的转变(从生物医学转向生理·心理·社会·环境四者相结合的医学)作了深入浅出的、高度的学术概括,也为人类健康工程正了名。世界卫生组织(WHO)1996年在题为"21世纪的挑战"的报告中也强调"21世纪的医学,不应该继续以疾病为主要研究领域,应当以人的健康作为医学的主要发展方向。"后者则是中国传统医学最高理念:"上工治未病"的现代全球普及版,它以最通俗的语言,为"关于健康的科学"的学术内涵作了高度概括:即"治未病"。

半个多世纪来,生命科学的研究表明:非传染性慢病是人身—心整体失调(功能状态失衡→失稳)的局部体现。从系统科学的观念来看,"人是一个维持稳态的机构","人的生命在于稳态的维持之中"(N.维纳),示意如图2。在系统内、外环境的协同作用下,系统整体的功能保持正常稳态,是谓健康。而内、外环境相互作用能否协同则取决于系统自调节、自适应(本质上是自组织)能力(系统自由能)是否足以在内、外干扰(内伤七情,外感六淫)作用下维持系统功能的稳态(使系统整体的功能参数自动收敛于正常的目标环)。另一方面,生物学的普遍规律告诉我们:不同层次生命体(从细胞、组织、器官到个体)的功能决定于其结构(形态),但诸如动脉粥样硬化等非传染性慢病的发病学和病理生理学以及相关生物力学/力学生物学等研究表明:生命体(从细胞到个体)功能状态的改变(尤其是持续的改变)必然导致其结构、形态的重建。整体功能状态的退变,必然引起相关系统、器官、组织、细胞的病理性重建,这种病理性重建的积累必然孳生病灶,由渐变而突变,疾病发生。因而非传染性慢病的形成、发生、发展,有一个从量变到质变、渐变到突变的过程,即从功能状态退变→退变积累,病理重建,功能状态失衡→功能状态失稳,病灶形成→突变,发病→疾病传变→……直至死亡。显然:解决非传染性慢病问题的有效方法是预防,而非早期诊断、早期治疗,那是不得已而为之;而预防的最佳时机是:功能状态未退变和功能退变、失衡而未失稳的量变时期(从退变→失衡→失稳前)即中国传统医学所说:"治其未生、治其未成、治其未发。"一旦疾病发生,则及时救治,"治其未传";病情稳定后则需"瘥后防复",从而提高患者生存质量,直至"安详地死亡"。可见,"治未病"的医学("关于健康的科学")涵盖了"治病"的医学,全面地体现了医学的价值(示意如图3)。而21世纪生物医学工程发展的目标和方向,则是为健康科学("治未病"医学)的创立、发展提供新概念、新思路、新方法、新技术,构建技术平台,而自身亦在此过程中实现从生物医学工程到人类健康工程的转变。这也是中国生物医学工程科学和自主医疗器械产业跻身世界前列的最好机遇。

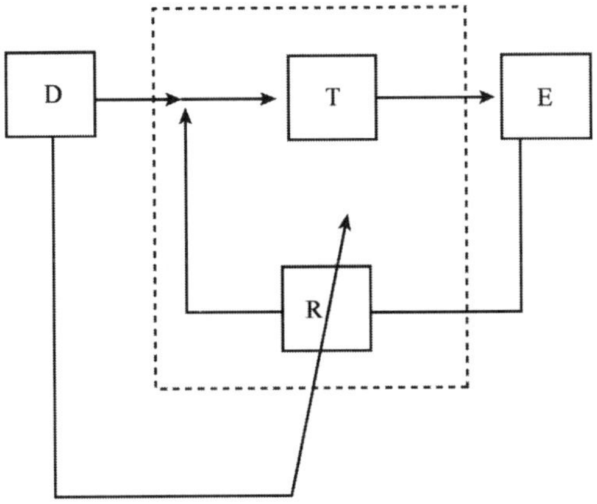

图2　心-身系统示意图

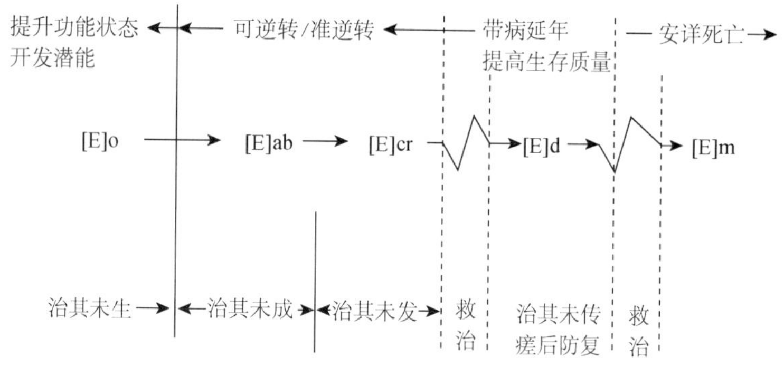


图 3 “治未病”的医学

在这一方面，基本科学问题和关键技术是：人身一心整体状态的表征、状态（动态）辨识和状态（动态）调控的理论、方法和技术。这里有两个基本观念有待转变。

（1）思维模式的转变。现代医学诊断疾病和疗效评估的基准是基于大样本流行病调查的特异性指标体系，它本质上是大工业生产思维模式的外延，其前提是各态历经假说，即被统计成员一律平等——统计同质化的人。而健康是个性化的，因而“治未病”医学和人类健康工程也是个性化的。这里重要的是人（个体）整体功能状态的时序变化和变化趋势，而以基于大样本横向统计的指标体系为其背景。

（2）不同于现代医学，在“治未病”医学体系里，疾病不是作为健康的敌体而存在的，因而“治病”主要不在于“征服”。无论健康还是患病，都是人（个体）整体的功能状态的表征。状态调控（调理）的基本原则是：通过调理，提升状态，祛病是身心整体状态提升的必然结果。而“对抗”，则是辅助的。这样可消除或大大缓减医源性/药源性疾病的发生。

下面就在上述学科分类框架内选择若干分支领域，从不同方位、不同层面概述近年来取得的主要进展；并借此凸显生物医学工程科学的内蕴和学科特征。

## 二、医学影像

医学影像是生物医学工程的一个标志性领域，相应产业的产值约占医疗器械行业的一半。由于基础工业和工艺技术的落后，加之知识产权的限制，医疗影像一直是我国医疗器械产业的薄弱环节。由此造成的进口依赖，显著加重了我国医疗卫生的社会负担。故中国生物医学工程在这方面的进展具有重要意义。可行的途径有三：一是创立新的成像方法和技术；二是发展新的图像处理技术；三是通过引进、吸收，二次创新，进而突破核心关键技术。所幸，近年来我国生物医学工程在这三方面均有显著进展。

### （一）重大突破：生物电阻抗断层成像（EIT）——床旁动态（连续）图像监护

尽管医学影像技术和装备已取得长足进步，尽管床旁监护装置门类众多，性能先进。但放眼全球，目前尚未见一种适合床旁连续观测的动态图像监护装置。而实际需求却重大而迫切。突发事件和灾变中伤病救治，尤其是现代化战争战伤救治和伤患后送过程中，颅脑和肝、脾、肾、膀胱等慢性出血引起的病变，死亡率、伤残率很高，亟须发展相应的床旁动态功能监护、预警新技术和新装置。

安全性(防止二次损伤)的要求排除了 X 射线等辐射类成像技术应用于床旁监护的可能,现有的 MRI、超声技术均难以用于床旁监护,必须发展新的成像技术。由于不同生物组织电阻抗特性不同,同一组织在不同状态下电阻抗特性不同,生物电阻抗的改变能比较灵敏地反映组织功能结构的变化,且安全、无损、无创,故生物电阻抗成像是发展床旁动态图像监护技术之首选。但是,活组织介电特性的测量本身就是个基础性的难题,以颅骨为例,国际上通常用将它简化为厚度均匀的均质的介电材料,以尸解干颅骨测得的介电特性为模型参数研究阻抗成像技术,其效果不佳是可想而知的。活组织介电特性测量已经成为制约生物电阻抗成像等研究的瓶颈。

面对上述重大紧迫需求,针对生物电阻抗成像的瓶颈问题,第四军医大学董秀珍实验室在长期从事生物电阻抗研究的基础上,以颅脑功能动态监护为切入点,从活组织介电特性测量、电阻抗成像的阻抗分解率和空间分辨率、非线性偏微分方程组逆问题数值解等基本科学问题的研究出发,突破了两大关键技术。

### 1. 高噪声背景下通过体表弱信号(皮肤电阻抗)测量提取体内活组织电阻抗信号(动态范围宽)

其核心有二:

(1)适用于提取中心弱信号的驱动模式。驱动模式也常被称为激励模式、电流注入模式等,是指在 EIT 数据采集中,激励电流注入目标区域的方式,即选择电流从哪些电极流入、哪些电极流出的问题。由于电流在导体内的非线性分布特性,不同的驱动模式会在目标区域产生不同的电流密度分布,从而会引起对特定区域电阻率扰动的敏感性的改变,进而带来不同的图像重构效果。

国际上的研究普遍采用临近驱动—临近测量模式,但是这种模式对中心区的扰动变化敏感性较差。鉴于此,董秀珍实验室提出了对中心扰动信号敏感的对向驱动和准对向驱动模式,并从动态范围、独立测量数、边界电压变化量、抗噪性能等方面进行了一系列研究。结果表明:总体上而言对向驱动性能与准对向模式接近,优于其他模式。图 4 是用准对向驱动模式对人颅骨进行在体测量所得的电阻率分布。显然,其分布是非均匀的。取平均后,头皮、颅骨和脑组织电导率之比约为 11∶0.05∶1。

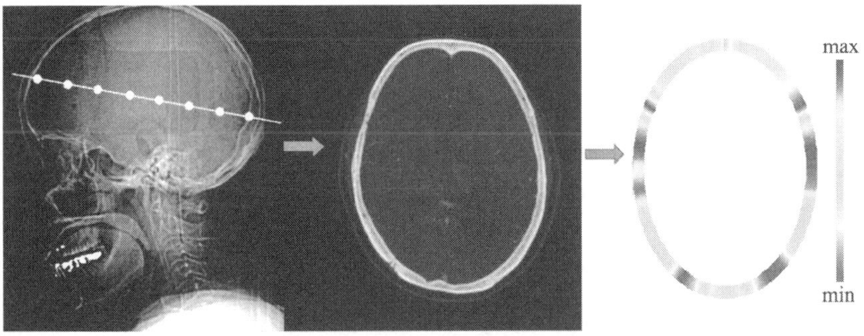


图 4　电阻抗成像电极分布区的颅骨电阻率分布

(2)EIT 高精度数据采集系统研制。他们还开发了两种用于生物电阻抗断层成像的高精度数据采集系统。其原理框图见图 5。

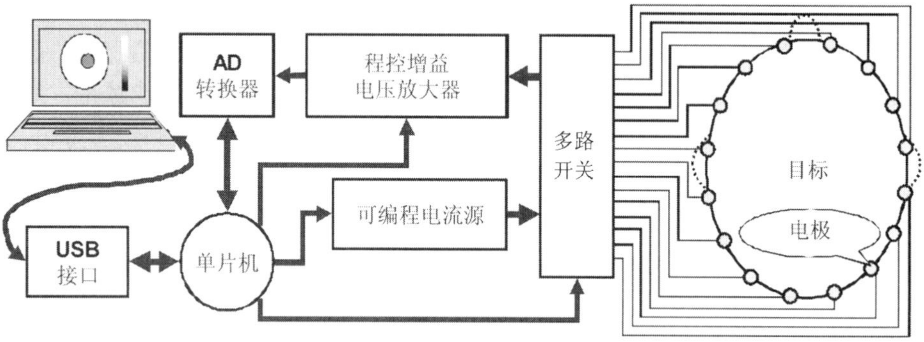


图 5 电阻抗成像数据采集及控制原理框图

采用准对向激励测量模式、正交序列数字解调技术，用于 EIT 床旁动态图像监护。其主要性能优于国外采集系统（临近驱动—临近测量模式）。具体参数比较见表 1。

**表 1 EIT 系统与其他系统主要参数比较表**

| | EIT 系统 | UCLH Mk 1b | UCLH Mk 2 |
|---|---|---|---|
| 频率(kHz) | 1～190 | 0.225～77 | 8～800 |
| 噪声(%) | ≤0.01 | ≤0.3(7.2～38.4kHz) | ≤0.3 |
| CMRR(dB) | ≥75 | ≥70 | 55～83 |
| 互易误差(%) | ≤0.11 | ≤2 | |

采用脉冲激励测量模式实现微型遥控胸腹电阻抗信息的高速采集。见图 6。

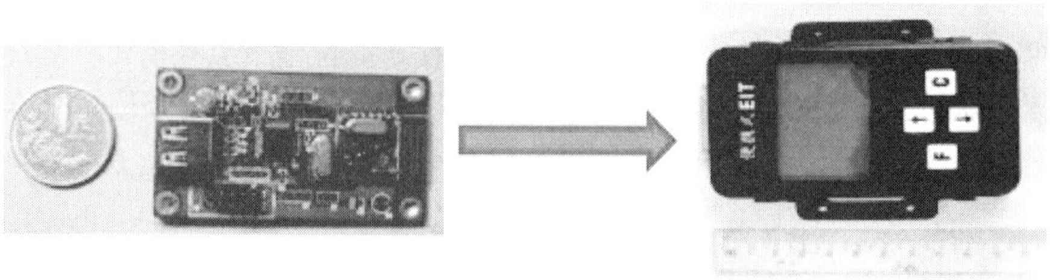

图 6 手持式微型遥控胸腹电阻抗信息采集系统

## 2. 自适应加权阻尼最小二乘法图像动态重建算法，解决 EIT 图像高精度实时成像的难题

国内外相关电阻抗成像研究中各种成像算法的研究始终是一个热点，各种算法很多，往往在仿真模型上成像效果好，实际应用效果不好，还可能发散。只有反投影成像算法抗干扰能力强，但是效果不好。董秀珍等始终以应用为目标，首先改进了反投影成像算法，

进一步提出阻尼最小二乘成像算法，在此基础上完成自适应加权阻尼最小二乘法，较好地解决了扰动区成像的收敛性，并实现了真实边界域成像与CT/MRI成像的融合显示(图7)。

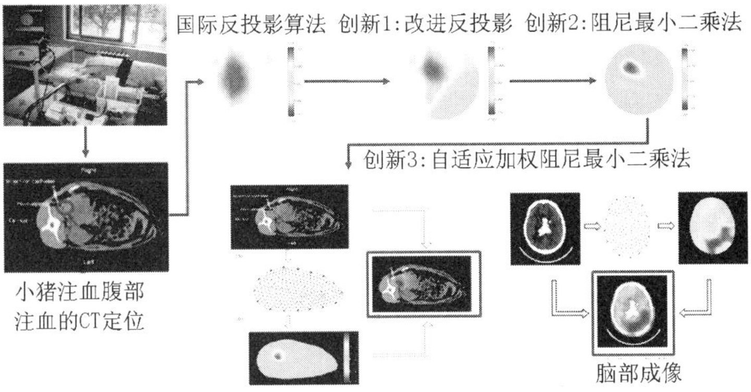

图7　成像算法的研究

同时开发了与之相应的电极和电极支撑系统，以及EIT图像监护实用软件，从而成功地研制了世界上第一台生物电阻抗断层成像装置，如图8所示。

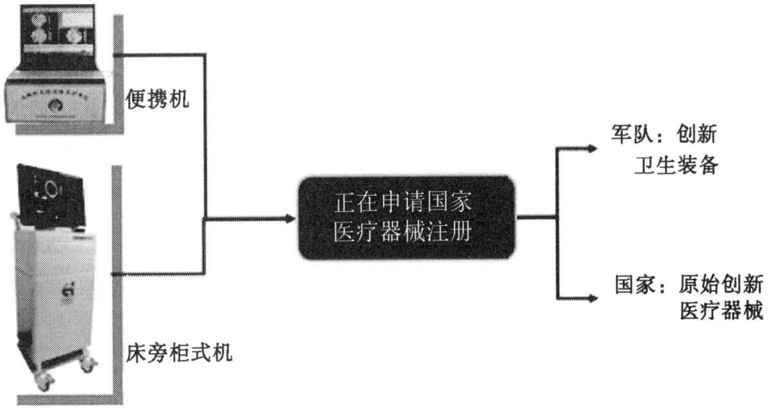

图8　生物电阻抗断层成像装置

动物实验结果表明(图9)，所研制EIT系统对颅脑早期功能性损伤相当敏感。出血性颅脑损伤灵敏度约为0.2mL，而对缺血性颅脑功能性损伤则可即时检测/成像。

临床试验(87例)表明，系统安全、无损(绿色)、可靠、灵敏、有效，确实具备可靠的监测、预警功能(图10、图11)。作为原始创新医疗器械，正申请注册(SFDA)。

在此基础上，又成功研制了用于胸、腹部内脏损伤床旁监护的EIT装置(图12)。动物实验表明，肝、脾出血灵敏度约50mL，肾、膀胱约20mL，已进入临床试验，且取得显效(挽救伤员性命)(图13)。此外，人体实验还证明，电阻抗成像技术还可以用于肺功能监护(图14)，这对于危重病人监护，尤其是使用呼吸机抢救的疗效评估至关重要。

目前，生物电阻抗成像(EIT)床旁动态图像监护仪系列装置(颅脑监护、腹腔监护、呼吸功能评估等)正处于产业化过程中。

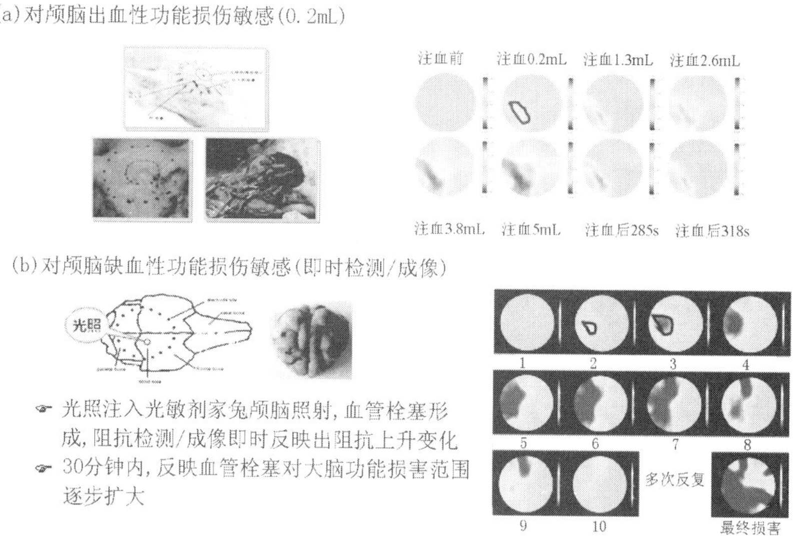


图 9　动物实验结果

✧ 敏感地监测到脑功能恶化，在国际上首次以图像方式显示脑疝(脑水肿恶化)/颅内压升高/脑组织疝出)的发生过程，可提前预警

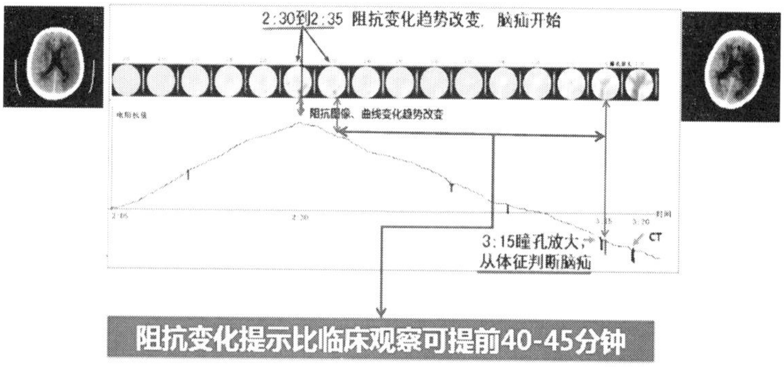


图 10　提前预警功能

✧ 首次敏感地监测到用甘露醇药物治疗脑水肿时颅内脱水减压的图像变化过程

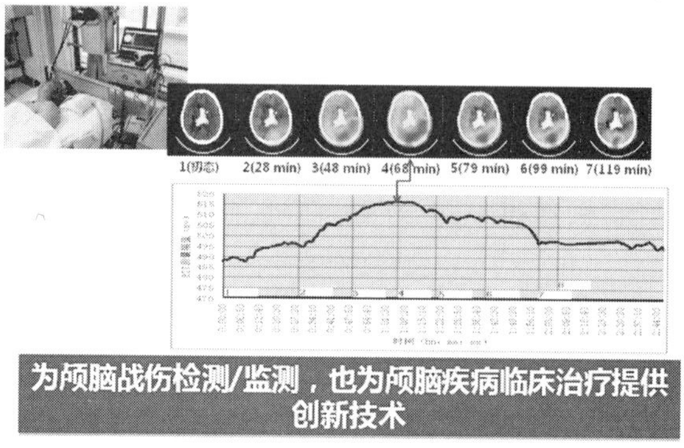


图 11　可靠的监测功能

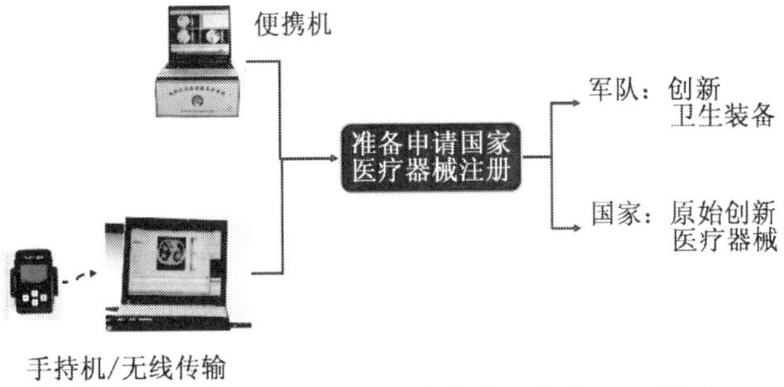


图 12　用于胸、腹部内脏损伤床旁监护的 EIT 装置

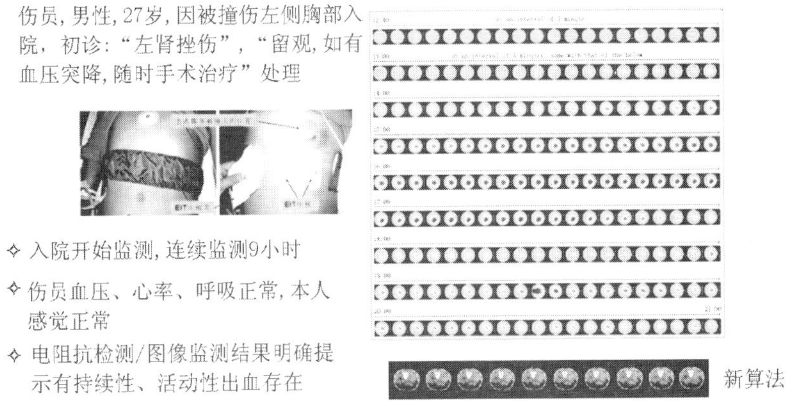


图 13　电阻抗成像技术用于腹部脏器功能损伤的快速检测与动态图像监测

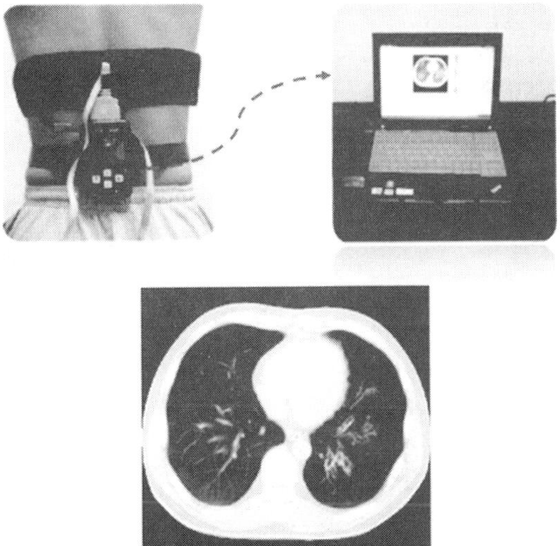

图 14　电阻抗成像技术用于肺功能监护

此外，鉴于乳腺癌普查筛检的需要，董秀珍实验室在解决了多单元检测电极系统设计、快速数据采集和成像算法等关键技术问题的基础上，成功研制了电阻抗扫描成像乳腺检测系统（EIS）；进而在第一代产品（Angel plan-EIS1000）的基础上，与北京华健恒创公

司合作，开发了第二代产品（见图 15），临床试验结果，见图 16(a)、图 16(b)表明：在早期发现乳腺癌变方面，具有明显优势（与钼靶 X 射线机相比）。

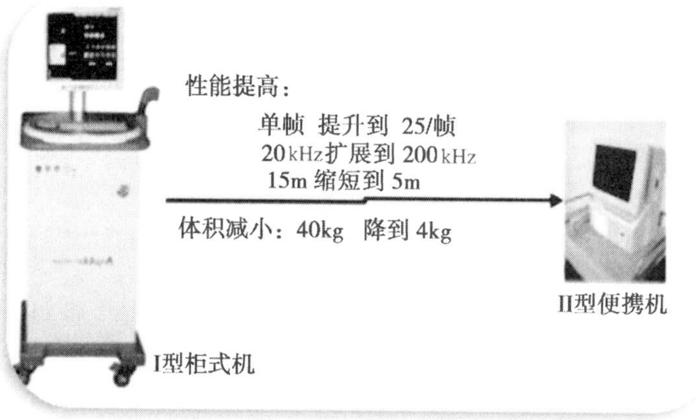


图 15 第二代 EIT 扫描成像乳腺检测系统

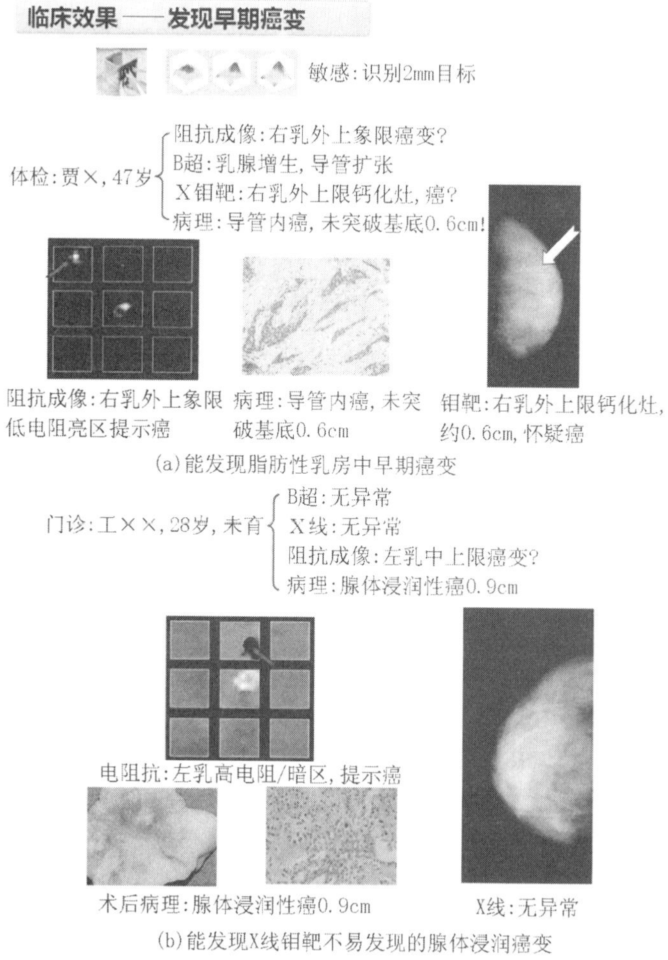


图 16 临床试验结果

这一原创性的重大突破是董秀珍实验室从事生物电阻抗研究近20年心血的结晶，充分体现了生物医学工程学科（工程科学）的一个内秉特征：发现与发明并重，形成一个螺旋、往复、跃升的（学术/技术/开发）“链”（图17）：

问题提出(科学) ⇆ 方法学创新（发明）⇆ 问题解答（发现）⇒ 认识的深入

⇅

关键技术突破（发明）⇆ 新仪器、装置研发（发明）

⇅

新产品开发 ⇆ 动物实验和临床验证

⇅

产业化 ← 市场 ⇆ 产业链

图17　生物医学工程学科的特征“链”

## （二）数字X射线机(DR)：自主研发，位于国际第一技术方阵

“九五”以来，在国家科技攻关等计划支持下，北京航天中兴医疗系统有限公司（以下简称北京航天中兴）从引进、吸收、再创新到突破核心关键技术，走出了一条数字X射线机（DR）自主发展之路，从核心关键技术，到系统整体，均位于国际第一技术方阵，且在低剂量、高质量成像方面有独特优势。

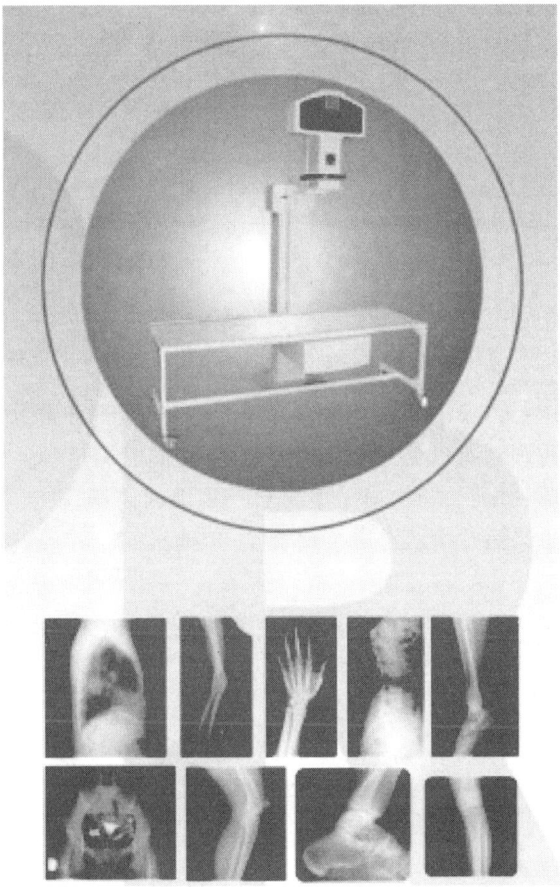

图18　体检用X射线机

平板探测器是数字X射线机的核心部件，是提高空间分辨率，提升图像质量的关键。目前国际先进水平的DR像素尺寸已稳定在0.2mm×0.2mm、0.15mm × 0.15mm、0.143mm × 0.143mm、0.139mm×0.139mm，系统空间分辨率提高到3～3.17lp/mm，已经完全满足临床诊断的需要。北京航天中兴的高性能普及型低剂量LDR的探测器像素尺寸为0.15mm×0.15mm，型号为FU-FPDR-2009的平板探测器像素尺寸达到了0.143mm×0.143mm；世界领先的美国瓦里安公司的PaxScan4343R型平板探测器的像素尺寸为0.139mm×0.139mm。

而且探测器的数据采集速度普遍得到提高，图像处理和显示时间大大缩短。北京航天中兴平板探测器数据处理和传输速度已提高一个量级以上，如型号为 FU-FPDR-2009 的平板探测器数据传输速率高达 1Gbps，远高于原来百兆的速率。

目前，北京航天中兴用于体检的 DR（如图 18）（普通型和高性能型）的辐射剂量是传统 X 射线透视的 1%（绿色）。

当前，DR 的发展趋势是：

1. 小型化、可移动、便携，且具备无线传输功能

最近北京航天中兴采用 WIFI 的便携式 X 射线平板探测器（图 19）成像区域达 440mm×440mm。

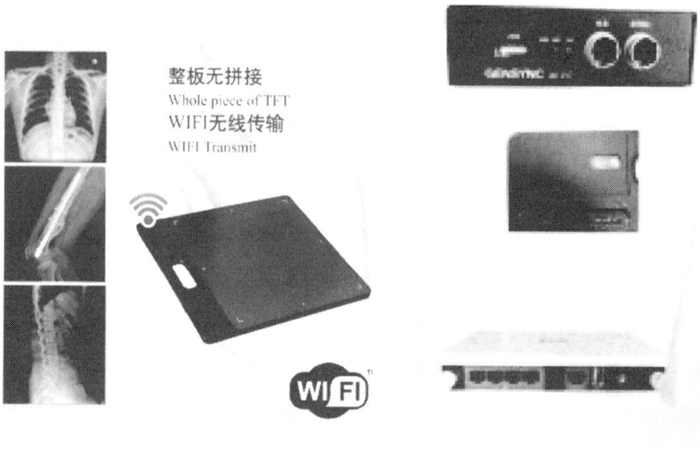


图 19　便携式 X 射线平板探测器

2. 双平板常规 DR 系统

由于平板探测器价格的大幅降低（与十年前相比，约为其 30%），双平板 DR 将成为我国县级以上医院的主流装备，在同时满足各种体位摄影的前提下，双平板 DR 使用更简单、方便。跨国集团美国 GE、德国西门子、荷兰飞利浦都有双板 DR，国内只有北京航天中兴医疗系统有限公司 2011 年推出的友好型双平板 DR（图 20）。

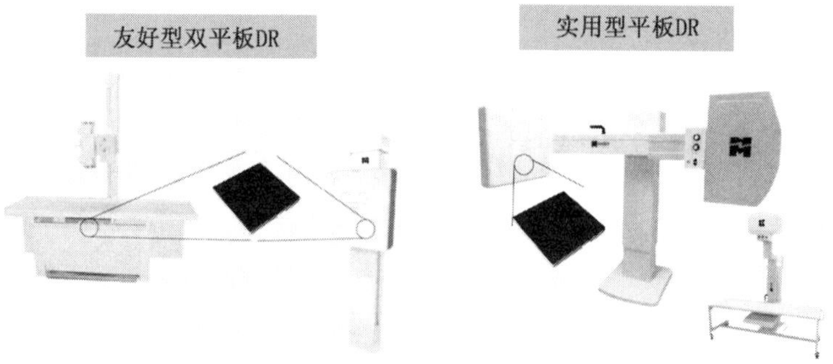


图 20　友好型双平板 DR

3. 用于专业科室的专科 DR

由于数字摄影直接在计算机上读片，没有了胶片摄影的复杂流程，也方便病人就医，专科 DR 将发挥很好的作用。如泌尿科常用的肾盂造影、妇科盆腔造影、口腔科正畸摄影检查等，目前我国在这些方面研究得不多。北京航天中兴采用低剂量技术研制出妇科盆腔造影系统（图 21），在妇科门诊用于不孕症子宫输卵管造影、子宫异位、变形节育环取出检查等，深受妇科医生和病人的欢迎。

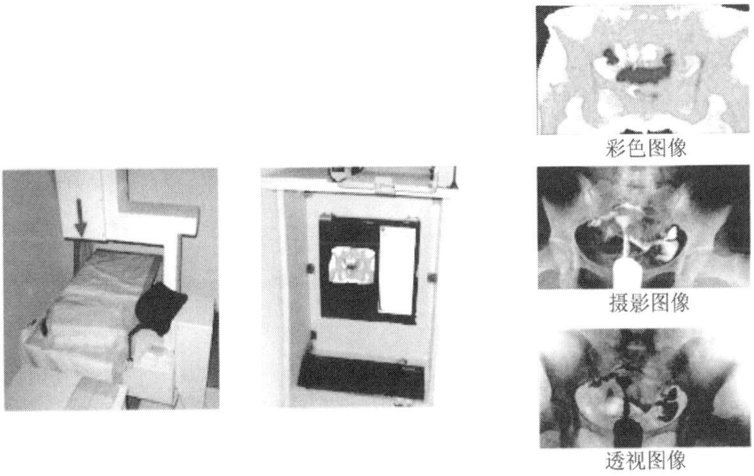


图 21　盆腔造影系统在常规妇科诊室的设备照片

4. 动态成像板发展趋势

动态成像板跨越了初期阶段，静态拍片、动态摄像合二为一成为大的趋势，设备的多功能性得到了增强。如 GE 公司全能型数字化医用诊断 X 射线系统（DR－F）、平板数字胃肠 DR 一体 X 光机，可用于透视和点片摄影，利用它可以进行消化道造影、胆道造影、泌尿道造影以及下肢静脉等多种造影，也可用于在透视下进行骨折整复、取出异物等手术操作。国内目前尚无此类产品。

此外，低剂量职业病检查专用 DR 在我国大有用武之地，应抓住时机。

## （三）医学图像处理

近年来，关于医学图像处理的新理论和新算法一直是医学影像领域的研究热点之一。南方医科大学陈武凡实验室在长期从事医学图像处理理论和算法研究的基础上，提出了先验模型优选方案，以及基于模糊统计特性的鲁棒参数估计自适应修正模型，以实现求解过程全局优化。

1. 低剂量 X－CT 成像与伪影校正

降低 X 射线对人体的损伤已经成为 X－CT 研发的重要方向。显然，低剂量和图像质量是一对矛盾，如何提高低剂量成像的图像质量是一个亟待解决的问题。

目前，除先进的硬件技术和优化的扫描协议外，X－CT 技术所提供的影像信息的准确性、可靠性与图像重建算法有着直接的关系。鉴于此，陈武凡实验室利用信息论中散度测度合理地刻画投影数据的统计分布，提出了基于信息散度测度的低剂量 CT 重建新方法，实验结果如图 22 所示，可见在图像噪声抑制的同时，对比度可以得到很好地保持。鉴于临床 CT 检查时，病人可能需要多次扫描，陈武凡实验室还提出了标准剂量图像导引的低剂量 CT 图像重建方法，可以实现低剂量 CT 图像的优质成像。实验结果如图 23 所示。上述方法已申请国家发明专利。

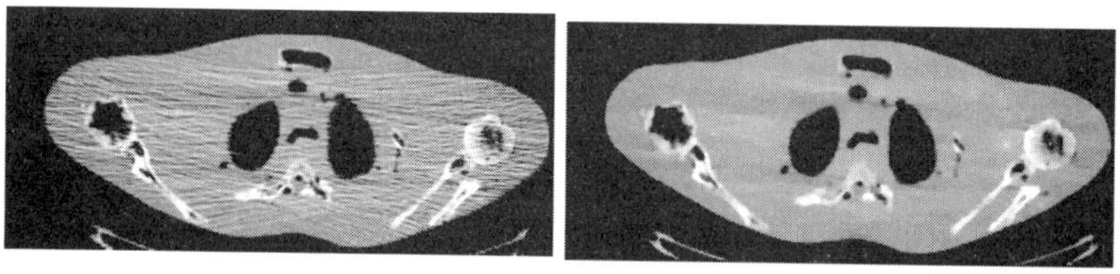

(a)传统 FBP 重建 (10 mA/120 kVp)　　(b)新方法重建 (10 mA/120 kVp)

图 22　基于信息散度测度的图像重建

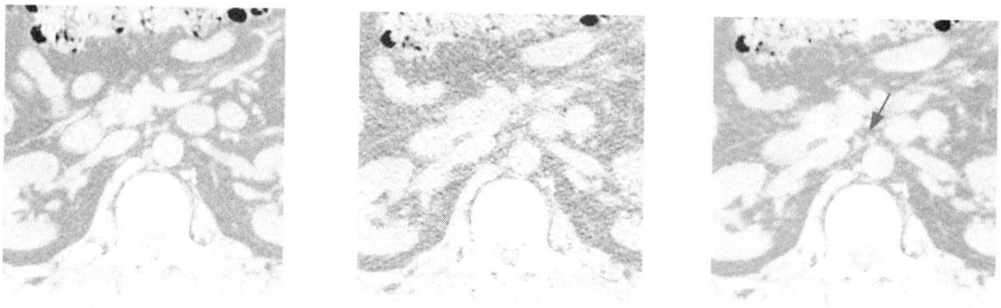

(a)标准剂量图像(200mAs/130kVp)　(b)低剂量图像(30mAs/130kVp)　(c)新方法重建(30mAs/130kVp)

图 23　标准剂量图像导引的低剂量 CT 图像重建

## 2. 病灶智能识别与模态对应问题

不同模态医学图像提供了关于解剖结构和生理特征的大量信息。对不同影像信息进行有效地融合，特征识别和检索等可以为临床医生诊断和治疗疾病提供可靠依据。故近十年来，基于内容的图像检索(content-based image retrieval, CBIR)一直是研究的热点。其基本思想是对图像的内容等底层特征进行检索，同时通过对图像视觉特征和上下文联系的分析，实现较高层次上的图像检索。陈武凡实验室针对 CBIR 系统设计提出了新的识别特征描述方法，首先分割训练集中每幅图像的病灶区域；对每幅图像的病灶边缘进行采样，得到所有采样点特征形成的矩阵，即获得原始的高维特征空间；然后压缩原始特征空间维数，得到低维特征空间；在低维空间进行聚类，获得低维空间的聚类中心；最后对一幅新图像进行采样、压缩空间维数、利用聚类中心对低维特征向量进行分类，获得一个直方图，该直方图作为新图像的特征——边缘近邻描述特征算子，如图 24 所示。该特征算子表达肿瘤同周围组织的特征结构关系，显著提高了识别效果，如图 25 所示。该方法已获国家发明专利(专利号：201010594547.0)。

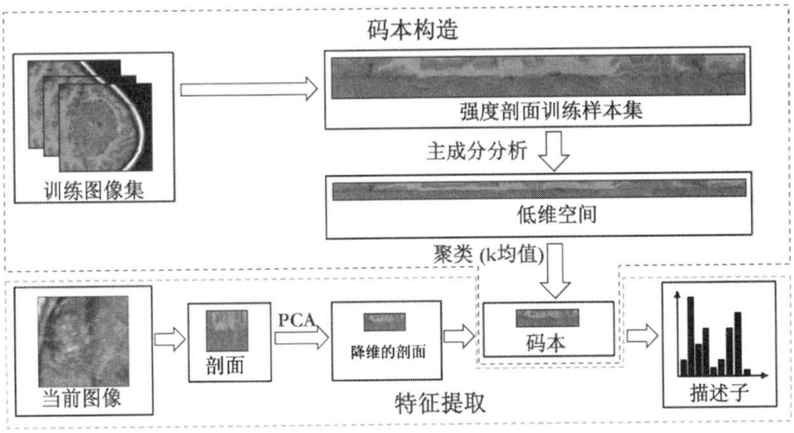


图 24　边缘近邻结构信息描述子计算流程

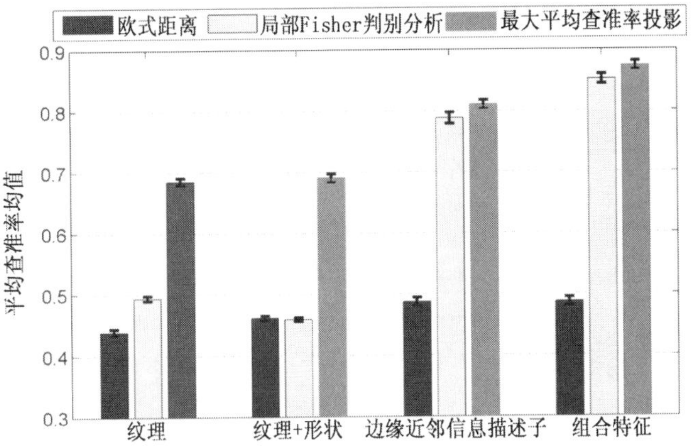


图 25　不同特征和距离测度检索脑部肿瘤的平均查准率均值

## 三、医学神经工程

神经工程是神经科学与工程科学交融而形成的新兴交叉领域，用于维持和促进健康则属于医学神经工程。在这一方面，热点有二：一是脑一机接口（Brain Computer Interface，BCI）技术。公认的界定是：一种不依赖于脑的正常输出通路的脑一机通讯系统；二是用于帕金森病等老年顽疾治疗的脑起搏器等电刺激装置。

整体而言，我国在这方面的研究与美、欧、日等国差距明显，尤其在可植入微电极阵列、脑功能影像等高技术领域。但也有自己的特长和特色。

### （一）引领向脑一机接口系统的实际应用方向

脑一机接口技术的研究兴起于世纪之交，由于它在医疗与康复、国家安全等方面具有广阔的应用前景，故很快成为神经工程领域的热点。

脑一机接口系统如图 26 所示。系统输入信号有三类：头皮脑电(EEG)、皮层脑电(ECoG)和单个神经元放电信号(Spikes)。EEG 无创，但分辨率低，因而神经信息解析难度很高；ECoG 和 Spikes 有创，且电极植入必然干扰脑功能状态，且技术要求高——高相容、高可靠微机电系统，但神经信息解析相对容易，且分解率高。

我国脑一机接口技术的研究始于 1999 年。清华大学高上凯实验室选择 EEG 作为脑一机接口系统的输入信号(无创，低生理一心理负荷)。在他们长期从事脑内电活动模式研究的基础上，提出了一套以"分层次、多方位整合"为指导原则的脑电(EEG)信号分析新方法，解决了稳态脑电信号的个体差异、系统实时运行中的在线反馈和适应生物脑学习机制的调节方法等关键技术问题，成功研制了基于稳态视觉诱发电位和基于想象运动的脑一机接口系统(图 27、图 28)，目标在于改善、提高运动障碍残疾人的生存质量。

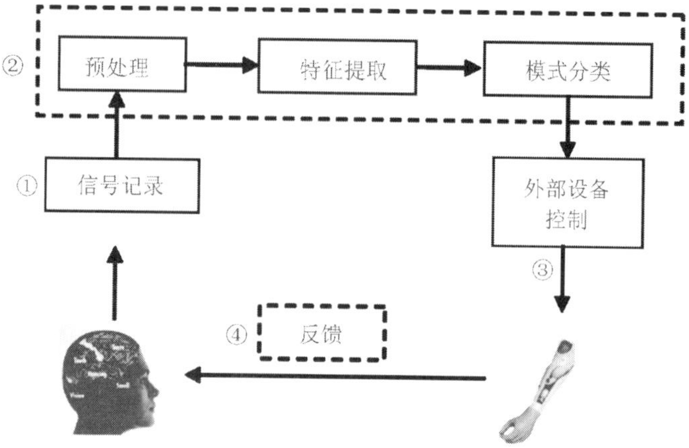


图 26　脑一机接口系统的基本构成

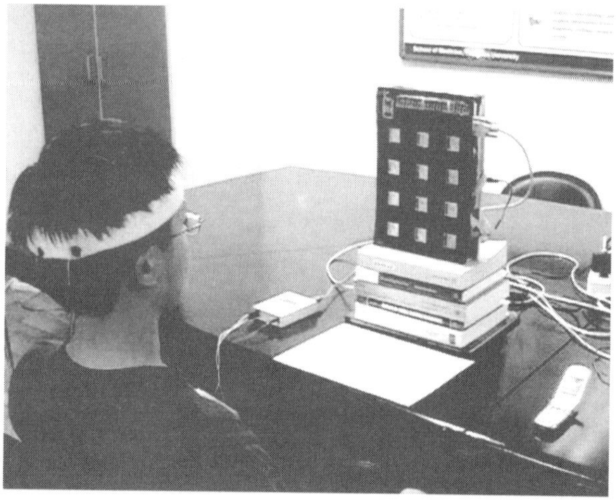

图 27　基于稳态视觉诱发电位脑一机接口系统

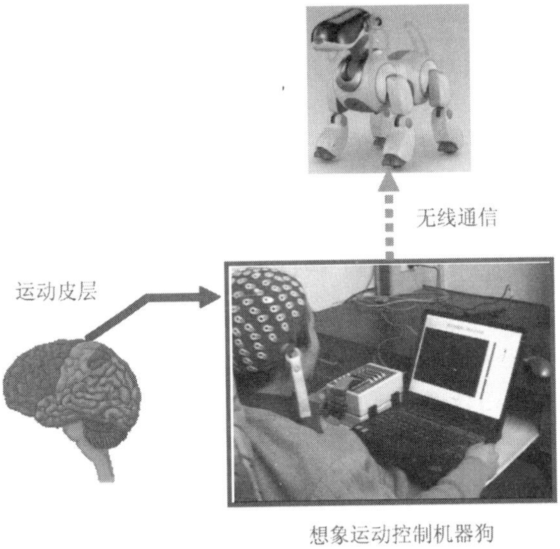


图 28　基于想象运动的脑—机接口系统

为了及时对脑—机接口的研究现状与未来作出准确的判断，受美国国家科学基金委员会和多家联邦科研机构的委托，由美国专业技术评估机构 WTEC(World Technology Evolution Center)邀请资深专家对全球脑—机接口技术进行了评估。8 名专家分别实地走访考察了北美、欧洲及亚洲主要的脑—机接口研究实验室，也包括高上凯的实验室。WTEC 的评估报告 *Brain-computer Interface: An International Assessment Research and Development Trend* 中对高上凯实验室的工作给予评价：“高教授实验室在脑—机接口研究中是属于‘世界级’的”；“高教授率先开发和应用了非侵入式、基于脑电信号(EEG)的计算机控制，引领向脑—机接口系统的实际应用方向的努力。”而对于该实验室所研制的脑—机接口系统，WTEC 专家组的评价是：“不仅容易操作，而且信息传输率高，

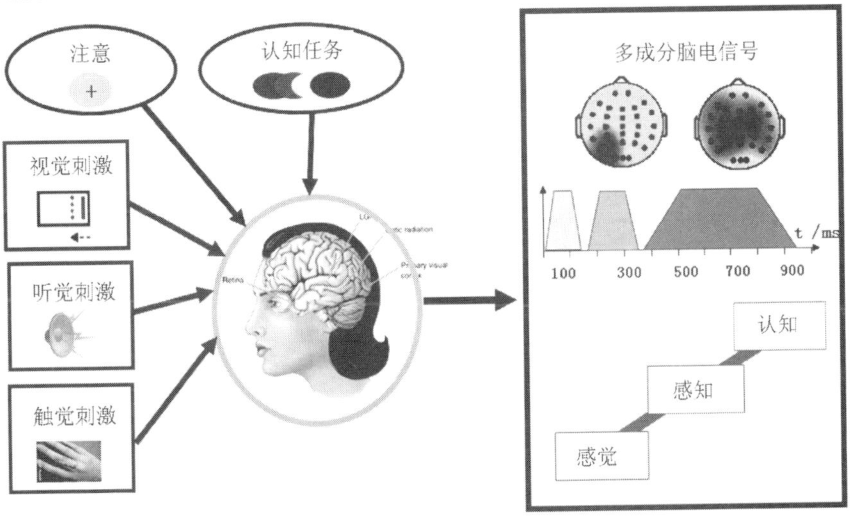


图 29　基于视听觉信息认知计算的脑—机接口系统

任务可以很快完成。”并进一步指出“这样一个容易操作而又低价钱的系统之所以能获得如此高的性能，说明其潜在算法是非常有效的。”

继而该实验室又研发了基于稳态视、听觉诱发电位的脑—机接口系统（图 29）。相关研究工作被选作封面论文，发表于 *IEEE Transactions on Neural Systems and Rehabilitation Engineering*，2010，7（图 30）。

这一成果是老一代开拓者杨福生教授和高上凯教授率领一个年轻的团队三代人努力的结果。当务之急是加速产业化进程，使世界第一流的科技成果尽快地为全社会分享。

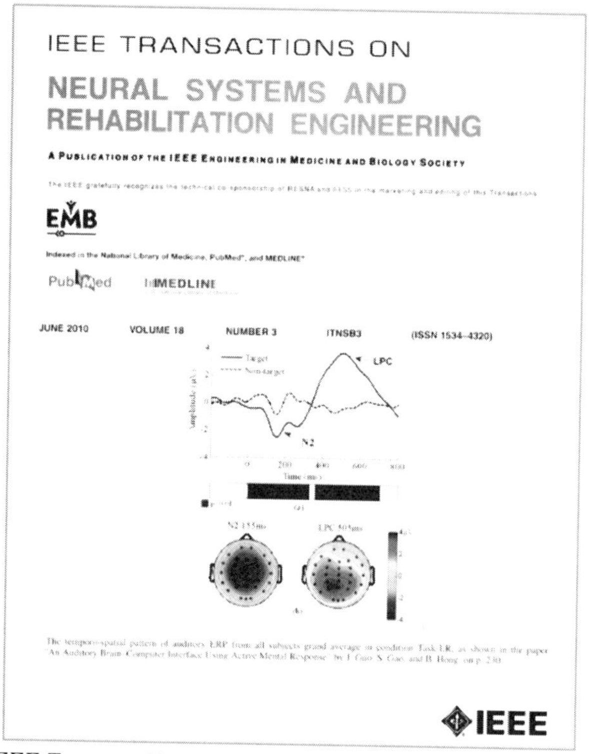


图 30 *IEEE Trans. on Neural Systems and Rehabilitation Engineering* 封面
（封面图为清华大学神经工程实验室的论文附图）

## （二）脑起搏器自主研制成功

在医学神经工程领域里，除脑—机接口技术外，另一个热点领域是可植入生物微系统，其中脑起搏器尤受重视。因为它是帕金森病、震颤、肌张力障碍和强迫症等老年病患者的终极选择。当前全球获准上市的只有美国 Medtronic 公司的 Activa 系统，因而价格高昂。我国老龄化人口基数庞大，由此造成的医疗负担十分沉重，面对这一紧迫需求，清华大学和北京品驰医疗设备公司合作，组织了以李路明教授为首的研发团队，在国家科技支撑计划的持续支持下，自主设计，以系统安全性、可靠性和植入物生物相容性为核心，解决了一系列关键工艺技术问题，先后成功研制了单侧脑起搏器（图 31）和双侧可无线充电脑起搏器（图 32）。

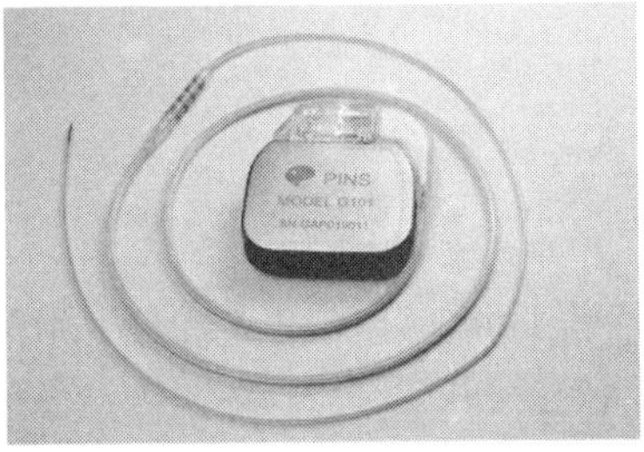


图 31　单侧脑起搏器

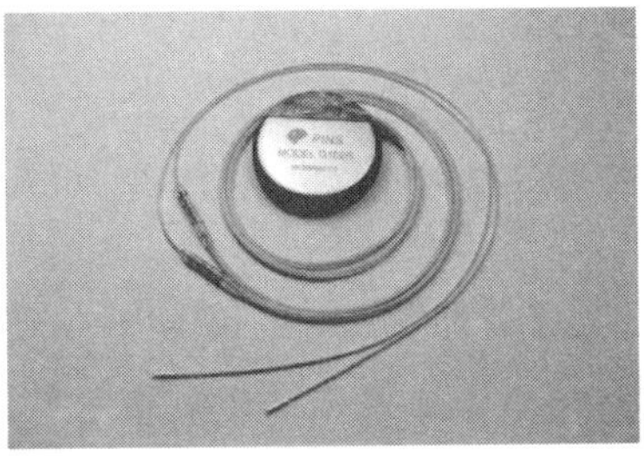

图 32　双侧无线充电脑起搏器

国产脑起搏器(单侧)临床实验于 2009 年 6 月在北京天坛医院启动,截至 2011 年 12 月 7 日,共完成植入手术 40 例;全部患者平均随访时间 14.6 个月。首例已愈 2 年。随访观测表明:全部患者均未出现手术和装置相关不良事件;术后脑起搏器启动后,症状逐渐改善,3 个月后趋于稳定。和术前相比,UPDRS 日常生活评分提高 80%以上,运动评分提高 70%以上,均达到了预期效果。图 33 所示为一典型病例。

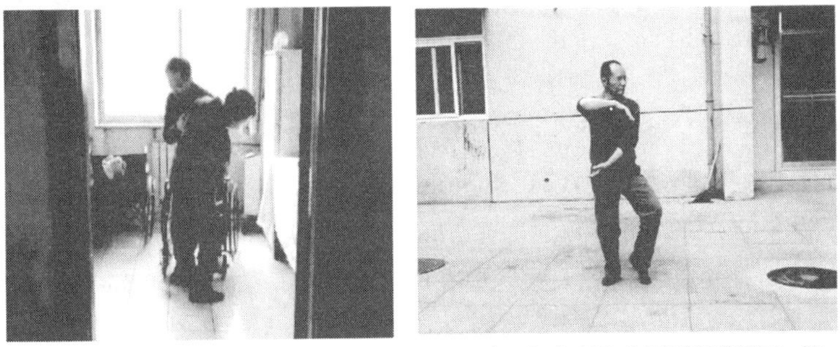

(a)术前,患者需要轮椅及专人照顾,生活不能自理

(b)开机后,患者肢体不再僵硬颤抖,恢复了柔韧和灵活,高兴地打起了太极拳

图 33　国产脑起搏器临床使用典型病例

第三方检测表明,自主研发脑起搏器技术性能与 Medtronic 同类产品相当,而价格约为其 1/2 左右,社会效益是十分明显的。

长期以来,系统可靠性问题一直是国产医疗装备的硬伤,脑起搏对系统可靠性的要求尤为严苛。李路明小组运用他们在研制空间设备安全可靠性方面成功的经验,对脑起搏器安全、可靠性做了系统设计,并分解于工艺流程、工装设备(一般与一个产品部件相应的工装不少于 10 个)、检测设备研制等方面;而且尤其重视临床医生的经验和要求。医工紧密结合,从而保障了国产脑起搏器的安全性和可靠性。这一经验值得推广。

脑起搏器自主研制成功[中国成为世界上第二个能生产脑起搏器(自主产权)的国家]和领先于世界的脑-机接口技术,是我国医学神经工程领域的两个亮点。从生物医学工程学科特征“链”(图 17)来看,二者分居两端。后者居于上游,重在发现、发明;前者则位于中下游,重在工程实现(自主系统设计、工艺技术发明、系统可靠性保障等),完成社会转化(产业化)。这两个例子充分体现了生物医学工程的学科“厚度”。

应该强调指出,在这一前沿领域里全面展开势所难能,亦无此必要。但突出原创优先、紧迫需求优先的同时,加强诸如高相容、高可靠植入微电极阵列、低功耗高相容电池等关键部件的研制,以及加速与国家安全攸关的生物机器人的研究乃势所必然。好在已有良好开端！

## 四、生物力学

生物力学是生物医学工程的基础学科，兴起于 20 世纪 60 年代（大抵与生物医学工程同步）。而中国的生物力学在生物力学开拓者冯元桢先生推动下于“科学的春天”起步（20 世纪 70 年代末）。先行者们大都是从事力学专业的中年人，经历了一个与生命科学、医学结合的苦尽甘来的过程，看准了方向，迈开了坚实的第一步，开启了发展之门。世纪之交，受过良好的学科交叉训练的第二代成为我国生物力学的领军人物，并在北京、上海、重庆等地形成了若干各有特色且在国际生物力学界有影响的研究基地。目前，我国生物力学研究以应力—生长关系为核心，从组织、器官层面深入到细胞、亚细胞结构、生物大分子以及分子器件（Molecular Machine）层面，揭示各个层次生命体的结构—功能双向关系，即一方面由形态、结构决定细胞、组织、器官乃至个体的功能；另一方面细胞、组织、器官等功能状态的变化导致其结构、形态的重建（remodeling）。在重建过程中，力—化学耦合作用（Mechano-Chemical Coupling）和力—电耦合效应（Mechano-Electrical Effect）等起着关键作用。如果说前一个过程（结构→功能）是生物力学（Biomechanics）的传统主题，那么，后一个过程就体现了力学生物学（Mechanobiology）的主要内涵。不仅如此，力学总是和工程科学紧密相关的，因而生物力学和生物力学工程（Biomechanical Engineering）也是伴生的。后者经历了多方位的拓展，由人工器官而组织工程、细胞工程→再生医学工程，由植、介入器件设计而个体化医疗临床工程，由康复工程、人机系统工程而人类行为工程（以维护、促进健康、开发潜能为目的）。下举数例，以展示我国生物力学学科的主要进展。

### 1. 基于生物力学工程，骨盆肿瘤个体化保肢治疗的新突破

骨盆肿瘤，尤其是恶性肿瘤手术切除，往往涉及髋臼区域。此时，如何避免人体 1/4 截肢，在切除肿瘤同时保留肢体并实现功能重建，是一个巨大的挑战。上海交通大学附属第九人民医院戴尅戎小组，以多模态医学影像分析综合为基础，通过生物力学系统建模和数字实验，结合临床专家经验（知识工程技术），实现个体化手术方案设计，同时运用生物力学工程方法对人工（半）骨盆进行个体化设计、个体化制备，在骨盆肿瘤个体化保肢治疗方面取得了新突破。基于生物力学工程技术个体化设计、个体化制备的人工（半）骨盆与肿瘤切除后的残存骨盆匹配良好，安装简便，锚固面与髋臼空间配位准确，运动裕度和可操作性得到了保障，从而显著提高了人工半骨盆置换术的远期效果。目前已推广于全国，病例逾百。在半骨盆假体设计、制作和临床应用等方面均优于国外同类产品。图 34 为一典型病例。

### 2. 自然的启示：动脉血流旋动流态的研究

大量观测表明：动脉系统里许多重要部位（如升主动脉、主动脉弓、髋总动脉等）血流旋动流态。按生物学的普遍规律适应性原理，经数百万年进化而形成的物种，一定具有与其环境相适应的最佳结构和功能。能否找到其中的具体规律，并应用于心脑血管疾病防治？为此北京航空航天大学生物与医学工程学院邓小燕、樊瑜波小组进行了系统深入的

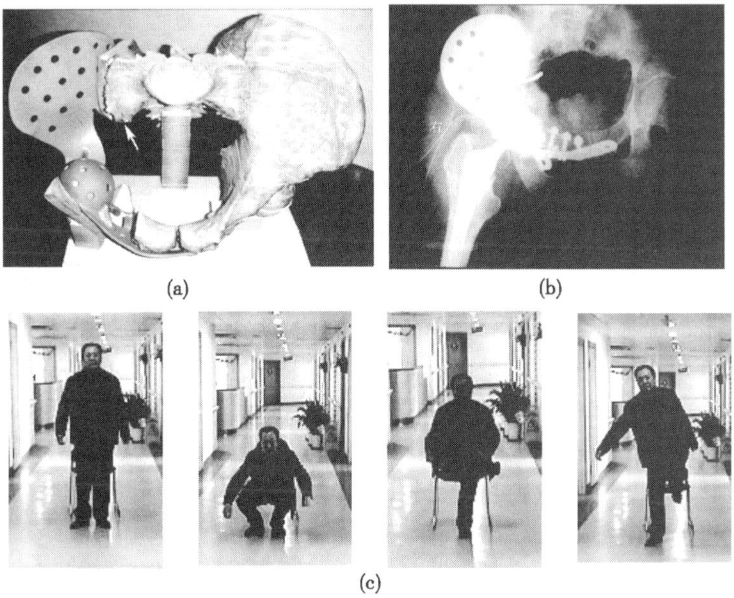

图 34 半骨盆假体应用典型病倒

(a)在快速原形标本上作模拟半骨盆切除，并进行假体设计；

(b)术后 X 线片；(c)术后功能恢复良好

研究，结果提示，动脉系统中的旋动流态具有抑制低密度脂蛋白(LDL)等有害脂质在血管表面沉积的作用，且有利于氧输运。并进而对运用这种旋动流效应改进动脉搭桥手术设计、血管内支架设计、腔静脉滤器设计、小口径(直径≤6mm)人造血管设计等进行了理论分析、数值模拟，并申报了 5 项发明专利。这项工作还刚刚起步，但前景可喜。

师法自然，发现和发明并重，这一方向，值得倡导。

### 3. 力学因素—血管重建的细胞—分子机理研究

近 60 年研究表明，动脉粥样硬化、脑卒中、高血压等疾病具有共同的发病学基础和基本的病理过程，即血管异常(不良)重建(remodeling)，这是不同致病因素引起的心血管系统稳态失衡响应积累而质变的结果。其中血管细胞(血管内皮细胞、血管平滑肌细胞等)力学环境的异常是关键的致病因素，它不仅直接导致细胞生长异常，而且改变了细胞外、内的物质运输，从而造成血管细胞化学微环境失衡而诱发病理重建。正是这类研究的结果促成了血管生物学(Vessel Biology)和力学细胞生物学(Mechano-Cytobiology)的形成(20 世纪 90 年代)。近 20 年来，我国一些实验室从建立新方法开始做了大量工作，取得了一系列成果。上海交通大学姜宗来实验室关于力—血管蛋白质组学研究和应力—血管平滑肌细胞排列和分化，以及应力对血管平滑肌细胞与血管内皮细胞相互作用影响的研究等无疑是其中之佼佼者。

这一系列研究的特点是从方法学的自主创新入手，获得原创的发现。为研究低剪切应力和高血压条件下，力学因素引起血管重建过程中血管蛋白质组学的变化，创建了血管体外近生理脉动应力培养系统，实现了不同力学环境下完整血管的体外培养。获得了不同力学环境下，血管重建过程中血管的差异蛋白质表达谱。进而筛选出60余种差异表达的蛋白质，探讨了Rho-GDI alpha、HSP27等在应力诱导血管重建中的作用。

没有方法学的原创，哪有原创性的发现？

4. 应力—(干)细胞分化：力学细胞生物学的新生长点

力学微环境对(干)细胞发育、分化/增长/凋亡过程的调控作用及其规律的研究不仅是组织工程、干细胞技术乃至再生医学工程的基本科学问题，对发育生物学也有重要意义。北京航空航天大学樊瑜波实验室以小鼠骨髓间充质细胞(rBMSC)为模式生物，系统地开展了不同力学模态对rBMSC发育、生长和分化的影响的研究。结果表明：流动剪切应力对rBMSCs分化趋向有显著影响。低剪切应力(～5dyn/$cm^2$)可诱导rBMSC表达成骨细胞相关因子Runx2和ALP；中等剪切应力(～15dyn/ $cm^2$)可诱导rBMSCs表达血管内皮细胞因子t-PA和VEGFR-2；而剪切应力(～20dyn/$cm^2$)作用则使S期细胞显著增多，明显促进细胞增殖，未见明显的分化趋向。而周期性牵张(10%，1Hz)则诱导rBMSC向心肌细胞分化。

上述结果提示：力的作用(模态和强度等)是调控细胞组织发育、生长和分化过程的另一个、或许更为原始(初级)的信号系统，它独立于化学(分子)信号系统，而它与化学信号耦合其生物学效应往往大于两者各自单独作用之和。

这是一片刚开垦的处女地。

5. 跻身前列：分子生物力学

分子生物力学主要研究生物大分子间特异性相互作用，包括抗体—抗原、受体—配体结合与解离的反应动力学，蛋白质组装动力学，作用力对蛋白质相互作用的调控等。

中国科学院力学研究所龙勉实验室以炎症反应、肿瘤转移、血栓形成等病理生理过程为背景，以细胞黏附聚集的分子机制为切入点，借助由微管吸允系统、原子力显微镜、激光光阱系统构成的单细胞—亚细胞—单分子水平的分子生物力学技术平台，系统地研究了选择素—配体、结合—解离反应动力学的定量规律，以及外力、尺度、取向等因素的影响，不仅深化了不同病理、生理背景下细胞黏附、聚集的分子机理和规律的认识，而且为抗体类药物分子设计、筛选提供了多指标定量评估的新的技术平台。

应该指出，该实验室分子生物力学的研究聚焦于在(微血管)剪切流条件下，免疫细胞/目标细胞(如肿瘤细胞)和血管内皮细胞相互作用中，细胞滚动、黏附、铺张、迁移过程的分子机制和规律。故从本质上来讲，应该是细胞—分子生物力学。

龙勉实验室细胞—分子生物力学的研究起步于世纪之交，目前已跻身于世界前列。然而，这仅仅是开始。尽管“良好的开端是成功的一半”，但古人云“行百里者半九十”。

6. 突破的苗头：生物力学—生物材料结合部——力学环境对材料降解速率的影响

组织工程领域里，可降解材料支架(Scaffold)的降解速率和组织生长速率之间的匹配关系，是组织工程的一个基本科学问题；另一方面，在介入医疗工程的领域里，为解决药物洗脱支架内膜愈合延迟和晚期血栓等问题，国内外企业都在大力发展可降解材料支架。其降解速率和血管修复速率之间的匹配更是人命关天的大事。而生物材料领域目前常规方法是将材料(或材料构件)埋置于动物体内,测定其降解速率。这种做法的先验假设是:材料支架所处的力学环境对其降解速率的影响可以忽略不计。问题在于:这一假设是否成立?

针对这一关键问题,樊瑜波实验室就力学环境对可降解材料降解速率的影响进行了系统的实验研究。结果显示,上述先验的假设是不成立的,可降解材料支架的降解速率依赖于其所处的力学环境,在拉伸、压缩等载荷作用下,支架材料降解速率显著上升,(全)降解时间可缩短一倍。这一发现具有很强的警示作用,即无论是组织工程支架还是心脑血管支架,其降解速率都必须在一定的力学环境下(最好与其在体环境相同/相似)测定。否则,结果将是灾难性的。

当然,上述研究虽属定量,但所得结果是定性的。至于其定量规律,还有待进一步系统地研究。

7. 预防损伤:有趣的观测,平实的一步

调查表明,头部损伤居冲击损伤致死、致残之首。而啄木鸟啄木时,瞬间加速度高达1000～2000g。每天撞击12000次左右,但它却完好无损。适应性原理(生物学的普适规律):经进化存活于今的物种,均具有最适应于它所生存环境的结构和功能。因而,啄木鸟啄木运动的研究或许有助于寻求预防头部冲击损伤的更有效的方法。为此,北京航空航天大学樊瑜波实验室精细观测了啄木鸟的啄木运动,并作了力学分析。发现啄木鸟特殊的舌骨结构(自喙下侧开始左右分叉绕至颅骨后方再向上延伸,经颅顶,至前额前方再度交会)有效地减缓了颈椎损伤的风险;而Micro-CT扫描显示,啄木鸟的颅骨不同于其他鸟类,具有海绵状骨小梁结构,减震能力很强。研究结果发表后,反响强烈,点击率很高,且超越了学术界,引起BBC等公众媒体的关注。这一研究结果能否转化为高性能的防护装置而造福于人?且拭目以待。

此外,樊瑜波实验室还研究了中国飞行员伞降半蹲式着陆是踝部损伤的生物力学机制。发现右侧踝关节比左侧更易受损;且这类损伤有显著的性别差异,女性更易受损。这和着陆瞬间两性缓冲方式不同有关。因而,应针对差异发展不同的护具,并改善训练方式。

这些工作以观测为主,辅以分析,似乎平常。之所以将它列入学科进展,是因为它预示了一个方向性的转变,即医学的首要目的将从"以治愈疾病为目的的高科技追求,转向预防疾病和损伤,维持和促进健康"。医学目的的调整,为生物力学乃至整个生物医学工程的未来发展开拓了一个新天地。

应该指出,上述6、7两方面内容仅仅是起步,但显现了生物力学发展的两个新的侧面,前者融入组织工程和介入医疗工程,为组织工程支架的生物力学设计(与生物材料相结合)、为植/介入器件的个体化设计等提供基础;后者属仿生力学,融入仿生工程。实际上,生物力学贯穿整个组织工程,从种子细胞规模扩增、可降解材料构架设计(构架—细胞间力—化学耦合作用,力学环境下构架降解速率调控、构架内物质输运等),细胞—组织三维培养(生物反应器),到植入体内后工程组织与宿主组织之间的相互作用等。

更重要的是医学的变革为生物力学/生物力学工程的发展开辟了一个新天地。一方面,血液流变学、血流动力学、脉搏波、呼吸力学、步态和足底应力分布等的研究,为个体化健康状态检测/监测别开生面，如心、脑血管系统功能，心一肺系统功能，肺功能，心功能状态等；另一方面，从应力一生长关系出发，不同姿态下，脊柱（尤其是腰椎和颈椎）以及髋、膝、踝等关节受力状态的生物力学分布，将为规范坐、卧、立、行等基本行为提供科学依据。进而既可通过相应（个体化适配）的行为训练，也可运用人一机系统工程原理，设计、制备个性化适配的鞋、椅、卧具等，以改善脊柱（尤其是腰椎和颈椎）以及髋、膝、踝等关节的受力状态，诱导相关组织良性重建，从而防治相关疾病，促进健康。同时，还可能形成规模可观的产业链。这方面，德国（鞋、治疗性鞋垫等）、日本（卧具等）是有成功经验的。我国生物力学/生物力学工程界可望发挥大于目前人们想象的作用。

生物力学是生物医学工程的基础学科，它的进展反映了我国生物医学工程学科发展的基础的一面。所谓“管中窥豹，略见一斑”！

## 五、介入医学工程

介入医学工程是近年来迅速发展起来的新兴技术学科，是指采用系列介入器械与材料（或称为微创器械与材料）和现代化数字诊疗设备进行诊断与治疗操作的医学工程技术。“微创、无痛、舒适”已成为当今人们追求的医疗理念，成为21世纪临床医学发展的趋势，因而微创介入医疗作为一种崭新的手术方法，以其迅猛的速度发展壮大起来，手术范围几乎涵盖了心血管、脑血管、癌症、外科、妇科、耳鼻喉科等学科（如表2）。介入医学工程技术一方面取代传统外科手术治疗疾病，提供一种创伤较小的治疗手段，另一方面使一些传统手术难以处理的疾病得以完满解决。

不难看出，介入医学工程是实用性很强的分支领域，其进展主要体现于介入器械、装置的产品开发。故在这一子领域里，企业是技术创新的主体。另一方面，从介入医疗工程科学技术的发展来看，最具代表性的是冠脉支架。

**表2 微创介入医学工程技术涵盖的治疗领域及可以治疗的疾病**

| 治疗领域 | 微创介入医学工程技术可以治疗的疾病 |
|---|---|
| 心血管 | 冠心病、先天性心脏病、心动过速及房颤、室性心律失常、心肌梗死 |
| 脑血管 | 缺血型脑中风和出血型脑中风：颈动脉狭窄、椎动脉狭窄，脑动脉狭窄、脑动脉瘤、动静脉畸形 |
| 外周血管及静脉 | 肾动脉狭窄、髂动脉狭窄、股动脉狭窄、腘股动脉狭窄、锁骨下动脉狭窄、主动脉瘤、髂动脉瘤、股动脉瘤、髂静脉狭窄、股髂静脉狭窄、下腔静脉栓塞、静脉曲张 |
| 肿瘤科 | 肝癌、结直肠恶性肿瘤 |
| 泌尿道科 | 精囊内静脉高位结扎、肾囊肿专项减压、输尿管切开取石、肾切除、肾上腺切除、半尿路切除、前列腺癌根治、全膀胱切除 |
| 小儿腹腔科 | 阑尾切除、胆囊切除、脾脏切除、胰腺部分切除、肾切除、肿瘤切除、胃底折叠术、膈疝修补术、巨结肠根治术、卵巢囊肿剥瘤术、高位无肛手术、腹股沟疝修补术、腹腔型隐睾下降固定 |

续表

| 治疗领域 | 微创介入医学工程技术可以治疗的疾病 |
| --- | --- |
| 妇产科 | 宫外孕、卵巢囊肿、子宫肌瘤、宫颈癌、子宫内膜癌、不孕症、子宫内膜异位症、盆腔囊肿 |
| 耳鼻咽喉 | 鼻及鼻窦内翻性乳突状瘤切除术、鼻咽血管纤维瘤摘除术、经蝶窦垂体瘤切除术、经筛蝶进路软神经管减压术、泪囊鼻腔造孔术 |
| 骨科 | 脊柱损伤 |

### 1. 现状和发展趋势

以冠脉支架为例来说明介入医学工程技术的现状和发展趋势。

冠脉药物洗脱支架是目前介入治疗冠心病的主要器械。它的发明和使用，使术后血管再狭窄率由裸支架的30%左右降低到10%以内，提高了治愈率。它之所以能降低术后血管再狭窄率，主要是靠支架上均匀涂覆5～10μm的药物层，支架植入人体后药物从涂层中缓慢释放，抑制血管平滑肌细胞过度增生，从而防止支架内再狭窄。药物洗脱支架有3个组成部分：金属支架、PTCA(percutaneous transluminal coronary angioplasty)球囊扩张导管、药物载体及药物。

目前国内外临床应用最广泛的两个药物支架产品是美国强生公司的CYPHER支架和美国Boston Scientific公司的Taxus支架。国产品牌的上海微创公司的Firebird是国内用量最大的药物支架。CYPHER支架和Firebird支架携载了雷帕霉素药物，Taxus携带紫杉醇药物。除了上述3种常用药物支架外，目前还有10多种药物支架在世界各地进行临床使用，这些药物支架的区别在于药物特性、支架平台和PTCA球囊导管输送性能、载药聚合物(涂层载体)三要素的差别。

所用药物不外两类，一是免疫抑制剂(雷帕霉素，美国强生公司的CYPHER和微创公司的Firebird)，另一个是抗癌药(紫杉醇，美国Boston Scientufic公司的Taxus)。支架平台方面发展趋势是采用钴合金代替使用了近20年的316L不锈钢，以美国Medtronic公司的Endeavor和上海微创公司的FirebirdⅡ为代表。最近Biotronik公司公布了其最新的Co-Cr合金裸支架PRO-Kinetic Energy的注册研究结果，显示了优异的临床实验结果。美国Boston Scientific公司第四代药物洗脱支架采用最新铂铬合金作为支架平台，采用Labcoat技术，在贴血管壁面涂覆极薄的生物可降解聚合物PLA，传输极低剂量的紫杉醇到治疗的血管壁，而支架内表面无聚合物或药物。药物涂层方面的研究大体可分为3个方向：生物稳定的涂层材料、生物降解的涂层以及非聚物的涂层。

目前的冠脉药物洗脱支架在防止冠脉再狭窄方面取得了成功，但是又出现内膜愈合延迟和晚期血栓问题。主要研究方向是：发展可降解材料支架(可复合药物涂层亦可不用药物涂层)。这里，一个关键的问题是：在力学环境作用下支架降解速率的确定和变化规律的掌握。显然，这一关键科学问题的解决，需要生物医学工程科学两大基础学科生物材料和生物力学的紧密结合。因而，它要求企业和相关研究单位的真正合作，企业产业开发前移(移向上游)、研究单位研制下移，两者结合。我国企业科研力量相对薄弱(与美、欧大公司相比)，这种结合尤为必要(生命线)。

## 2. 国内外介入医学工程产业发展比较

2009 年，心脑血管介入器械全球总销售额为 228.2 亿美元(表 3)，相比 2005 年的 147 亿美元，年复合增长率近 12%，明显高于制药行业 6%的水平。该市场表现出明显的技术升级推动市场扩容的特点，相关企业不断进行产品技术创新，修正上一代产品的缺陷，以保持行业领先地位，同时更好地满足临床治疗的需求，推动市场规模不断扩大。未来随着科技含量更高的介入器械不断升级上市，心脑血管介入器械市场将继续保持较快的增长速度。

**表 3　2009 年全球心脑血管介入器械销售额**

| 类别 | 销售额(亿美元) | 占比(%) |
|---|---|---|
| 血管支架 | 53.7 | 23.6 |
| 心脏起搏器 | 49.2 | 21.6 |
| 除颤器 | 34.3 | 15.0 |
| 血管成形术辅助器械 | 27.0 | 11.8 |
| 其他心血管介入器械(瓣膜、肺心器械等) | 64.0 | 28.0 |
| 总体 | 228.2 | 100 |

目前世界上生产心脑血管介入器械的国外公司有几十家，而以美国强生公司、美敦力公司、波士顿科技公司规模最大。2004 年以前，这三家公司几乎垄断我国介入器械的市场。

2004 年微创医疗成为国内首家能够生产药物支架系统的企业，国内企业在心脏药物支架系统领域迅速崛起。2009 年，国内药物支架系统的市场份额已经达到 78%，基本实现了进口替代。其中，微创医疗占据 28.9%的市场份额，市场占有率位居第一，乐普医疗、吉威医疗分别占据 23.5%和 22.0%的市场份额，强生、波士顿科学和美敦力则占据剩余的 22.2%的市场份额见图 35，图 36。

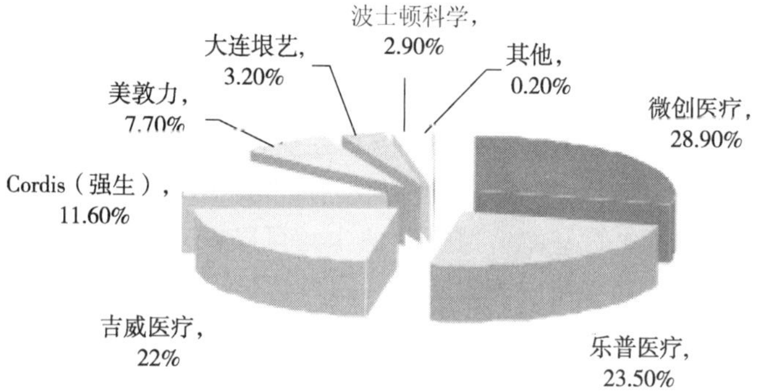


图 35　国内冠脉支架市场份额

国内约有 20 余家企业生产心脑血管介入器械，主要是上海微创公司、北京乐普公司、山东吉威公司、北京易生公司、天津福基阳光公司、深圳先健公司、苏州天健公司、南京微创公司、大连垠艺公司、北京安泰公司、深圳业聚公司等。

微创和乐普公司心血管介入器械产品线比较丰富，并且这两家公司的发展计划均是

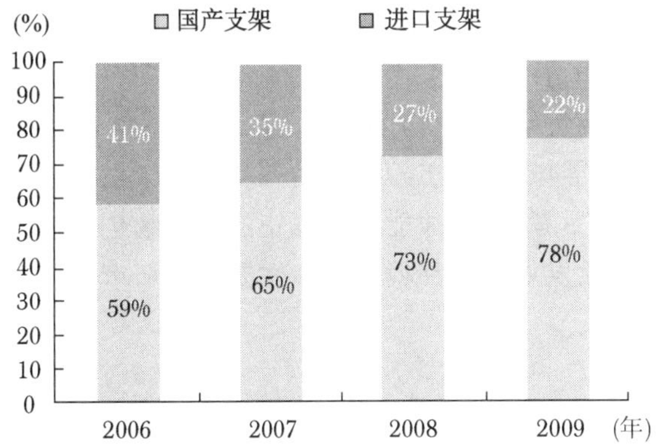


图 36　国产支架与进口支架市场份额变化情况

冠脉支架为主,造影导管、导引导丝、鞘组等其他心血管介入相关产品为辅,逐渐覆盖整个心血管介入器械领域,成为多元化发展的标志性企业。此外,两家公司均在不断加大心血管介入器械的研发力度,如微创正在研发第三代药物洗脱支架 Firehawk 以及 Hercules 球囊导管等新产品,乐普正在研发新一代的镁合金可降解支架。

但是,在球囊导管、导管、导丝等组成的手术配套器械市场,受技术限制,中国国产化率不到 20%,基本依赖进口(表 4),整个市场主要被强生 Cordis、美敦力、波士顿等外资品牌占据。然而这种局面也给中国企业创造了复制冠脉支架发展之路的机会,微创、乐普、福基阳光、合众赛富等企业正加大对此类产品的研发和生产力度,未来心血管介入配套器械市场的竞争将会加剧。

**表 4　某些关键介入产品及材料依赖进口情况**

| 介入产品及材料 | 进口比例(%) | 价格(元/个) |
|---|---|---|
| 冠脉药物支架 | 25 | 16000～21000 |
| PTCA 球囊导管 | 60 | 3000～6000 |
| 颈动脉支架 | 80 | 21000～24000 |
| 远端保护器 | 80 | 23000～28000 |
| 外周血管支架(肾动脉支架、髂股动脉支架) | 80 | 18000～22000 |
| PTA 导管 | 60 | 3000～6000 |
| 主动脉瘤覆膜支架 | 60 | 60000～120000 |
| 颅内血管支架 | 80 | 18000～28000 |
| 支架材料 | 100 | 100～200/克 |
| 导管材料 | 100 | 100～150/克 |
| 微导丝 | 100 | 3000 |
| 微导管 | 100 | 3000～6000 |
| 栓塞材料 | 80 | 2000～80000 |

我国介入医学工程技术和产品的进一步发展有赖于两方面的建设。

(1)可持续自主创新能力的建设。主要是两个结合,一是生物材料和生物力学两个学科(生物医学工程科学的两大基础学科)的交叉、结合,乃至融合。须知,离开了力学的材料,只是材料,而不成其为器械,这是工程科学的普适命题。二是企业开发研究和学校、研究单位的结合,前者上移,后者下移,才能形成真正的可持续创新能力。

(2)自主医疗器械产业发展政策环境建设。主要是注册审批、价格政策等。

## 六、组织工程

组织工程技术自20世纪80年代末开展以来已经获得了迅速的发展,从早期的科学研究探索,到临床应用和产品开发等各个领域均得到了显著的进展。目前,国外研究着重于基础研究和功能组织工程化培养关键技术的突破等,但在某些应用领域取得了重要进展,如美国Organogenesis公司开发的组织工程皮肤,已通过多中心临床实验证明了其有效性和安全性,其在欧美市场有很高的占有率。该公司是美国唯一营利的组织工程公司,为全球组织工程产业的发展展示了很好的典范。

相对而言,国内组织工程更注重于应用性研究。特别是在结构类组织的工程化组织构建和大动物模型修复研究方面走在国际前列。下面就近3年来组织工程相关产品研发作一概述。

1. 组织工程皮肤

组织工程皮肤是国际上最早实现产品产业化的组织工程产品。我国第四军医大学金岩实验室研发的中国第一个组织工程皮肤产品——安体肤,已获得SFDA批准,成为国际上第二个组织工程皮肤产品。目前,金岩课题组正在着手解决制约组织工程皮肤进一步产业化的瓶颈问题,如建立组织工程产品规模化生产中自动化、标准化和在线监测体系,解决低温玻璃化保存、运输的关键技术问题,以期形成规模化组织工程皮肤产业。在新产品开发方面,重组人脱细胞真皮基质等产品的初步临床试验已经获得了满意的效果。组织工程国家工程研究中心曹谊林实验室目前也在开发一种基于壳聚糖—明胶为载体的组织工程表皮产品,其产品相关的细胞、支架材料、组织工程表皮均已通过中检所安全性检测认证,初步的临床试用已取得了满意的修复效果,目前组织工程国家(上海)工程研究中心正在建立新GMP生产车间,用于规范化生产支架材料和组织工程表皮膜片。

2. 组织工程骨

组织工程骨是我国最早实现临床应用转化的工程化组织之一,上海交通大学医学院附属第九人民医院曹谊林小组在大动物实验成功的基础上,开展了组织工程骨修复颅面部、四肢等多种部位骨缺损的临床应用研究。目前,组织工程国家(上海)工程研究中心已建立了GMP细胞培养和组织工程骨生产基地,组织工程骨相关的种子细胞及同种异体脱钙骨支架材料已通过中国药品生物制品检定所产品安全性检测。此外,第三军医大学许建中小组发明的干细胞富集器,目前已取得Ⅲ类医疗器械注册。

3. 组织工程软骨

组织工程软骨的应用研究我国一直处于国际领先水平，特别是基于干细胞的软骨再生及缺损修复研究。上海交通大学医学院附属第九人民医院周广东小组已全面开展了组织工程软骨临床前的大动物实验研究，成功修复了关节软骨、构建了气管软骨等，证明了组织工程软骨修复缺损的有效性。2010年以来，他们还采用先天性小耳症病人的残耳软骨细胞在体外成功构建了具有精确三维结构和形态的人耳廓软骨。目前组织工程国家（上海）工程研究中心已建立了软骨再生支架材料生产基地，建立GMP细胞培养和组织工程软骨生产基地，软骨相关的细胞和材料产品标准已制订，部分产品已获得中国药品生物制品检定所合格检测报告。

4. 组织工程肌腱

上海交通大学医学院附属第九人民医院及组织工程国家工程研究中心刘伟小组已开展组织工程肌腱临床前大动物实验研究，成功修复了猪趾浅屈肌腱、猴屈指肌腱、屈腕肌腱和伸指肌腱等缺损，特别是，他们还掌握了体外构建组织工程肌腱的核心技术，采用人皮肤成纤维细胞在生物反应中构建具有一定力学强度的肌腱移植物。目前国家组织工程中心已建立了肌腱构建支架材料生产基地，建立了GMP细胞培养和组织工程肌腱生产基地，肌腱相关的种子细胞安全性已经通过中检所检测，其他相关的产品标准也已建立。“十二五”期间将有望实现组织工程肌腱医学新技术临床转化，并开发出1～2种组织工程肌腱。

5. 组织工程角膜

中山大学中山眼科医院王智崇教授研制的脱细胞角膜基质既可以直接应用于临床实施板层角膜移植治疗感染性角膜溃疡，又可以作为构建组织工程角膜的适宜载体，已申请相关发明专利授权8项，其中美国和欧盟专利2项。由他起草的《去细胞异种角膜基质（YZB/粤0120－2009）》医疗器械注册产品标准获得广东医疗器械质量监督检验所批准，送检样品经中国药品生物制品检定所检测合格。目前已建成生产车间和流水线，正在进行临床试验，预期2年内投入批量生产。

从长远来看，应加强基础研究（如发育生物学、力学细胞生物学等）和工程化组织培养关键技术的突破（如种子细胞规模扩增、细胞－组织三维培养、可降解材料支架生物学设计和传质优化等）。

## 七、家庭健康工程技术

家庭健康工程技术（Home Health Care Engineering，HHCE）是在“家”这个特定的时空（个性化、物质与人文相融合）里，以每个家庭成员为中心，以维持、促进健康（保持、提升身－心整体功能稳态）为目标，从而取得预防疾病和损伤的效果的系统工程。它体现了21世纪医学变革的核心即从以疾病诊断、治疗为中心，转向以人（个体化）的身心整体状态的动态辨识和动态调整为中心。因而，用哪些参数（不是指标）来表征人的整体功能状态，又如何进行动态监测（时域连续）和检测（时域离散）是首要的问题。关于基本状态参数(状态变量),当前合理的选择是临床通用的四大体征:脉搏、呼吸、血压、体温,再加上心电、血氧和血糖、血脂(如果可能的话)等。这里,关键是:

(1)长时间连续、动态监测(≥24 小时),且要求多参数同步监测。这样才能通过多参数同步相关分析,挖掘出状态变化和辨识状态的重要信息;

(2)在准自然状态下进行动态监测。即:监测过程对被测对象生活、工作的干扰(所造成的生理、心理负担)消减到最低水平(生理、心理负荷→0)。无创、"绿色"(不造成继发不良反应乃至损伤)更是起码的要求;

(3)多模态。兼具数据存储和无线传输功能,进而与互联网结合形成真正的健康物联网。

无疑在家庭的时一空里进行监(检)测,环境最为自然、友好,但对装置的安全可靠性、鲁棒性和操作简易性和效果一成本比等要求很高。能用于家庭,当然可用于社区、病区、床旁(医院病房内)。

在这方面,空军航空医学研究所航工医学工程中心俞梦孙研究团队是这一领域的先行者、开拓者。实际上,飞行员卫勤保障本质上是对特殊职能群体(功能社区)提供个性化健康保障服务,个体健康状态检测、查询、辨识、调理(调控)是其主要内涵。20 世纪 90 年代后期,他们在睡眠监测技术方面取得了重大突破,成功研制了准自然状态睡眠监测系统,不用脑电,通过心率、呼吸、体动等同步监测,相关分析,信息挖掘所得的睡眠分析结果不仅和 PSG 监测(睡眠医学"金标准")一致,而且信息可挖掘的"空间"优于 PSG(如可对睡眠呼吸暂停准确分型等)。十多年过去了,这一自主原创技术,依然雄踞世界前列。

近年来,俞梦孙研究团队在他们自己提出的"以人为中心的健康医学实施模式(MIC)"(图 37)的指导下,研究、开发了一系列具有原创自主知识产权的个性化多参数(状态参数)监(检)测系统。

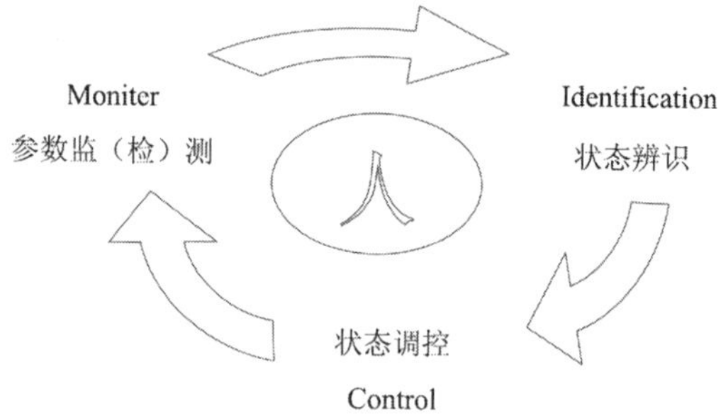


图 37 以人为中心的健康医学实施模式

### 1. 床垫式生理信息(多参数)监(检)测系统(已产品化)

由准自然睡眠监测系统发展而来。加附件后可同步进行动脉血压逐拍监测、动脉血氧饱和度监/检测和体温检测。已用于空军飞行员飞行前夜睡眠质量评估、睡眠呼吸暂停低通气综合征诊断等。

### 2. 可穿戴生理信息(多参数)监(检)测系统

已成功研制了腰带/帽(头戴)式生理信息监(检)测系统、背心式生理信息监(检)测系统、腕表式和指环式生理信息监(检)测装置。形成了成套"全天候"、低负荷生理信息(多参数同步)监(检)测装备体系,可以在日常生活和作业状态下进行连续动态监测。该系列装备的技术特点是:

(1)易穿戴:硬件设计和布局均以穿戴适宜为前提,进行人机一体化系统设计;

(2)低负荷:无粘贴、黏附,无导线束缚,不影响正常生活和作业,低生理、心理负荷;

(3)低功耗:超低功耗系统设计,连续监测时间>24 小时;

(4)多模态:兼具 SD 卡存储和无线传输能力。

目前,该系列产品初样已用于高原部队入藏前低氧耐力训练以及入藏后地面作业生理信息动态监(检)测,并取得了圆满成功。

### 3. 血压无创连续(逐拍)动态测量技术的重大突破

基于柯氏音听诊法测得的血压(BP)是公认的四大生命指征之一。长期以来,血压无创连续(逐拍)测量技术一直是世界性的难题。俞梦孙实验室在血压研究过程中,发现了柯氏音延时现象,并掌握了它和血压变化的关系。进而发明了基于柯氏音延时的血压无创连续(逐拍)动态测量方法(已获发明专利),在血压无创动态监测技术方面取得了重大突破。

在此基础上,俞梦孙等研制了两种血压测量装置。

(1)血压无创、连续(逐拍)动态监测系统。可实现血压连续(逐拍)动态监测,不仅可测得呼吸性血压波动,还可以作为其他血压测量技术的个性化校正源。

(2)新型"绿色"(无汞)血压计。基于柯氏音延时,融入专家经验与专业医护人员柯氏音听诊法(金标准)所得结果一致。因而它既可用于医院,亦可用于家庭,解决了两者的互认、互通性问题。目前已进入临床试验阶段。

### 4. 触摸式六参数快速检测系统(图 38)

该系统的功能如下。

(1)同步:检测体温、脉搏、呼吸、血压、心电、动脉血氧饱和度同步;

(2)快速:10 秒内完成六参数检测、存储、显示和身份识别等;

(3)简便:双手触摸该装置上手型标志即可。

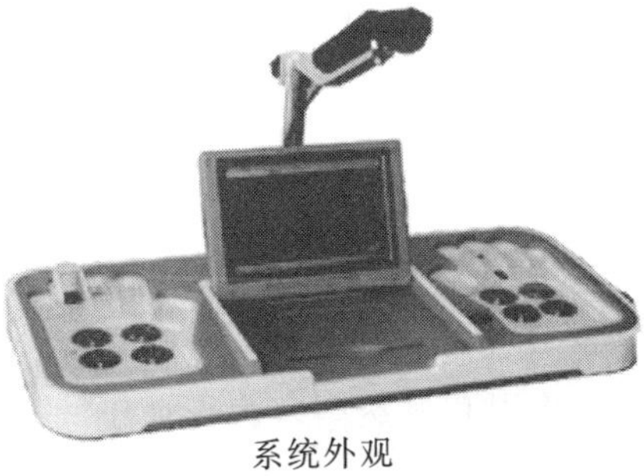

系统外观

图 38　触摸式六参数快速检测系统

5. 佩戴式多参数动态监测——远程综合分析系统

佩戴式多参数动态监测装置如图 39 所示，其技术特点在于：

(1)呼吸、脉搏、血压、体温、心电、血气六参数同步监(检)测；

(2)利用 GPRS 和广域网，实现远距离无线数据联网；

(3)中心工作站可融合动态心电、动态血压、睡眠呼吸等多种信息；

(4)兼具监护实时性与事后参数分析、远程专家动态分析等功能。

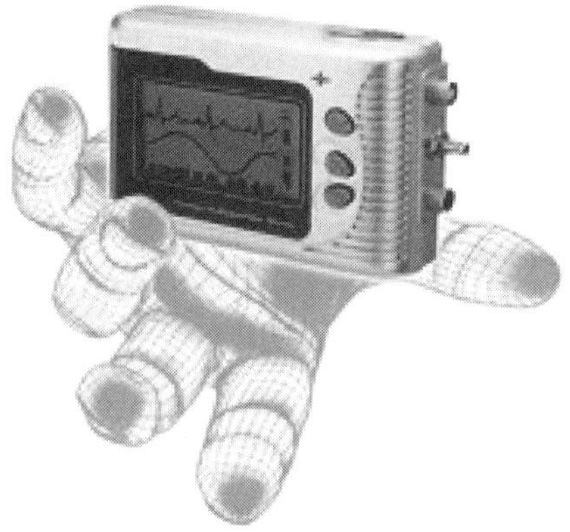

图 39 佩戴式多参数动态监测装置

不同于国内外其他家庭健康技术和产品，俞梦孙研究团队在家庭健康技术方面的研究，是在人类健康工程的整体目标背景下进行的。因而技术和产品系列配套，且简易、实用。目前，已应用于特殊职能群体(功能社区)，并取得圆满成功。

此外，天津大学徐可欣小组在“十五”攻关等项目支持下，长期从事近红外无创血糖动态检测技术的研究。由于葡萄糖在体内含量非常低，而光谱中的噪音组成复杂且变化幅度大，从而导致测量的信噪比较低。为了提高血糖测量的精度，徐可欣提出了相近背景扣除的方法，即选择与样品的光学特性变化相似的样品作为背景，能更有效地消除样品特性变化和仪器漂移的影响。并在纯吸收和散射介质中分别加入葡萄糖进行实验验证。结果表明，在血浆溶液和 Intralipid-2 溶液的葡萄糖实验中，选用与样品特性更接近的样品作为背景时，葡萄糖浓度的预测精度分别提高 25.9％和 40.1％。现正在产业化过程中。

中科院深圳先进技术研究院基于人体传感器网络平台，已研发出多款个性化家庭健康电子产品，包括预防和治疗高血压的生物反馈电子健康腰带、预防和治疗颈椎病的运动健康交互游戏、家庭健康监测的健康一体机以及预防和治疗疾病的个性化健康鞋(垫)等各具特色的家庭健康技术装置。

总体而言，在这一领域里，我国和发达国家大抵处于同一起跑线上，在睡眠监测、简易、实用可穿戴式生理信息(多参数)监/检测技术等方面我们处于领先位置。但国外近年来发展很快，而且他们在发挥其高技术、精加工优势的同时，十分重视补充和替代医学产品的开发，为此制定了专门的管理办法。而我国在传统中医方面的优势却未能发挥，发人深省。

## 八、健康工程和健康物联网

与21世纪医学的变革相适应，生物医学工程转向人类健康工程(面向人人的健康工程)是时代的需求，是历史的必然。健康，虽有共同的基石，但实际上是高度个性化的。故人类健康工程，本质上是以人(个体化)为中心，以维持、提高人体系统稳态水平(提高素质、开发潜能等)为目标的系统工程。其内涵绝不仅仅限于工程技术，而是一个人文和科学技术相融合的开放的综合体。最近，俞梦孙团队在高原健康工程研究方面取得突破性进展是一个成功的范例，它显示了人类健康工程的特质和远大前景。

而热议中的健康物联网则是人类健康工程落实于人人的技术阶梯(技术平台系统)。显然，它与近年来发展迅猛的数字医疗、医疗物联网等有着必然的联系，但又有质的差别。这里，以浙江省李兰娟研究团队在数字卫生关键技术和区域示范工程项目("十一五"国家科技支撑计划)实施中取得的重要成果为例，来探索由数字卫生技术区域示范工程向健康物联网转化的可行途径。

### (一)高原健康工程

随着大西南和大西北的开发和国防建设的需要，以及灾变发生后的救援，大量人员出入于平原—高原之间，高原缺氧环境造成的健康问题是一个迫切需要解决的大问题。60年来，我国高原医学研究成绩斐然，对急性高原病的救治有不少成功的经验。但慢性高原病的防治，依然是世界性的难题，尤其是非高原生长人员长期移居高原后，再回归平原时，往往引发严重疾患，甚至危及生命。

鉴于此，空军航空医学研究所航空医学工程中心俞梦孙团队，从人类健康工程的核心理念出发，开创新思路，把目标从"病"(高原病)转向"人"，转向人对环境变化的适应过程中功能状态的变化；从"治病"转向对适应环境过程中人的状态的动态调控，使之与环境的改变相协调，并发展(发明)了与之相应的状态监测、辨识、评估和调控的新方法、新技术和新装置，从而取得了突破性进展，解决了"上得去、呆得久、下得来"的难题。这里关键在于以下几点。

(1)运用钱学森先生人体系统工程原理，建立人体适应低氧环境的自组织过程动力学模型，进而通过实验确定人体(个体)缺氧环境自适应过程时间尺度/时间常数的概念。

(2)通过睡眠监测(准自然状态)评估人(个体)对环境变异(缺氧/富氧)速率的适应性，规范化与个性化相结合，在防止慢性高原病的前提下，优化适应性训练过程。

(3)发展了一系列提高高原适应性训练效率的"准自然"("绿色")状态调控技术和装备。这里，"准自然"、"绿色"意谓：不因训练而引起人体内部组织的病理性重建(remodeling)。从而消除诱发慢性高原病的隐患。

俞梦孙研究团队运用健康工程和技术在高原病(尤其是慢性高原病)防治方面取得的突破，显示了人类健康工程在防治非传染性慢病(当前人类健康和生命的最大威胁)以及维持和促进健康方面的远大前景。当然，这仅仅是开始，然正如古人所云："良好的开端是成功的一半"！

## (二)关于健康物联网

物联网(Internet of Things)一词出现于 1999 年,2005 年国际电讯联盟(ITU)提出了物联网的概念,预言"无所不在的物联网通讯时代即将来临"。但究竟何谓"物联网"?至今尚不够明确。欧盟的界定是:"物联网是一个动态的全球网络基础设施,它具有基于标准和互操作通信协议的自组织能力,其中实体的和虚拟的'物'具有身份标识、物理属性、虚拟的特性和智能的接口,并与信息网络无缝整合",并认为"物联网将与媒体互联网、服务互联网和企业互联网一道,构成未来互联网"。而在中国,物联网被政府列为国家五大新兴战略性产业之一,因而受到社会各界的普遍关注。其"热度"非美、欧、日本等发达国家可比拟。可以说当前物联网概念已被烙上了"中国制造"的印记。目前为世界多数人所接受的物联网概念是通过射频识别(RFID)、红外感应器、全球定位系统、激光扫描器等信息传感设备,按约定的协议,与互联网连接起来进行信息交换和通讯,以实现智能化识别、定位、跟踪、监控和管理的一种网络。目的在于提高对复杂体系/复杂过程的决策管理水平,以达到资源利用、流程操作(规范化、个性化、人性化)、质量控制最优化,安全隐患最小化,工作效率、整体效益最大化,成本投入最小化等理想目标。

物联网大致由感知层、网络层和应用层等三个技术层面构成(图 40)。

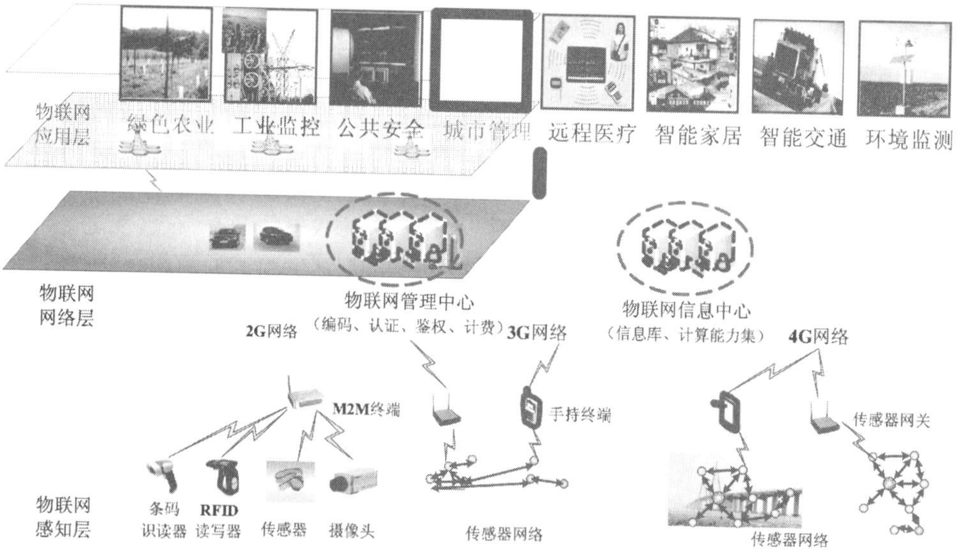


图 40 物联网的三层参考体系构架图

其技术特征有三:一是互联网特征,即对需要联网的物一定要能够实现互联互通的互联网络;二是识别与通信特征,即纳入物联网的"物"(含人)一定要具备自动识别与"物"—"物"通信(M2M)的功能;三是智能化特征,即网络系统应具有自动化、自我反馈与智能控制的特点。故物联网被称为是信息产业的第三次革命。

显然，物联网网络层属 IT 工程（产业），而医疗卫生则是物联网应用层目标系列中的选项。当然，选项不同，物联网感知层的技术内涵亦必将有所不同。

数字医疗、数字化医学、数字卫生区域示范等都是国家科技发展计划的优先项目，医疗物联网是其逻辑的必然。而健康物联网则是一个全新的概念，它体现了 21 世纪医学的变革。

早在 1996 年世界卫生组织（WHO）就在《迎接 21 世纪的挑战》中强调指出："21 世纪的医学，不应该继续以疾病为主要研究领域，应当以人的健康作为医学的主要发展方向"。医疗卫生"战略前移，重心下移"的国策亦必须借助于健康物联网的发展，才有可能真正落实"到底"（基层、家庭、个人），普及"到边"。然而，如欧盟所指出："物联网是一个动态的全球网络基础设施"。健康物联网是另起炉灶重新建设，还是在医疗物联网的构架上通过功能重建而实现？从医疗负担而言，前者不可取，但后者的可能性如何？怎样才能使医疗互联网转化为健康互联网？理论上讲是可能的，因为，一方面现代医学"已经进入了以个体化医疗为特征的新时期"，治的仍然是疾病，但是人（个体）的病，规范的病历/电子病历（EMR）体现了这一点；另一方面，健康医学更确切地说是"治未病"的医学，面向所有人，即"治其未生，治其未成，治其未发，治其未传，瘥后防复"，可见"治未病"的医学涵盖了治病的医学。因而健康物联网的概念、结构和功能必须包涵医疗物联网。因此，从原理上讲，健康物联网有可能在医疗物联网基础上通过功能重建拓展而形成。这里以数字卫生区域示范工程的一个实例来考察实现这种转化的可能性。

在"十一五"国家支撑计划重点项目"国家数字卫生关键技术和区域示范应用研究"的支持下，浙江大学第一附属医院李兰娟研究团队一方面研制了融合了 92 种疾病临床路径和知识库的电子病历，建立了数字化医院管理平台，实现了临床路径规范化和诊疗个体化的统一，减少医疗差错，提高医疗质量，降低医疗成本（资产购置成本降低 10%～20%），提高工作效率（5%～10%）；另一方面，以涵盖全人（全体居民）全程健康服务内容（整合定期健康体检、计划免疫、妇幼保健等 11 个子系统）的居民健康档案（EHR）为核心，卫生信息平台为枢纽，"一卡通"为纽带，组建了全人全程健康服务系统。当人们患病需要治疗时，社区的居民电子健康档案系统可以和医院的电子病历系统实现无缝对接。目前已在浙江省 22 个县级示范区和 5 个样板示范区建立了 900 余万份标准统一、信息共享的居民个人电子健康档案。有助于实现医疗卫生工作重心的下移；有助于实现对居民健康信息的无缝式管理，达到高效利用卫生资源，优化健康服务效能的目的。其效果在远程医疗（优质卫生资源共享）和双向转诊服务中得到充分体现。截止该项目结题（2011.12），共开展 14000 多例远程专家会诊，600 余次临床案例的远程教学和查房，3500 多例的远程重症监护，使平均住院费用下降 12.5%，危重患者转院率下降 38.3%，医疗纠纷减少 28.57%，还省去往返交通、住宿和陪护等费用，专家异地会诊平均所需时间从 5 小时降至 0.5 小时，省级医院危重症会诊量提高了 293.17%，远程重症会诊占会诊比例 76.82%。表 5 为常山县人民医院试点运行双向转诊期间的数据对比。

**表 5　常山县人民医院试点运行双向转诊期间的数据对比**

| 人民医院 | 开展前(2008 年度) | 开展后(2009 年度) | 对比 |
| --- | --- | --- | --- |
| 门诊量 | 288656 | 303999 | 5.3%↑ |
| 住院量 | 12373 | 13645 | 10.3%↑ |
| 病床数 | 350 | 350 | |
| 病床空置率 | 33.52% | 11.41% | 66.1%↓ |
| 平均住院日 | 8.3 日 | 7.2 日 | 13.3↓ |
| 病人流失数 | 30% | 20% | 33.3↓ |
| 医院业务收入 | 9921 万元 | 11000 万元 | 10.9↑ |
| 医疗纠纷数 | 21 | 15 | 28.6↑ |
| 医疗纠纷赔偿金额 | 67 万元 | 23 万元 | 65.7↓ |
| 接待送检样本数 | 0 | 105 份 | |
| 常山医保人数 | 5795 | 7633 | 31.7↑ |
| 慢病病人随访跟踪人数 | 0 | 1060 | |

不仅如此,以居民健康档案为基础,通过信息整合将为决策提供科学依据。以乙肝为例,浙江省部分地区是乙肝中高流行地区,根据全民健康体检的基线调查和抽样人群检测乙肝传染率年龄分布,两者结果高度相符。据此,提出了加强对各年龄段易感人群的疫苗接种和对乙肝病人开展有效免费的抗病毒治疗策略,为制定我国摘掉“肝炎大国”帽子的策略提供了可靠的流行病学数据,有望到 2020 年基本控制我国乙肝流行。

李兰娟研究团队认为:医疗、健康主要涉及患者、医疗工作者、卫生行政管理部门、各级医疗卫生机构等相关人员,在各人员及机构之间,以居民电子健康档案和患者电子病历为信息交换的基石,开展远程医疗、双向转诊、区域检查、远程教育、临床路径等服务,通过数据的整合、分析、挖掘等资源共享和协同的决策建立可靠的反馈,从而营造有机的医疗保健生态环境。这个生态环境的主要要素及关系如图 41 所示:

不难看出,按这一蓝图构建的物联网,向以“治未病”为核心理念的健康物联网的转化是可能的。然而,要将可能变为现实,除了技术层面外,还有一个关键问题,即“治”的战略思路和方法论基础。

NIH 所属补充和替代医学中心(NCCAM)把中国传统医学和印度的 Rg-veda 医学归诸为整体医学(whole medical systems),其特点是坚信人有抵御和治愈疾病的天然能力,医生要做的就是通过合理的个性化的干预(顺势调理)帮助患者渡过难关,从而祛病健身。与此相对立,现代医学(西方的传统医学)则将疾病视作敌体而对立起来,治病就是和疾病对抗并征服它,因而称之为对抗医学。不论对抗的结果如何,“战场”(患者的身心)都留下了种种“残迹遗骸”,那就是医源性、药源性疾病。显然,这不是上策,因而在“治未病”的医学(健康医学)里,“治”的主导战略不是对抗而是引导、帮助,顺其自然。在俞梦孙实验室提出的健康医学实施模式——MIC 模式里,动态调控本质上是顺势调理,提升功能状态,诱导人体内部良性重建,疾病(乃至某些病灶)自然祛除。

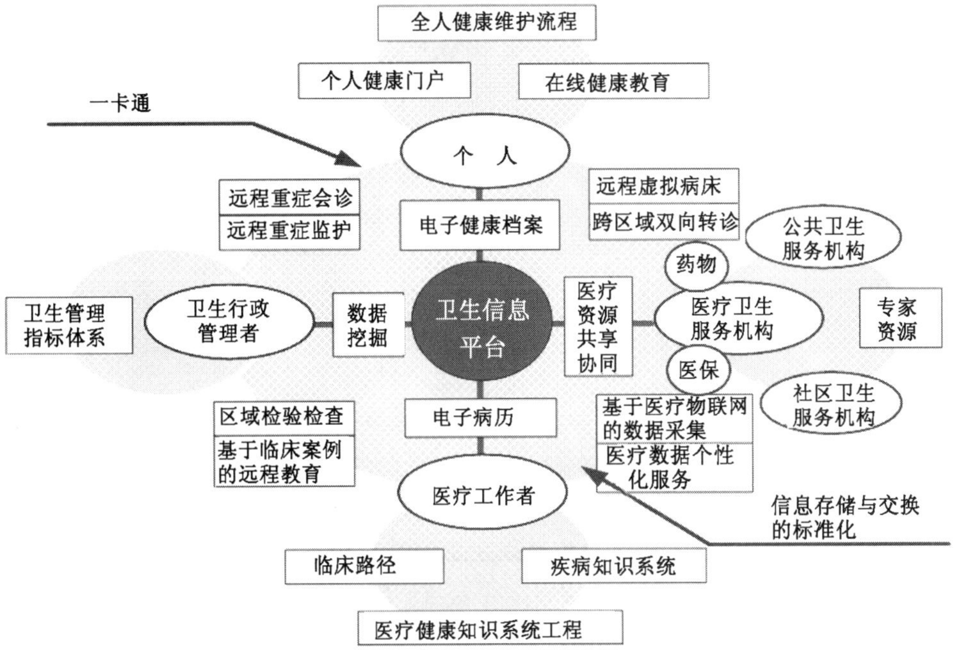


图 41 医疗保健生态环境

显然,对健康物联网来说,中国传统医学的最高理念——“上工治未病”和生命整体观是它的活的灵魂。中国传统医学在医学变革中将发挥远大于人们目前所能想象的作用。这一点,似乎西方比我们自己看得更清楚。是“身在此山中”,抑或“唯马首是瞻”乎?

## 九、结语

以上我们从不同分支领域、不同的层面展示了中国生物医学工程学科近年来的主要进展。从中不难看出生物医学工程学科的一些内秉特征。

无论是今天的生物医学工程,还是明天的人类健康工程,其兴起、形成和发展均受双重(重大)需求驱动(除学者认识世界、改变现状的兴趣外)。一是医学进步/健康追求的引导;二是医疗器械/健康技术产业发展的推动。两个重大需求,一引一推,形成了如图 17 所示的交叉螺旋跃升的学科特征链,造就了生物医学工程(人类健康工程)的学科“厚度”。高上凯实验室之所以能“引领脑一机接口系统的实用方向的努力”,离不开老一代开拓者杨福生和高上凯率领的年轻团队三代人在信号分析、深层信息挖掘等方面丰厚的学术积累;董秀珍在 EIT 方面的重大突破则是她的团队从创建新方法测量活组织介电特性开始一步一个脚印近 20 年努力的结果。而俞梦孙实验室在个体化功能状态动态连续监测和状态动态辨识技术等方面的系列原创性突破,更是他一贯从基本概念和原理出发解决实际问题(难题)的内秉的工程科学特质和从事飞行卫勤保障技术支撑工作(而这本质上就是对特殊功能群体/社区进行个体化状态检测、状态辨识进而调控其功能状态,以保障飞行安全)这一外部环境相结合的结果。其技术储备可以追溯到 20 世纪 80 年代初飞行员生理参数(多参数)监测和记录(黑匣子)。厚积而薄发,乃事理之必然。

无论是今天的生物医学工程,还是正在转化形成的人类健康工程,都是多学科、大跨度交叉·结合·融合的领域。人们预言,21 世纪初叶(头 30 年)这一领域将会有多重突破,而这一系列突破大都发生于传统上被分隔的不同学科的界面上。因而这一领域机遇处处、充满希望。然而,对于投身此领域的学者来说,学科交叉·结合·融合,尤其是大跨度学科交叉·结合·融合,是一个失去自我、重新塑造自我的过程,这是痛苦的经历,除加倍的努力外,还需(更需)甘心坐冷板凳。这殊为不易,因为"我们生活在一个包装决定一切的年代。内在美在美貌面前的弱势只能说明这样一个事实,我们的社会正变得日益浮躁和浅薄,它仅仅依据最表面的特征进行价值的判断并决定其取舍"(《美貌的诱惑》,N.弗莱迪)。

无论是今天的生物医学工程,还是正在形成中的人类健康工程,均属工程科学(Engineering Science),与技术科学(Technology)相比较,工程科学不盲目追求技术的先进性,以最低成本(广义)实现预定的目标(有限目标)就是其先进性的标志。故所谓"适宜技术"就是预定目标下的优化技术。这应该视作生物医学工程技术装备和技术创新的指导原则。不仅如此,不同于自然科学,工程科学寻求与有限目标相适应的局部规律,而不无条件追求规律的普适性,更不盲目追求其微观机制。实际上,生命体、活性物质都是多层次、多尺度的高度非线性系统,在外部作用下其功能改变(响应)的内部机制不是唯一的,而是"条条道路通罗马"。因而追求微观机制实际意义存疑。更何况,当人们用分析的方法探求机制时,已经改变了被认知的客体,得到的结果是带有主体(主观)阴影的机制。当然,这是同行规则所容许的。但现代科学范式向行规蜕变,无疑是对科学的嘲弄,是个悲剧。科学工作者应对科学的哲学基础有所了解。

生物医学工程/人类健康工程学科目标均凝聚于维持、促进(人的)健康。但学科分支却趋于离散,越来越多。这使得分支学科分类十分困难,但有一个流变的核因。其中与生命科学、医学相结合的"配体"大抵可分三组,即:电子、电气工程和信息技术,生物力学和生物材料,生物化学和生物技术,而生物物理、认知科学和技术可渗透于三者之中。另一方面,由于学科分支趋于离散,生物医学工程学科内部各大分支学科之间的交叉、结合亦日趋重要。介入医疗工程、组织工程、个体化医疗临床工程等的发展,越来越依赖于它们和其他分支学科之间的结合,如和生物材料与生物力学等的结合。

应当强调指出:人的健康需要全人类的知识经验和智慧。中国传统医学的理念(如"上工治未病"等)理论(如心身整体的生命观;"天人合一"论;"内而五脏六腑,外而四肢百骸,赖经络而维系"的人体整体观等)、方法、技术对我国健康医学、健康工程的发展必将发挥大于人们所能想象的作用。由于方法论基础的对立,中国传统医学和现代医学(生物医学)乃至现代科学是结合不起来的。两者的结合部在人(个体),在人(个体)的健康,在人的个体整体的功能状态,在人的个体整体的状态辨识和状态调控。

显然,人类健康工程的发展,要求科学、技术和人文的结合乃至融合。这必然会突破现代科学的范式。G.墨菲说得好:"毋宁说,科学必以这样的途径来形成,使它能充分地说明人类的一切主要的和根本的问题和行为,并完全胜任地对付这一切"(《现代心理学历史导引》)。

放眼未来，中国生物医学工程机遇在21世纪医学变革引导的学科大方向的转变之中。若能把握契机，在解决广大百姓“看病难”、“看不起病”这个大问题中做出切实的贡献，那么，我们必将昂首屹立于人类健康工程领域之巅！

# 参考文献


[1] Golden Accomplishments in Biomedical Engineering, Engineering in Medicine and Biology Magazine, IEEE Engineering in Medicine and Biology Society, 2002.

[2] 周光召. 2020中国科学和技术发展研究. 北京：中国科学技术出版社，2004.

[3] 中国科学技术协会. 2006—2007生物医学工程学科发展报告. 北京：中国科学技术出版社，2007.

[4] William Sims Bainbridge. Converging Technologies for Improving Human Performance. Springer, 2003.

[5] Antoni Ivorra, Boris Rubinsky. In vivo electrical impedance measurements during and after electroporation of rat liver. Bioelectrochemistry. 2007, 70: 287-295.

[6] Ryan J Halter, Alex Hartov, John A Heaney, et al. Electrical Impedance Spectroscopy of the Human Prostate. IEEE Transactions on Biomedical Engineering, 2007, 54(7): 1321-1327.

[7] Ryan J Halter, Tian Zhou, Paul M Meaney, et al. The correlation of in vivo and ex vivo tissue dielectric properties to validate electromagnetic breast imaging: initial clinical experience. Physiological Measurement, 2009, 30(6): S121-S136.

[8] Brain-Computer Interface: An International Assessment Research and Development Trend. WTCE, 2008.

[9] Jing Guo, Shangkai Gao, Bo Hong. An Auditory Brain-Computer Interface Using Active Mental Response. IEEE Transactions on Neural Systems and Rehabilitation Engineering, 2010, 18(3): 230-235.

[10] Xiao Liu, Fang Pu, Yubo Fan, et al. A numerical study on the flow of blood and the transport of LDL in the human aorta: the physiological significance of the helical flow in the aortic arch. American Journal of Physiology-Heart and Circulatory Physiology, 2009, 297: H163-H170.

[11] Xiao Liu, YuBo Fan, Xiaoyan Deng. Effect of Spiral Flow on the Transport of Oxygen in the Aorta: A Numerical Study. Annals of Biomedical Engineering, 2010, 38: 917-926.

[12] Xiao Liu, Yubo Fan, Xiaoyan Deng, et al. Effect of non-Newtonian and pulsatile blood flow on mass transport in the human aorta. Journal of Biomechanics, 2011, 44: 1123-1131.

[13] Zengsheng Chen, Fan Zhan, Yubo Fan, et al. A novel way to reduce thrombus build-up in Vena Cava Filters. Catheter Cardiovasc Interv, 2011, 78: 792-798.

[14] Qi YX, Jiang J, Jiang XH, et al. Paracrine control of PDGF-BB and TGFβ1 on cross-talk between endothelial cells and vascular smooth muscle cells during low shear stress induced vascular remodeling. PNAS, 2011, 108(5): 1908-1913.

[15] Qi YX, Qu MJ, Long DK, et al. Rho-GDI alpha Downregulated by low shear stress promotes vascular smooth muscle cell migration and apoptosis: A proteomic analysis. Cardiovasc Res, 2008, 80: 114-122.

[16] Bian YL, Qi YX, Yan ZQ, et al. A proteomic analysis of aorta from spontaneously hypertensive

rat: RhoGDI alpha upregulation by angiotensin II via AT1 receptor. Eur J Cell Biol, 2008,87:101-110.

[17] Liu B, Qu MJ, Qin KR,et al. Role of cyclic strain frequency in regulating the alignment of vascular smooth muscle cells in vitro. Biophys J, 2008,94:1497-1507.

[18] Bai Ke, Huang Yan, Fan Jie,et al. Endothelium oriented differentiation of bone marrow mesenchymal stem cells under chemical and mechanical stimulations, Journal of Biomechanics, 2010(43): 1176-1181.

[19] Huang Yan, Jia Xiaoling, Bai Ke,et al. Effect of Fluid Shear Stress on Cardiomyogenic Differentiation of Rat Bone Marrow Mesenchymal Stem Cells, Archives of Medical Research, 2010,41 (7): 497-505.

[20] Long Mian, et al. Cell. Mol. Bioeng, 2011,4(3):327-339.

[21] Mao, et al. PLOS ONE,2011,6(8): e24188.

[22] Fu, et al. J. BIOL. CHEM, 286(40): 34777-34787.

[23] Kang, et al. Biophys. J,2012,102(1):112-120.

[24] Human Movement Science, 2011,30(3):614-623.

[25] Aviat. Space Environ. Med,2010,81(8):761-767.

撰稿人:陶祖莱

# 专题报告

# 生物电阻抗成像研究进展及趋势

## 一、引言

### (一)生物电阻抗特性及生物电阻抗成像

21世纪是生命科学的世纪，对生命的研究将更加深入。一方面，基础医学的发展使得人类对生命体的认识逐步深入，特别是分子生物学的飞速发展，促进了对生命体微观生物化学结构和特性的深入研究。另一方面，近代物理科学和电子科学的飞速发展，也带动了人类从物理特性方面逐步深入认识生命体的内在特性机制。生物组织的电阻抗特性就是生命体的一个重要的生物物理特性，可以反映生物组织的生理病理状态，因此深入研究生物组织的电阻抗特性规律并在此基础上拓展其应用研究方向，对探索生命体的奥秘、解决生命科学中的难题具有重要意义。

生物组织由细胞和细胞间质共同组成，其生理功能和生化反应是在细胞及其产物的物质基础上进行的，由细胞构成的器官与组织具有独特的电阻抗特性。细胞质、细胞间质可表现出电阻特性。细胞膜为具有低漏电特性的绝缘膜，是组织阻抗容性成分的主要贡献者。由于组织中细胞的种类、排列的疏密、细胞间质中电解质浓度、细胞膜的通透性等的不同，所以不同的组织、甚至同一组织的不同状态下表现出的电阻抗特性都有可能不同。生物组织电阻抗特性这一生物物理参数早在19世纪末就被研究者所关注，直到20世纪50年代，H. P. Schwan和他的同事们提出了生物组织电阻抗特性的α、β、γ散射区，这成为生物组织电阻抗特性研究的基础，此后研究人员逐步针对不同类型、不同生理病理状态较系统地进行这方面的研究。生物电阻抗成像技术是在生物组织电阻抗特性研究基础上发展起来的一种成像技术，最早于20世纪70年代末由美国科学家Henderson和Webster提出，之后迅速成为国际研究热点。生物电阻抗成像技术是一种新型电磁功能成像技术，是医学成像技术发展里程中继形态结构成像技术（如CT、超声、MRI等）之后的一种新技术方向，它依据人体组织具有不同电阻抗特性（或同一组织在不同的生理、病理状态下具有不同电阻抗特性）的特点，以生物组织的电阻抗变化为检测目标进行成像并表征生物组织器官的健康状态。由于疾病发生时组织器官的电阻抗特性变化要早于其形态结构变化，所以生物电阻抗成像技术具有能早期发现病变、并实时动态跟踪病程的潜在优势，此外该技术对人体无害，可短周期内重复使用，加之其成像速度快、成本低廉、工作环境无特殊要求等优势，因而是一种具有诱人应用前景的新型医学成像技术。

### (二)生物电阻抗成像技术原理

最早的生物电阻抗成像技术是Henderson和Webster提出的生物电阻抗照相术，主要进行了对人体肺部的成像研究。随着电阻抗成像检测技术及成像算法的发展，目前常见的生物电阻抗成像技术主要有电阻抗断层成像技术(Electrical Impedance Tomography, EIT)、电阻抗扫描成像技术(Electrical Impedance Scanning, EIS)、磁感应断层成像技术(Magnetic Induction Tomography,MIT)等。由于检测部位及应用目的不同,研究者又相继拓展了颅脑 EIT 成像、肺功能 EIT 成像、乳腺 EIS 成像、颅脑 MIT 成像等不同的生物电阻抗检测技术及成像方法,目前国内外有几十个小组从事这一领域研究。

生物电阻抗成像系统由硬件检测系统和成像算法软件系统组成,其基本的成像原理如图 1 所示。图中的 Ω 表示成像目标体的区域,区域 Ω 包含不同电阻抗特性分布的组织。在区域的表面 ∂Ω 按一定的电极排布方式和数量放置电极。在既定的激励—采集模式设置后,通过电流(或电压)激励单元向成像区域注入安全的交流信号,同时按照一定顺序依次采集相应的电压(或电流)信号。通过分析采集信号与原始激励信号的差异,可获得原始的电阻抗测量参数,进一步基于生物电磁场理论及图像重构算法,可以得到被测目标体内的电阻抗分布图像信息。如果被测目标体内某个区域与周围区域的电阻抗特性存在显著性差异,或者某个区域的电阻抗特性随时间发生变化,那么通过电阻抗成像结果就可反应该感兴趣区域的电阻抗变化,进而反应该区域组织与其周围组织间的生理病理差异。

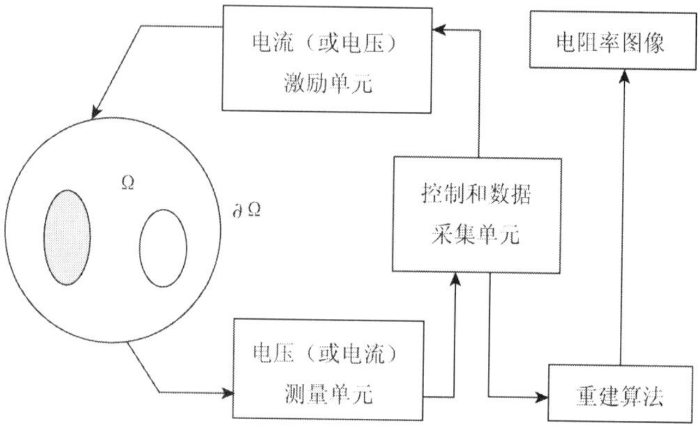


图 1 生物电阻抗成像原理示意图

生物电阻抗成像技术相比现有的影像技术(CT、MRI、超声等)尚属于一种年轻的成像技术,目前国际上多数研究小组仍处于基础研究阶段,仅有少数研究小组开始临床应用研究。本专题主要针对我国生物电阻抗成像技术的研究现状及进展进行论述,重点介绍了颅脑电阻抗断层成像监护及乳腺电阻抗扫描成像的两个特色应用方向的研究进展,最后分析展望了生物电阻抗成像技术的发展方向,及其在我国未来的发展趋势和研究建议。

## 二、生物电阻抗成像技术研究现状及研究难点

生物电阻抗成像的概念由美国 Henderson 和 Webster 教授于 1978 年提出,1983 年英国 Sheffield 大学的 Barber 和 Brown 开始了 EIT 研究。自 1994 年以来,美国电气和电子工程师协会(IEEE)在其生物医学工程年度大会中专门开设电阻抗成像专题,为本领域研究提供高层次交流平台;欧洲也早在 1996 年就由政府资助成立了 EIT 研究协作组,推动这一领域研究。生物电阻抗成像技术研究涉及生物组织电阻抗特性、生物电阻抗成像

中电磁场的分布计算、电阻抗信息采集及成像算法等方面的基础研究，以及针对某一组织器官所进行的临床应用研究，如颅脑EIT成像研究、肺功能电阻抗成像研究、乳腺电阻抗扫描成像研究等。整体而言，生物电阻抗成像技术相比现有成熟影像技术尚处于研究的初级阶段，在基础研究、应用研究、临床研究中仍有很多科学问题需要深入研究。国内的生物电阻抗成像研究起步于20世纪90年代初，虽然较国外研究晚十几年，但在国家自然科学基金委、科技部和省、军队等部门的支持下，我国的生物电阻抗成像研究发展迅速，逐步跻身该领域的国际研究前列。前后有几十个单位参与，但是长期坚持的仅有第四军医大学、重庆大学、天津大学等几个小组。其中第四军医大学研究小组在深入进行生物电阻抗成像基础研究的同时，积极探索生物电阻抗成像技术与临床应用的优势结合点，在国际上率先提出了“生物电阻抗图像监护”的理念，并开展了“生物电阻抗实时图像监护技术研究”，相关研究代表了该领域的国际前沿水平。

综合分析生物电阻抗成像技术的研究进展，以及世界各国在研究中所涉及的科学问题，目前该技术领域的研究难点及现状主要体现在以下四个方面。

### (一)活性人体组织的电阻抗特性研究

生物组织的电阻抗特性是进行生物电阻抗成像的生物物理学基础，虽然该方向的研究已经开展了不少。但存在着诸如测量不系统、测量样本少、测量方法不完善等问题，甚至很多人体组织的电阻抗特性都源于尸体。这些情况都会导致在应用于人体的电阻抗成像研究中，造成引入组织电阻抗参数不准确的问题。因此，如何准确获取活性人体组织的电阻抗特性是生物电阻抗成像研究中的一个难题。目前第四军医大学正依托国家自然基金重点项目的支持，进行“活性人体组织介电特性研究”这一科学问题的研究。

### (二)针对特定部位的电磁场分布计算

电阻抗断层成像与其他成像的最大不同在于成像与边界及内部场域结构有密切的关系，因此在针对人体某一检测部位进行电阻抗成像研究时，为了获得准确的成像结果需要针对特殊结构边界、场域结构、特定扰动(病变)等问题开展相应的研究。主要包括最佳正问题模型及计算求解方法；求解逆问题的重构模型中引入各种先验信息以构建适应不同对象的图像重构算法。这些研究涉及生物电磁场理论、非线性数学问题的求解等多种复杂问题，因此也是电阻抗成像研究中的一个难点。对此，各种模型算法的研究一直是研究的热点，各国学者提出了很多种算法，涉及静态或差分成像、二维或三维成像、单频或多频成像等方面。但大多数重构算法在仿真或物理模型中成像效果较好，但在活体成像时效果不好、或者不能成像，能实际应用的算法较少。

### (三)微弱电阻抗信息的检测及提取技术

生物电阻抗成像检测需要向生物体注入一定的电流(或电压)，由于安全性的考虑，对生物体施加的电信号能量都很低；此外，由于部分生物组织自身的电阻抗比较高(如颅骨)以及检测电极和生物体表面接触后会产生电极接触阻抗等原因，都会导致所检测的电信号很微弱，容易受外环境干扰。为此，如何获得微弱的电阻抗信息成为生物电阻抗成像研究的一个难题，在这方面的研究主要包括优化的驱动—采集模式、稳定的电极系统、高精度的采集系统等几个方面。

### (四)图像结果的病理生理学解析

不同的医学成像根据不同物理原理，其图像对应的是相关组织的某种物理元素的特性(例如 X-CT 图像灰度反应的是组织密度)，这种物理元素并不能直接给出对应临床各种疾病的信息，而是需要根据医学知识进行系统的动物模型与临床验证研究，才能得出与不同病灶对应的图像信息。同样生物电阻抗成像的结果对应的是组织电阻抗特性的变化，从成像原理讲这种变化与病灶的变化是对应的。但是为了在临床上应用，必须针对不同部位、不同病灶的变化与临床病理生理变化进行对应研究，得出对应规律。这一科学问题是需要结合临床病例进行深入研究，是生物电阻抗成像技术应用的研究难点。

## 三、颅脑电阻抗断层成像的应用研究突破

颅脑是人体的重要器官，因此针对颅脑部位进行的电阻抗断层成像(EIT)研究一度成为世界各国的研究热点，但是由于颅骨的高电阻率特性以及颅脑腔内组织分布的复杂性，使得颅脑 EIT 的研究陷入技术困境，国际上长期坚持颅脑 EIT 研究并且进展突出的仅有英国 UCL 大学 Holder 带领的研究小组以及我国第四军医大学董秀珍带领的研究小组。其中英国 UCL 小组主要采用 EIT 技术进行颅脑神经功能方面的研究，前期的动物试验和初步的人体试验证实了 EIT 技术可反映颅脑神经功能变化，但尚未见广泛的临床应用研究。第四军医大学研究小组率先提出了颅脑损伤电阻抗图像监护的理念，并致力于将 EIT 用于临床颅脑损伤病人的床旁图像监护，在近年来的研究中取得了喜人的研究进展，达到国际领先水平，相关技术成果正在进行医疗器械转化，其主要研究突破点主要体现在以下几个方面。

### (一)活性颅骨电阻抗特性的研究

由于缺乏对人脑颅骨阻抗频谱特性及其电阻率变化的深入了解，长期以来人们都在头模型中将人脑颅骨简化为均匀厚度和均一电阻率来对待，这对电阻抗成像研究精度造成了不可忽视的影响，已经成为制约相关研究进一步发展的瓶颈问题。特别是针对颅脑电阻抗实时动态图像监测而言，必须解决在头颅表面检测到颅内电阻抗变化的微弱信息这一关键问题。长期以来，研究者通过近似测量，认为头皮、颅骨和脑的电导率比值为 1∶1/80∶1。如果以此为依据，那么颅脑电阻抗成像将是难以实现的。第四军医大学研究小组首次对活性颅骨的电阻抗特性进行深入系统测量，相关研究成果被国际电阻抗成像研究专家认为对颅脑电阻抗成像的研究具有里程碑的意义。

1. 开展人体活性颅骨电阻抗特性研究

研究发现人活性颅骨与尸体不同，有血供板障层，提示电阻率可能与尸体不同。以手术切下的颅骨为对象，建立规范的生物组织电阻抗频谱测量平台，对颅脑不同部位、不同

结构的颅骨进行测量研究，见图 2。根据颅骨电阻率实际测量得到颅骨电阻率分布的非均匀结构，取平均值后，近似认为头皮、颅骨和脑的电导率比值为 1∶1/20∶1 。

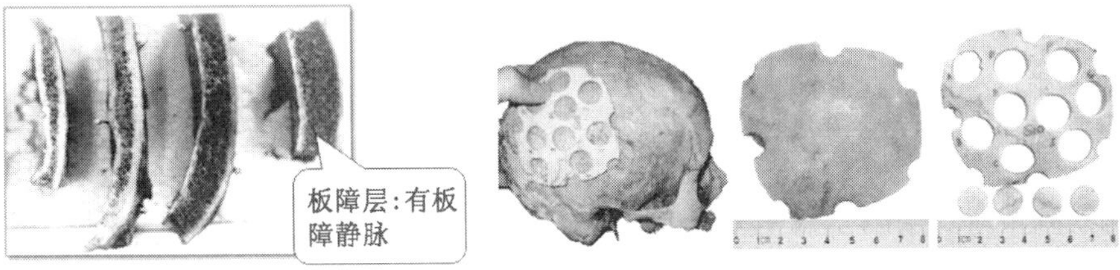


图 2　新鲜离体颅骨块及制备后颅骨样本

2. 建立颅骨组织电阻抗特性模型

组织电阻抗频谱特性研究中常采用 Cole-Cole 模型来研究组织阻抗频谱特性，描述生物组织阻抗特性的经验公式为：

$$Z=R_{\infty}+\frac{R_0-R_{\infty}}{1+(if/f_c)^{\alpha}}$$

其中 $R_0$ 为直流时的阻抗，$R_{\infty}$ 为频率无穷大时的阻抗值，$\alpha$ 为散射系数，$f_c$ 为组织的特征频率，是表征组织电阻抗频谱特性的特征参数。不同的组织，因结构、成分和生理状态的不同，参数 $R_0$，$R_{\infty}$，$\alpha$ 和 $f_c$ 各不相同，这可作为组织特性的判别依据，同时也是电阻抗成像的重要基础问题。在对活性颅骨的电阻抗频谱特性进行测量研究的基础上，建立相应的组织参数模型对颅脑电阻抗图像监护研究具有重要意义。

## (二)适宜颅脑 EIT 检测的电极支撑系统

电阻抗图像监护研究中，电极系统是确保微弱信号稳定传感的重要部分，特别是临床应用时面对复杂的应用环境，安全稳定可靠的电极系统是决定成像质量的关键。他们针对颅脑电阻抗图像长程监护的特殊性，从电极材料、电极形状、电极——皮肤接触界面、电极支撑系统等多个影响信号稳定传感的因素出发进行电极系统研究，研制了以 Ag/AgCl 粉末为材料的电极片及适应颅脑外形的电极支撑系统(图 3)，目前已经用于临床实验研究。

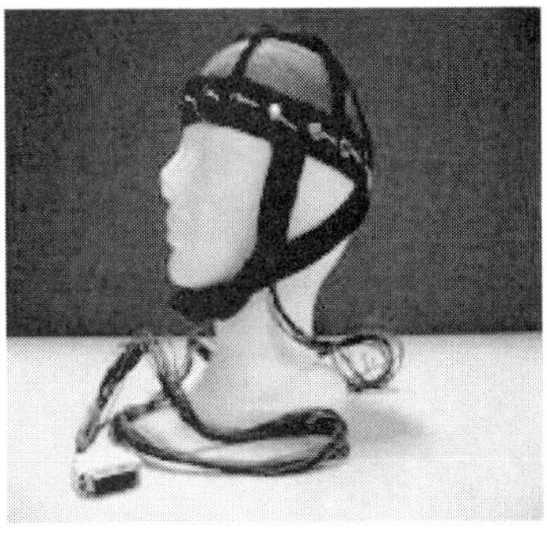

图 3　颅脑 EIT 图像监护电极及支撑系统

## (三)颅脑 EIT 检测高精度数据采集系统的建立

1. 适用于检测中心弱信息的驱动模式研究

驱动模式也常被称作激励模式、电流注入模式等，是指在电阻抗断层成像数据采集中，激励电流注入目标区域的方式，即选择电流从哪些电极流入、哪些电极流出的问题。

由于电流在导体内的非线性分布特性，不同的驱动模式会在目标区域内产生不同的电流密度分布，从而会引起对特定区域电阻率扰动的敏感性的改变，进而会带来不同的图像重构效果。

国际上的研究普遍采用临近驱动临近测量模式，但是这种模式对中心区的扰动变化敏感性较差，所以他们提出了对中心扰动信号敏感的对向驱动和准对向驱动模式，利用前述的模型仿真研究，从动态范围、独立测量数、边界电压变化量、抗噪性能等方面进行了相关研究，总体上而言对向驱动性能与准对向模式接近，优于其他模式。

2. 高精度数据采集系统研究

采用创新准对向激励测量模式、正交序列数字解调技术，解决颅脑电阻抗图像监护中信息采集的难题(图 4)，并建立宽频电阻抗断层成像数据采集系统(精度要求在 0.010% 以上)，关键指标优于国外同类设备(表 1)。

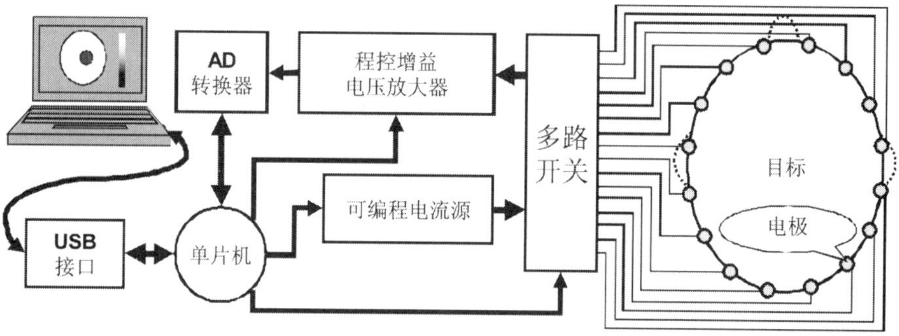


图 4　电阻抗成像数据采集及控制原理框图

**表 1　EIT 系统与国外同类系统的参数对比**

| | EIT 系统 | UCLH Mk 1b | UCLH Mk 2 |
|---|---|---|---|
| 频率(kHz) | 1～190 | 0.225～77 | 8～800 |
| 噪声(%) | ≤0.01 | ≤0.3(7.2～38.4kHz) | ≤0.3 |
| CMRR(dB) | ≥75 | ≥70 | 55～83 |
| 互易误差(%) | ≤0.11 | ≤2 | |

## (四)适于临床颅脑损伤监护的成像算法研究

国内外相关电阻抗成像研究中各种成像算法研究始终是一个热点，各种成像算法很多，往往在仿真模型上成像效果好，实际应用效果不好(图 5)。只有反投影成像算法抗干扰能力强，但是成像时对目标的定位效果不好。他们始终以应用为目标，首先改进了反投影成像算法，进一步提出阻尼最小二乘成像算法，在此基础上完成自适应加权阻尼最小二乘法，较好地解决了扰动区成像的收敛性，并实现了真实边界域成像、与 CT/MRI 成像的融合显示。

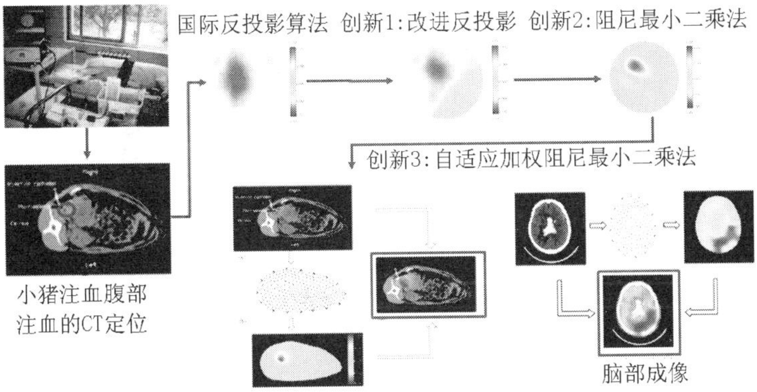


图 5　成像算法的研究

## (五)功能性实验研究

### 1.动物模型成像实验

动物实验在研究初期具有作用,为评价颅脑 EIT 图像监护的及时性和准确性进行验证,先后制造了血管栓塞、自发性颅脑出血等动物模型。以下是两例动物模型实验实例分析。

(1)对颅脑内血管栓塞引起的大脑功能性损伤进行监测

光照注入光敏剂家兔颅脑照射,血管栓塞形成,阻抗检测/成像即时反映出阻抗上升变化,30 分钟内,反映血管栓塞对大脑功能损害范围逐步扩大(图 6)。

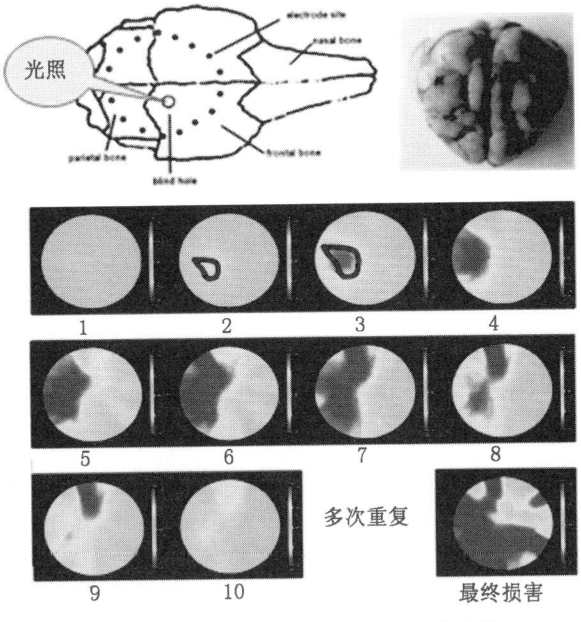


图 6　家兔脑缺血模型及电阻抗动态成像

(2)对颅内小血管自发性出血造成的初期脑功能损伤敏感检测

胶原酶注射造成家兔颅内出血,传统的 CT 影像不能及时显示,而采用电阻抗图像监测技术可以在短时间内反映颅内的出血变化(图 7)。

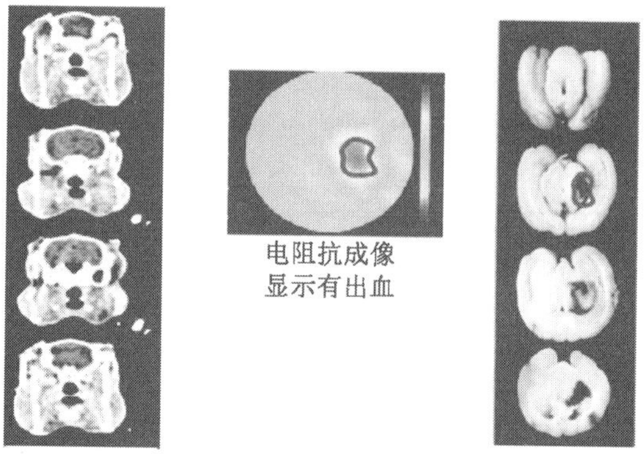


图 7 家兔自发性颅内出血 CT 成像、电阻抗成像及脑片

2. 初步临床应用研究

临床实验研究是新技术设备走上临床应用的必由之路，在颅脑 EIT 监护技术深入研究的基础上，他们通过人体临床实验进一步证实了该技术对人体颅脑功能性损伤及时敏感检测的优势，以下是对临床实验研究中的 1 例脑梗病人的颅脑功能进行图像监护（图 8）的实例分析。

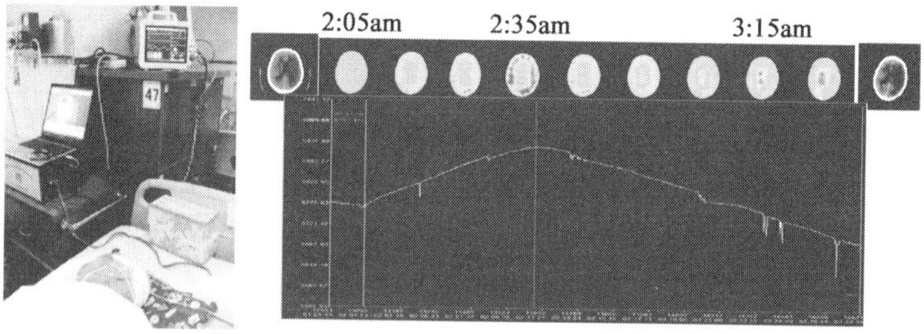


图 8 脑梗病人的电阻抗图像监护

该病人为左侧大面积脑梗 24h 入院，行常规检查及 CT 扫描后，于 14 时开始电阻抗图像监护，次日凌晨 1 点 20 分护士给予翻身后姿势保持未变，约 40 分钟后，电阻抗图像显示患者大脑左后侧电阻率有持续升高的趋势而中心区域的电阻率有下降趋势，此时医护人员并未发现异常情况。电阻抗图像持续变化 1 个多小时后，于 3 点 15 分，值班医生发现该患者对光反射出现异常，怀疑有脑疝形成，随后终止了电阻抗监护，并开始手术准备，术前的 CT 扫描结果显示左侧水肿扩大，左侧脑室消失，中线偏移，形成脑疝。电阻抗图像监护可比临床观察提前 40 分钟提示早期脑疝发生，为抢救赢得了时间。

此外，临床研究还证明电阻抗图像监护可反映甘露醇药物治疗脑水肿时颅内脱水减压的图像变化过程，可用于疗效监测；可及时监测对血肿进行钻孔引流术的过程中的阻抗变化。

第四军医大学研究小组通过多年科研攻关，在突破颅脑电阻抗图像研究中关键科学问题和核心部件的基础上，于 2010 年和企业合作共同开发床旁颅脑电阻抗动态图像监护产品,产品样机已经研制成功,目前正在申请国家食品药品监督管理局注册。

## 四、乳腺电阻抗扫描成像的研究进展

乳腺电阻抗扫描成像(EIS)技术自20世纪90年代逐渐成为国内外研究热点,国际上代表性的研究小组有以色列的TSCAN研究小组及第四军医大学研究小组。乳腺EIS技术的初期研究定位于“临床辅助乳腺癌辅助检测技术”,并形成了“单帧静态成像”的检测模式和“电阻抗实部(及虚部)灰度图”显示的测量结果表征方法,这也是目前EIS技术广泛使用的检测模式和图像表征方法。第四军医大学小组是国内唯一进行乳腺EIS技术的研究小组,在第一代“乳腺单帧静态电阻抗扫描成像”相关研究成果获得陕西省科学技术一等奖之后,又致力于研究适宜妇女乳腺癌早期筛查的乳腺电阻抗扫描设备。并首次提出“乳腺电阻抗扫描实时动态成像”的研究思路,乳腺癌早期筛查技术相对常规乳腺临床辅助检测技术具有特殊的要求:①易操作,减少对操作者经验的依赖性。②速度快,筛查对象数量多,需提高个体的检查速度。③结果易判断,检查结果不仅要求准确,还要易识别。为此就如何“增强易操作性、提高检测速度、精准判别结果”,该小组首次提出了“乳腺电阻抗扫描实时成像”的研究思路并开展了相关研究工作,目前主要研究进展体现在以下几个方面。

### (一)实时电阻抗扫描成像系统

与常规“EIS静态成像模式”的显著性区别是在实时成像模式下,操作者可以在移动检测探头的过程中实时地观察到探头下区域的电阻抗EIS图像,类似于超声的成像方式。这种成像模式一方面有利于提高检测速度,另一方面有助于确保获取高质量的采集数据。该小组研究的EIS实时数据采集系统(如图9所示),系统的主要改进之处是提高采集速度,扩展频带范围,同时硬件系统和PC机通过USB接口相连进行数据传输。经评估系统在频率100Hz—200kHz的范围内,激励源输出大信号时的信噪比大于85dB,相对检测通道信噪比大于75dB。系统在输出频率2kHz以上时可以达到的数据传输速度为25帧/秒,满足实时成像的需要。

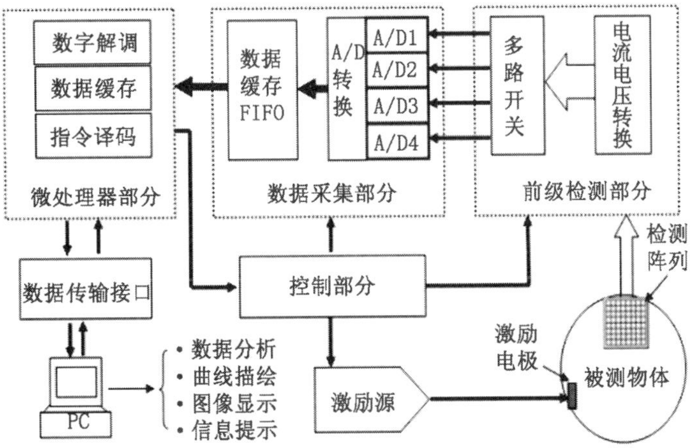


图9 EIS实时数据采集系统结构原理框图

## (二)电极—皮肤接触界面的优化

国外研究小组多采用在皮肤和电极之间涂抹超声耦合剂的方式对皮肤进行预处理。一定程度上,耦合剂可以湿润皮肤,同时可以填充皮肤上微小的间隙,采用该方法可降低电极—皮肤之间的接触阻抗。但在初步 EIS 乳腺检测的临床试验中发现,如果耦合剂涂抹不均匀(或者产生气泡)会形成成像伪影。他们实现的皮肤—电极接触界面代替耦合剂的涂抹方式,使用时将其紧贴于电极阵列表面,直接进行 EIS 检测,其结构图如图 10(a)所示。该皮肤—电极接触界面由棉质精纺网状薄层(cotton fine grid thin layer,CFGTL)浸润导电液形成。用于浸润 CFGTL 的导电液可以选择耦合剂或其他皮肤处理制剂,浸润后其含水率为 70%。将其电导率调节为和人体乳房正常组织近似的电导率,这样 CFGTL 就可等效为人体乳房正常组织的厚度均匀增加约 0.2mm。在给病人 EIS 检查时将 CFGTL 贴于电极阵列表面,可显著增加信号传感的稳定性。该界面还具有方便更换的特点,每个病人使用一片以避免检查过程中病人之间的交叉感染。

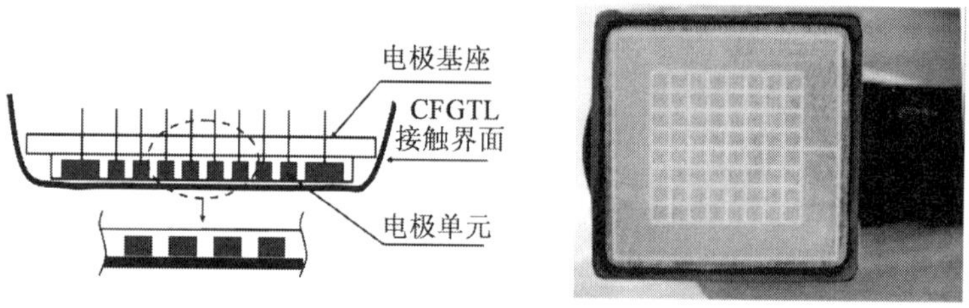


(a)　　(b)

图 10　CFGTL-接触界面检测电极

(a)检测电极结构剖面图;(b)使用 CFGTL-接触界面后的检测电极实物图

## (三)乳腺组织宽频电阻抗参数的表征

目前乳腺 EIS 成像研究多采用单个频率下的电阻抗参数灰度图表征区域内的电阻抗信息,他们在临床研究中,首先发现并提出“当癌包块浸润到脂肪组织中时,会在灰度图中表现为亮团,而浸润到腺体组织中时,表现为暗团”,所以单独依赖灰度图像不利于对深层微小癌变的准确判断。乳腺组织电阻抗特性的基础研究表明,利用生物组织的宽频电阻抗信息有助于鉴别不同组织。为此,在实时电阻抗扫描成像研究中,他们扩展将检测频率范围从 100Hz～20kHz 扩展到 100Hz～200kHz。利用多频测量信息,他们采用基于 Cole-Cole 模型的体表电阻抗信息多频参数分析法,综合利用反映被测区域内组织电阻抗多频特性的特征参数:$f_{xc}$(特征频率)、$G_0$(低频时电导)、$G_\infty$(高频时电导)和 $\alpha$(散射系数)对检测区域的生物电阻抗信息进行分析,并建立了对不同性质组织的判别依据。在临床研究证实,利用乳腺组织多频特征参数表征 EIS 检测结果,可以提升乳腺 EIS 检测的准确率。

### (四)产品化研究

乳腺电阻抗扫描实时成像的研究定位于乳腺癌早期筛查的临床应用，针对我国医疗卫生的现状，开发适应基层医疗单位使用的筛查产品具有重要意义，为此研制适宜基层的便携式低成本设备成为他们的研究目标。在关键技术取得突破的基础上，第四军医大学研究小组联合企业进行了“便携式乳腺电阻抗扫描系统”的产品工程化研究。图 11 为第一代“乳腺电阻抗扫描单帧静态成像设备”和第二代“便携式乳腺电阻抗扫描检测设备”的对比图，相比第一代系统，第二代设备在体积缩减的同时，扩展了检测频带并提升了检测速度，更适合作为筛查设备应用。

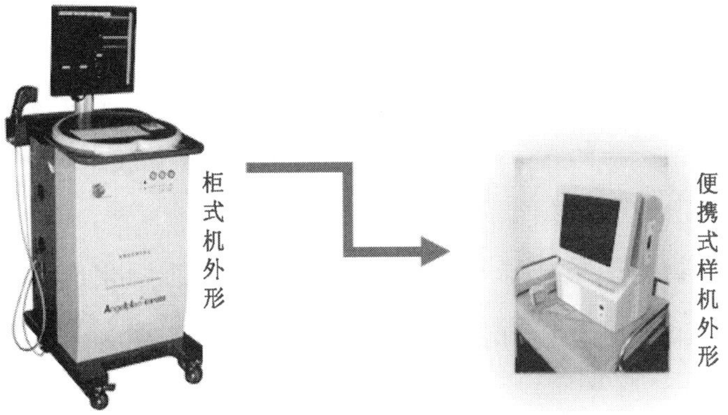


图 11　两代乳腺电阻抗扫描成像设备对比

## 五、生物电阻抗成像研究展望

生物电阻抗成像技术的发展虽然只经历了 30 多年的历史，却以其无损伤、低成本和功能性图像的独特优势吸引了全世界众多研究者，分布在世界各国的生物电阻抗成像研究小组已超过 20 个。我国电阻抗成像技术的相关研究起步于 20 世纪 80 年代末，在研究工作深入开展的同时逐渐形成了一支水平较高、相对稳定的研究队伍。在 2008 年 11 月于西安举行的“生物电阻抗成像研究现状与发展战略研讨会”上，有约 15 个研究小组报告了其与电阻抗成像技术相关的研究工作。其中以第四军医大学研究小组为代表的颅脑（及胸腹部）电阻抗图像监护技术、乳腺癌电阻抗扫描检测等方面进入了临床应用技术研究，显示了我国电阻抗成像技术研究工作的特色。当前在国际生物电阻抗成像技术研究尚处于初级阶段时，我国的生物电阻抗成像技术研究已经具备较好的基础，一些关键技术和针对某些应用目标的研究已达到国际先进水平，为从电阻抗成像技术方法学研究向应用基础和临床应用研究过渡奠定了很好的基础。结合生物电阻抗成像的发展历程及国内外研究进展，展望生物电阻抗成像研究的发展方向，重点有以下几个方面。

### (一)深入生物电阻抗成像技术的基础研究

生物电阻抗成像技术的基础研究包括组织电阻抗频谱特性研究、电阻抗成像检测模式、电阻抗成像算法等方面。生物电阻抗成像技术以生物体为成像目标,由于生命系统自身的复杂性以及电阻抗成像所涉及的生物电磁场分布计算、电磁场逆问题求解等问题的复杂性,使得生物电阻抗成像中的基础科学问题仍需要深入研究,特别是探寻活性在体条件下的生物组织电阻抗频谱特性的规律、求解电磁场逆问题及新型成像算法等方面的研究仍需要深入开展。

### (二)探寻生物电阻抗成像技术临床应用结合点

生物电阻抗成像的优势在于其反应组织功能特性变化的及时性和有效性,如何将该技术优势和临床应用有效结合是生物电阻抗成像技术发挥作用的关键。目前从国际生物电阻抗成像研究看,该技术在肺功能监测、颅脑(或胸腹部)损伤监护、乳腺癌早期检测等方面发挥了优势。在今后的研究中,不断探寻生物电阻抗成像技术的新的临床应用点仍是该领域的探究方向。

### (三)针对生物电阻抗成像技术的临床应用开展工程化应用研究

基础研究最终需要向临床应用转化,而临床应用的过程又必将催生一系列的科学问题,诸如在生物电阻抗成像临床应用中设计的电极问题、信号抗干扰问题、实用化成像算法技术等都需要在深入开展临床应用研究的同时,不断深入进行研究。而在此过程中必须要注重"产—学—研"的密切结合,才能推动生物电阻抗成像技术的临床应用转化。

### (四)开展生物电阻抗技术与其他成像技术相结合的研究

生物电阻抗成像技术是一种功能性成像技术,对因疾病、损伤引起的生物组织电阻抗特性的变化具有独特的时间敏感性。但限于当前生物电磁场理论研究、非线性方程求解等基础问题的研究现状,目前生物电阻抗成像的图像分辨率仍受到限制。为此研究者也在积极探索将该技术与其他成像技术相结合的方式,这种优势互补的结合的探索研究也将是未来的一个研究方向。

总之,生物电阻抗成像技术是一种新型医学成像技术,其研究之路任重道远,在不断深入的研究中必然会发现很多的科学问题需要科研工作者深入研究,但相信通过"基础—临床实验—基础—临床应用"的科研之路,必将使生物电阻抗成像技术早日服务于临床。

## 参考文献

[1] Stuchly MA, Stuchly SS. Electrical Properties of Biological Substances. Biological Effects and Medical Applications of Electromagnetic Energy. Ed. Om P. Gandhi, Prentice Hall Inc., Eaglewood Cliffs, NJ, USA, 1990.

[2] Morucci JP, Valentinuzzi ME, Figaud B, et al. Biological Impedance Techniques in Medicine. Critical Reviews in Biological Engineering, 1996, 24 (4):6-275.

[3] HP Schwan. Electrical properties of tissues and cell suspensions. Adv. Biol. Med. Phys., 1957, 5: 147-209.

[4] Foster KR, Schwan HP. Dielectric Properties of Tissues and Biological Materials: A Critical Review. Critical Reviews in Biomedical Engineering, 1989, 17(1): 25-104.

[5] Henderson RP, Webster JG, An impedance camera for spatially specific measurements of the thorax. IEEE Trans. Biomed. Eng, 1978, 25:250-254.

[6] Holder DS. Electrical impedance tomography. London: IOP press, 2006.

[7] AD Seagar, DC Barber, BH Brown. Theoretical limits to sensitivity and resolution in impedance imaging. Clin. Phys. Physiol. Meas., 1987, 8Suppl. A:13-31.

[8] Chi Tang, Fusheng You, Xiuzhen Dong. Correlation Between Structure and Resistivity Variations of the Live Human Skull. IEEE Transactions on Biomedical Engineering, 2008, 55(9):2286-2292.

[9] 汤池. 人脑颅骨阻抗频谱特性及其电阻率非均匀分布的研究. 西安:第四军医大学, 2008.

[10] 史学涛. 颅内出血电阻抗断层成像图像监护技术的基础研究. 西安:第四军医大学, 2006.

[11] 徐灿华. 床旁电阻抗动态图像监测的重构算法及实验研究. 西安:第四军医大学, 2010.

[12] Zou Y, Guo Z. A review of electrical impedance techniques for breast cancer detection. Medical Engineering and Physics, 2003, 25:79-90.

[13] 廖其梅. 人体乳腺组织电阻抗频谱特性的基础研究. 西安:第四军医大学, 2007.

[14] 王侃. 影响 EIS 肿瘤成像特征相关因素的初步研究及 EIS 对早期乳癌检测能力的评估. 西安:第四军医大学, 2008.

[15] Ji Zhenyu, Dong Xiuzhen, Liu Ruigang, et al. Improvement in the EIS diagnosis accuracy by using multi-frequency parameter analysis method Preliminary results. Physiol. Meas., 2008 (29): 1221-1231.

[16] Ji Zhenyu, Dong Xiuzhen, Shi Xuetao, et al. Novel electrode-skin interface for breast electrical impedance scanning. Med Biol Eng Comput., 2009, 47(10):1045-1052.

[17] Yin Yinsuo, Ji Zhenyu, Zhang Wen, et al. Comparison of three kinds of electrode-skin interfaces for electrical impedance scanning. Annals of Biomedical Engineering, 2010, 38(6):2032-2039.

撰稿人:董秀珍　季振宇

# 神经工程前沿发展及趋势

## 一、引言

神经工程是一个新兴的交叉学科，它将工程学、计算机科学、物理学、化学和数学等科学技术应用于生物神经系统的研究，包括从分子、细胞、神经网络直至认知和行为学的研究，由此来理解生物神经系统的构成及其工作机制，并从本质上来解读神经系统错综复杂的动态特性。

由于本学科发展的时间并不长，至今有关神经工程尚没有一个具有权威性的定义。但是，对神经工程的研究领域和范畴，大多数学者是有共识的。一般认为，神经工程是从实验、计算及理论等不同方面研究神经系统的功能，并对神经系统的功能缺失与异常等问题寻找新的解决方法。

神经工程的研究至少包含了如下领域[1]：

- brain-machine (computer) interface（脑—机接口）
- neural interfacing（神经接口）
- neurotechnology（神经技术）
- neuroelectronics（神经电子学）
- neuromodulation（神经调节）
- neural prostheses（神经修复）
- neural control（神经控制）
- neuro-rehabilitation（神经康复）
- neuro-diagnostics（神经诊断）
- neuro-therapeutics（神经治疗）
- neuromechanical systems（神经机械系统）
- neurorobotics（神经机器人）
- neuroinformatics（神经信息学）
- neuroimaging（神经影像学）
- neural circuits：artificial and biological（人工与生物神经线路）
- neuromorphic engineering（神经形态工程）
- neural tissue regeneration（神经组织再生）
- neural signal processing（神经信号处理）
- theoretical and computational neuroscience（理论与计算神经科学）
- systems neuroscience（系统神经科学）
- translational neuroscience（转化神经科学）

从上面列出的神经工程所涉及的领域看，它除了包含许多基础科学研究的门类外，也包括了许多与临床医学相关的领域，特别是神经功能异常疾病的诊断、治疗与康复。很显然，神经工程与传统的神经科学之间既有密不可分的联系，也有明显差异。神经工程更强调将基础神经科学研究的成果应用到实际中去。

## 二、神经工程近年来的最新研究进展

神经工程较早的研究主要是将工程技术方法应用到神经系统信号的测量中。这类研究可以追溯到大约一个世纪之前。1924 年，德国医生 Hans Berger 第一次从颅骨受损的病人头部测到了一种极其微弱的电流，又经过多年的研究终于确定这个微弱的电流确实来源于人体大脑的活动，由此这种测量大脑产生的微弱电流的方法被正式命名为脑电图(electroencephalogram，EEG)。此项技术也许可以被称为工程方法在神经科学研究中成功应用的最突出成果之一。

之后，在很长一段时间里工程学方法不断地被应用在神经信息的检测、处理与神经系统的建模，由此来理解神经系统的工作机制。然而，也就是在过去的二十年中，此类技术才有了突飞猛进的发展。20 世纪末以来，随着现代科学技术的发展，工程技术方法不仅被用来研究神经系统的工作机制，而且还进一步用于神经系统功能的修复，甚至试图破译大脑活动信息，理解人的思维，由此实现全新意义上的人一机交互。这些以往只能在科幻小说中见到的情景，正在科学家手中变成现实。

脑神经系统是生物体中最复杂的一个生理系统。从结构层次上看，从微观水平的分子、突触、神经元到宏观水平的神经网络、功能投射直至中枢神经系统构成了一个多层次网络结构。大脑中有超过 100 亿个神经元，超过 1000 亿个神经元互相连接。这个复杂的神经网络系统不仅接受了来自外界的各种感觉刺激(视觉、听觉、触觉等)，并发出对全身各个器官的控制命令，还具备复杂的学习、记忆，识别甚至产生情感等功能。基于神经系统的基本结构，神经科学研究也在不同的层次上展开，包括分子层次、细胞层次、系统层次、行为层次和认知层次(图 1)。神经工程的应用也涉及上述各个层次研究中的工程技术问题。

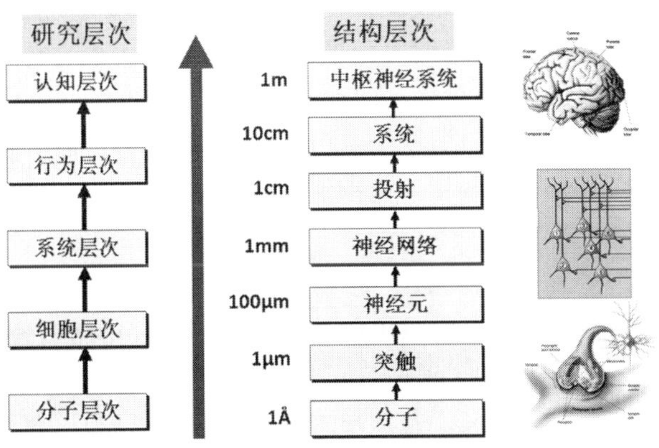


图 1　不同层次的神经科学研究

脑神经科学研究无疑是人类史上最具有挑战性的科学研究。“了解脑”、“保护脑”和“创造脑”是许多国家制定脑科学发展计划的目标和宗旨。现代神经工程研究在推进此类脑研究计划中起到的不可估量的作用。“了解脑”不仅仅是了解大脑的解剖结构，更重要的是了解大脑的工作机制，特别是大脑产生高级认知活动(学习、思维、语言、记忆、情感等)的机制;“保护脑”一方面是要对严重危害人体健康的神经和精神系统疾病的诊断、治疗和康复提出新的解决方案，另一方面在防止脑衰老等神经退行性疾病的发生方面提出有针对性的措施;“创造脑”则是要在更高层次上发展类脑器件、类脑计算机或开发全新的人工智能系统。上述领域在近年来取得的突出成就都离不开神经工程的贡献。

## (一)神经工程研究进展(回顾、总结和科学评价)

### 1.神经信息检测的研究进展

要想“保护脑”和“创造脑”，首先要“了解脑”。而“了解脑”除了要了解脑的解剖结构外，最重要的是了解脑的动态工作机制。

要理解大脑的工作机制，首先需要发展神经信息的定量的、活体测量方法。从解剖几何尺度的角度看，定量的测量应该包括小到单个神经元、大到整个神经网络信息的测量。于是，从微观到宏观、从局部到整体、从静态到动态，对神经信息的测量提出了全方位的要求。

近年来，在神经元放电信息记录的研究中，一个突出的进展是成功研究了植入微电极阵列，即在一个很小的面积上集成许许多多的小电极。将这样的电极植入大脑皮层，可以获得高空间分辨率和高时间分辨率的神经信息。随着半导体制作工艺的提高，使用光刻方法定义元器件的尺寸，已经可以制作出宽度只有零点几微米的线条。微机电系统(MEMS)技术的发展，更是为像神经电极这样微米级器件的制作提供了有效可靠的加工手段。国际上的一些研究机构早在20世纪90年代初期就开始利用半导体等材料和光刻等半导体加工工艺进行微电极阵列的加工。其中最为成功的是利用体硅材料加工制作的Ultah electrode(犹他电极)和用平面工艺制作的Michigan electrode(密西根电极)，这两种电极分别是用制作它们的研究机构的名字命名的。

由美国Cyberkinetics公司研制的植入电极阵列在一个长和宽为2毫米的面积上集成了100个微电极，该电极阵列可以同时记录到成百上千个神经元传来的动作电位信号。这种电极阵列的特点是体积小、重量轻，连接引线的柔韧性适度，使得电极可以“浮”在大脑皮层表面，随着皮层的运动而运动，从而降低因电极固定而增加的电极与皮层之间的相对运动。这个电极阵列已经被大量用于动物实验，并被美国食品药品监督管理局批准用于少量的人体实验。

密西根电极的形状很像一把薄薄的宝剑，有着锋利的尖端，其记录点则排列在剑面上。这种电极是采用硼扩散加选择性腐蚀的方法制作的。它的结构特点是许多记录点排列在同一个电极体上，电极阵列的通道密度可以达到很高。这对研究相邻的多个神经元之间发放的相关性具有重要的意义。密西根式的电极，还可以利用MEMS技术将多个已经拥有多个记录通道的硅针，装配成如犹他电极一样的三维电极阵列。这样的电极阵列在植入大脑皮层时，通过分布在三个维度上的记录点，可以实现对某一脑区信号的全方位的检测。

目前,正在使用的多电极阵列还不能做到无线信息传输,大把的导线需要先连接到头部的一个插头上,然后再通过一条外部的导线将信号连接到仪器设备上,这给使用带来了极大的不便。最新的研究集中在开发具有无线通信功能的全植入式的电极器件。这个一体化的系统不仅包含前端可植入的电极阵列,还包括后端微电子学集成电路(完成数据采集与远程通信)以及负责电源供电的传输系统(图 2)[2]。

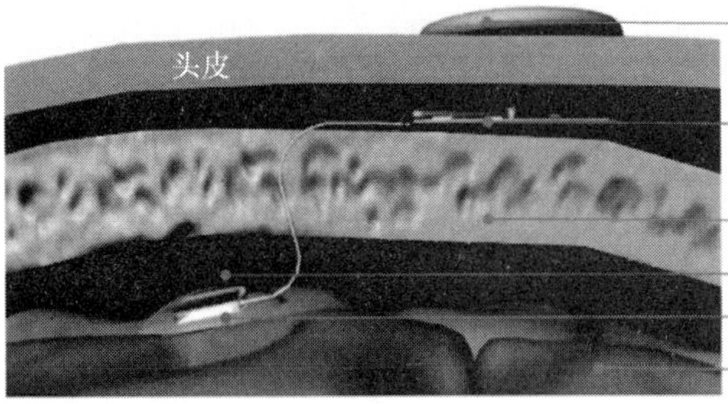


图 2 具有无线通信功能的全植入式电极阵列的概念性设计[2]

采用植入电极阵列的方法可以在局部范围中测量到高时间分辨率和高空间分辨率的神经信息。它在未来神经修复等许多领域有广泛的应用前景。此项技术的进步集中体现了材料科学、信息科学、电子学和通信技术交融发展的优势与前景[2]。

2. 神经影像学的研究进展

脑神经活动表现为明显的三维动态特性,因此,仅靠记录随时间变化的一维信号来解读大脑工作机制是远远不够的。通过影像学方法来揭示脑的解剖结构与功能是脑科学研究中的重要方法。

神经影像学(neuroimaging)通常与功能脑成像(functional brain imaging)联系在一起。该领域的研究更突出强调对脑工作机制的研究。

能反映脑功能的影像方法有许多种,包括基于电生理信号检测的脑电图(electroencephalography,EEG)和脑磁图(magnetoencephalography, MEG);基于放射性同位素的正电子发射性断层成像(positron emission tomography,PET)和单光子发射型断层成像(single—photon emission computed tomography,SPECT);还有近年来飞速发展的功能磁共振成像(functional magnetic resonance imaging, fMRI)方法。近年来功能磁共振成像的发展是最为迅速的,无论是论文被引用的次数,还是在各种神经功能成像中所占的比例,自上世纪末开始功能磁共振成像都有了飞速的发展,它的应用几乎渗透到脑功能研究的各个方面。

从脑功能研究的发展过程看,最初阶段人们的研究着眼在相对孤立的功能脑区的研究。依据人类在感觉(视觉、听觉、触觉)、感知与认知层面不同脑区被激活(activation)的状态,研究人员将大脑划分成不同的功能区,似乎认为不同的脑区对应着不同的脑功能。不过,近年来的大量研究成果证实了所谓独立的脑功能区在功能上并不独立,各个功能区乃至在更细微的程度上存在大量功能上的和效能上的连接关系(functional and effective connectivity)。如今,脑功能影像的研究更多的是从功能区的隔离(functional segregation)走向了功能区的整合(functional integration)。从图3中可以清晰地看到有关功能整合的研究,自21世纪初开始有了明显的发展,这也从一个侧面说明了神经影像学发展的趋势。

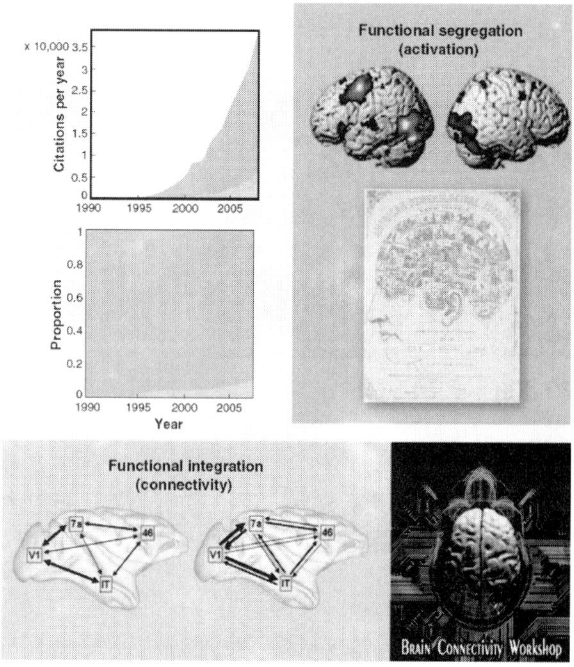


图3 功能神经影像学的研究进展[3]

研究大脑活动中的功能连接关系,既要求高分辨率的空间定位,还要求能反映这种连接关系的时间过程。单靠一种模式的成像方式往往难以达到目的。为此,多模式脑成像方式的融合成了一种可能的解决方法。近年来,充分利用磁共振成像的高空间分辨率和脑电信号的高时间分辨率,将两方面的信息整合到一起,成了大家关注的一个重要领域。

3.神经系统功能修复的研究进展

神经工程的研究特别注重技术的转化应用,而其中有关神经系统功能修复的研究已经对现代替代和康复医学做出了重要的贡献。

人体由于疾病、意外事故或随着年纪增大引起的衰老都会造成人体功能的退化或缺失。如果能设法修复失去的功能,或者使已经丧失的功能尽可能地得到恢复和重建,那就能极大地提升残疾人独立生活的能力,对提高他们的生活质量,并最终回归社会创造条件。

常见的与神经系统功能相关的修复有感觉(听觉或视觉)功能的修复、运动功能的修复以及在最高层次上的认知功能的修复。

(1)听觉功能的修复

听力障碍是一种常见的感觉系统障碍。由于听力系统的退行性改变,不少老年人的听力随着年龄增加变得越来越差;还有不少儿童因为用药不当而造成终身失聪。无论是部分还是全部的听力丧失都给患者生活带来极大的不便。为此,用工程方法帮助听力障碍患者恢复听力是一件造福于人类的大事。

听觉通路功能的局部或全部丧失将造成患者听力下降甚至全聋。对于听力下降的患者可以采用佩戴助听器的方法帮助其恢复正常听力;而对于全聋患者,则植入人工电子耳蜗是一种有效的听觉功能再造方法。植入人工耳蜗可以使全聋患者回到有声世界,从而增加安全感,减少孤独感。植入人工耳蜗后,只要经过适当的训练,全聋患者还能理解语言,甚至开口说话。

(2)运动功能的恢复

疾病与意外会造成运动功能的丧失。例如,因脑血管阻塞或者破裂引起的脑血液循环障碍和脑组织机能或结构损坏的疾病被称为"脑中风"或"脑卒中"。中风有可能会破坏皮层或者皮层下的运动神经系统结构,从而导致不同程度的运动功能障碍。偏瘫是中风病人最常见的运动功能障碍后遗症。另外,在车祸中造成的脊髓损伤也是造成运动功能丧失的主要原因。尽管这些患者丧失了对身体运动的控制功能,但是在许多情况下其外周的神经与肌肉系统还是健全的。如何帮助这些病人在修复原发损伤的同时尽可能地帮着其恢复运动功能,这就成了医学工程研究的一个热点。

功能性电刺激(functional electrical stimulation, FES)属于神经肌肉电刺激(neuromuscular electrical stimulation, NMES)的范畴,它利用低频脉冲电流,通过预先设定的时序和强度来刺激一组或多组肌肉,诱发肌肉运动或模拟正常的自主运动,以达到改善或恢复被刺激肌肉或肌群功能的目的。功能性电刺激根据其刺激电极的不同可分为经皮电刺激(表面电极)、植入式电刺激(肌肉内电极)及直接作用于运动神经元轴突的电刺激(神经电极)。

脊髓损伤是意外车祸等造成的常见的神经系统的损伤。脊髓损伤造成下行的运动神经控制受阻,由此造成患者肢体残疾。尽管如此,患者自身四肢的神经与肌肉功能还是健全的。因此,对瘫痪病人的外周神经肌肉施加功能电刺激就有可能让患者恢复手抓握等功能。

FES 除了直接用来恢复肢体的运动功能之外,在中风病人的康复训练中也有广泛的应用。功能性电刺激在中风后康复训练中最为成功的应用当属改善偏瘫患者的下肢运动功能,如站立、行走的能力等。不过,近年来的研究表明,功能性电刺激对于改善上肢运动功能同样具有显著效果。研究表明,对处于亚急性的中风患者(中风后 2～4 周)的伸腕肌进行电刺激,可以改善上肢与腕部运动功能。还有研究表明,即使对于慢性期的中风患者,施以适当的功能性电刺激,仍旧可以促进脑的功能重组及运动功能的康复。

(3) 认知功能的修复

神经修复的最高水平应该是认知功能的修复。然而,要想修复诸如学习、记忆等高级认知活动的功能,首先需要了解大脑究竟是如何实现这些功能的,即高级认知活动的神经机制。也就是说,人体大脑中海量神经元的整体活动是如何最终导致了其他生命体所不具备的高级认知活动的。

海马是人类和动物都有的一个脑皮层结构。大量生理学的研究已经证明,海马在人体形成新的长期记忆(long-term memory)过程中起到了至关重要的作用。如果海马结构被损伤,则短期记忆(short-term memory)在大脑中就不会形成有意义的长期记忆。短期记忆在大脑中大约只能保留1分钟,由此可见海马对记忆的重要性。美国科学家解析了海马结构从神经元输入到输出的过程,针对其实现的功能建立了一个完善的数学模型——一个多输入、多输出的高价非线性动态传输模型,还设计了专门的芯片实现了这个信息转运的功能(图4)。他们发展的这个理论模型已经在动物实验中得到了证实。这一开创性的工作将脑科学的研究从“了解脑”提升到了“创造脑”的新高度[4]。

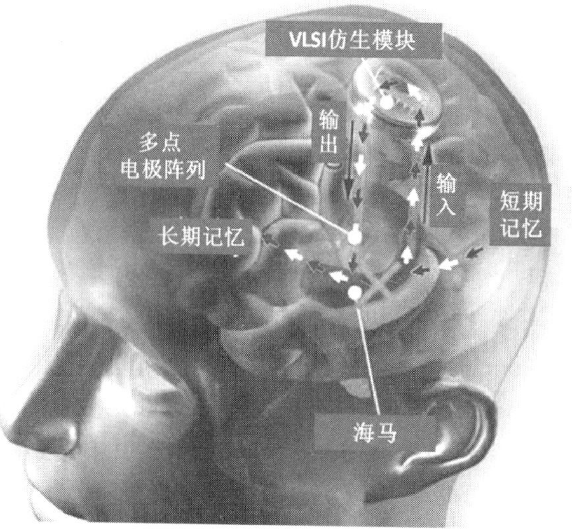


图4 大脑海马记忆功能的修复[4]

对“创造脑”直接的理解就是要在了解脑机制的情况下复制出类脑的机器,或者用人工器件来替代已经损失了的大脑的功能。此类工作也被称为脑的逆向工程(reverse engineering the brain)。实际上,海马功能的修复就是这种逆向工程的一个成功例子。

4.脑一机接口的研究进展

谈到神经工程的研究进展,不能不提到脑一机接口的研究进展。它是过去十年中脑科学研究中最具有新意的亮点之一。2001年*Nature*发表了一篇题为“Actions from thoughts”的文章,作者用植入电极记录到猴子的脑电信号,并通过信号处理的方法将其解读为相应的控制命令,由此实现了对机械手的远程控制。此项用思维控制设备的实验展示了人类对脑功能研究的一项突破,因此被称为“历史性的一动”。经过长时间的努力,2006年,美国批准了将植入电极用于少量的人体实验。首例在大脑皮层被植入的受试者可以用自己的思维来控制计算机的鼠标或假肢等外部设备。

采用在受试者大脑植入电极的方法,不仅对受试者来说是一种有创伤的实验,而且就目前的技术水平而言,所植入的电极在人体内长期驻留可能引起的副作用也尚不清楚,因此继续推广实验有较大难度。尽管如此,它还是在告知人们,神经工程研究正在创造奇迹。

基于头皮脑电的脑一机接口系统是一种完全无创的技术,也是最能为大多数受试者接受的实验系统。清华大学的研究小组在这个领域取得了突出的成绩。由清华大学自主开发的基于视听觉信息的脑一机接口系统,受试者只需佩戴少量电极就能用自己的脑电信号实现对外部设备的控制。

实际上,脑一机接口的研究包括脑对机的控制,也包括机对脑的控制或调节。前者可以帮助运动障碍的残疾人实现与外界的交流或者对外部设备的控制,后者则可以让动物的行为直接受人的控制,或者是通过人工干预的方法来实现某些疾病的治疗。

### (二)神经工程在产业中的重大应用与成果

神经工程的应用体现在对基础神经科学研究的支持以及临床上对神经与精神疾病的诊断与治疗中。

在神经科学的基础研究中,神经工程在神经信息的记录、存储、解析与传输等方面起到了不可替代的技术支持作用。而在临床神经与精神疾病的诊治中更是开辟了一个新天地。

人工耳蜗是神经工程最成功的应用范例之一。研究表明,多数人工耳蜗植入者的自信心增强,在社交场合更活跃。儿童使用人工耳蜗后,通过康复训练能主动发声和与他人交流,并进入正常学校学习。成人可以获得更多的就业机会,改善与家人、朋友以及周围人的关系。深部脑刺激也是神经工程领域一个成功应用的典范。目前,利用深部脑刺激已经为大量帕金森病患者解除了长年震颤,生活不能自理的痛苦。深部脑刺激还为癫痫发作等一批脑神经系统的疾病找到了新的解决问题的方法。

## 三、神经工程国内外研究进展比较

### (一)我国神经工程研究现状

我国在神经工程研发方面的工作虽然还不够系统,但在某些方面的研究工作还是十分出色的。

1.神经信息的解析

神经信息的解析是信息学科中传统的研究领域。人们采用各种先进的信号分析与处理方法来分析记录到的各种神经信号,并期望从中获得有用信息。

国家基金委历来对神经科学的研究十分重视,不仅在生命学部安排了有关的项目,在其他学部(如信息学部、材料与工程学部等)也支持过不少有意义的研究。国家基金委信息学部于 2008 正式启动“视听觉信息的认知计算”重大研究计划。该计划持续支持了一批有关视听觉信息认知计算方面的项目,其中的一个重点就是研究视听觉神经信息的解析。国内学者在不同层次脑神经信息的解析方面都取得了许多可喜的成绩,包括对神经元放电信息的解析,对脑电、脑磁信号的解析以及对功能脑成像信息的解析等。近年来,国内学者在本领域重要国际期刊上发表了大量的学术论文,并被许多同行引用。2010 年 7 月,清华大学神经工程实验室有关听觉诱发响应脑一机接口系统的论文[7]作为 *IEEE Transactions on Neural Systems and Rehabilitation Engineering* 的封面文章发表(图

5)，这也说明了学术界的认同。

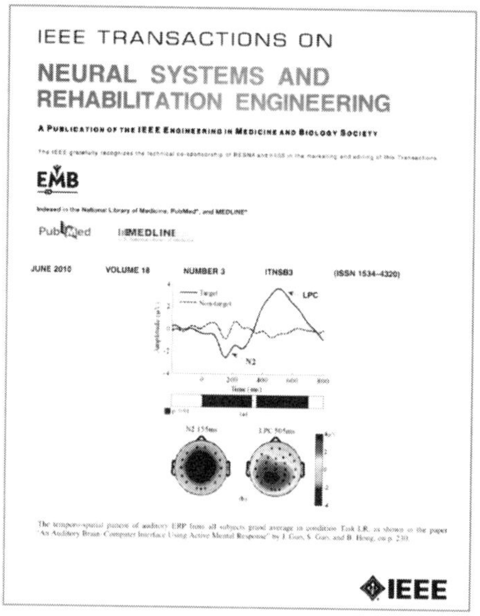


图 5　*IEEE Transactions on Neural Systems and Rehabilitation Engineering* 封面

（封面图为清华大学神经工程实验室的论文附图）

实际上，神经信息的解析为了解大脑的工作机制提供了最直接的信息。也是实现人脑与电脑通讯(脑一机接口)的最基础性的工作。

2. 基于头皮脑电的脑一机接口技术

自 2008 年起，国家自然科学基金委正式启动了重大研究计划“视听觉信息的认知计算”，其中将“脑一机接口”列为重要的支持方向。国内许多高校与研究所承担了其中的项目。研究者们利用外部刺激(视觉、听觉或触觉)、受试者主观的注意以及主动参与的认知任务，使受试者产生有特征的脑电信号。计算机采集了受试者的脑电信号，从时域、频域和空间域等不同的角度分析提取信号的特征，由此识别受试者的意图，并将其转换成对外部设备的控制命令。这就是脑一机接口的基本原理(图 6)。

2010 年，清华大学神经工程实验室参加了由奥地利 g. tec 公司赞助的全球 2010 年脑一机接口年度研究奖评比(The annual BCI Research Award 2010)。当年获此奖项的总共有 10 个项目，其中有三项设计出自清华大学神经工程实验室，是获奖项目数最多的实验室。获奖的三项设计是：

(1)基于编码调制视觉诱发电位的高速字词拼写脑一机接口系统(A high speed word spelling BCI system based on code modulated visual evoked potentials)。

(2)适用于完全瘫痪病人表达意愿的主动式听觉脑一机接口系统(An active auditory BCI for intention expression in locked-in)。

(3)基于运动起始时刻视觉诱发电位的脑驱动 Google 搜索系统(Brain-actuated Google search by using motion onset VEP)。

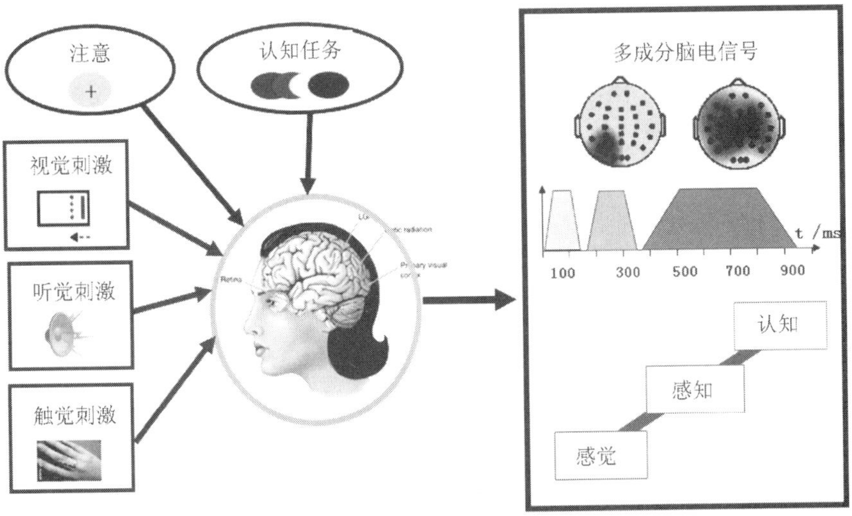


图 6　基于视听觉信息认知计算的脑一机接口系统

在国家基金委的支持下，2010 年在清华大学举办了首届中国脑一机接口比赛。本次赛事是全球范围内第一次举办的脑一机接口系统的现场应用比赛(之前在全球范围内只举办过基于离线分析的脑一机接口数据竞赛)。有来自 19 所高校或科研单位的 37 个小组参加了本次比赛。如此众多的参赛队以及在比赛中表现出的高技术水平都显示出我国在基于头皮脑电的脑一机接口系统的研究中已经有了非常扎实的基础。

3. 动物机器人

浙江大学求是高等研究院在植入式动物脑一机接口的研究方面也取得突出成绩。被植入电极后的老鼠可以在研究人员的控制下按指定路径行走或停止，就像是一个受控的动物机器人。

图 7 所示是该实验室完成的具有双向无线通信功能的大鼠脑神经信息的记录与刺激

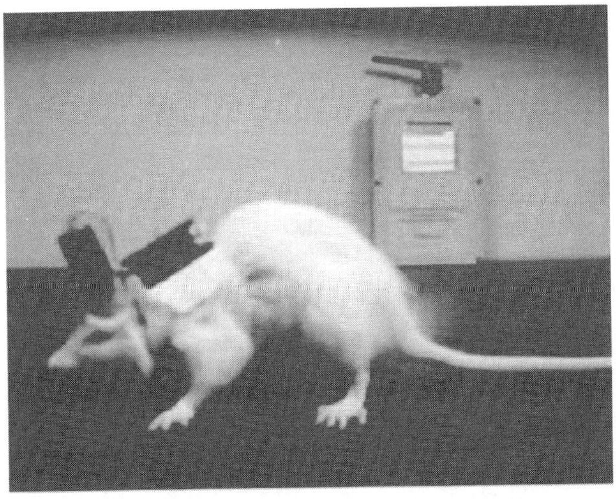

图 7　大鼠脑神经信息的记录与刺激系统[5]

系统。大鼠在实验人员的控制下可以准确地通过各种复杂路径[6]。目前，浙江大学已经具备开展猴子试验的条件。

国内还有一些单位开展了壁虎、鸽子和水下生物等与动物机器人相关的研究。

4. 植入式神经器件

中科院半导体所和电子所的科研人员对植入神经电极的研究已有许多年。图 8 是由中科院半导体所研制的多通道胞外神经信息记录微电极及其在动物实验中测试的情况。其中左上图为单针 7 通道记录电极；图 8(a)为 4 针 16 通道记录电极；图 8(b)是使用该电极进行动物试验的场景。

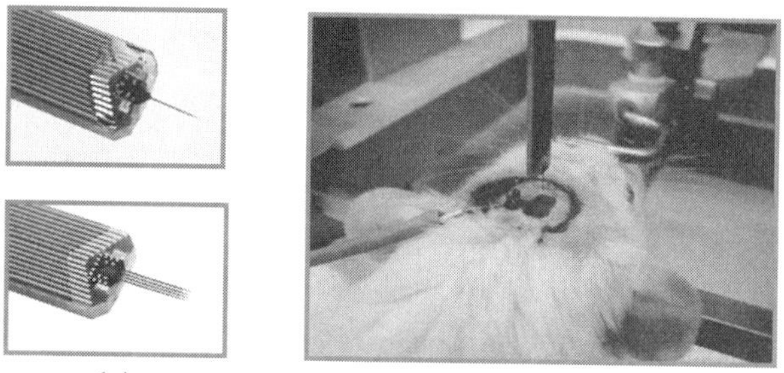

(a) (b)

图 8 植入式神经电极

5. 临床医疗设备的开发

在与神经系统疾病的诊断和治疗相关的临床医疗设备的开发方面，国内也在一些高技术领域取得进展。由清华大学、北京航空航天大学完成的基于深部脑刺激的"脑起搏器"在治疗帕金森病中获得成功，为病人解除了难以忍受的痛苦。(http://www.wabei.cn/news/201007/414411.html)

6. 康复医疗领域中仿生假肢的研究

由于意外事故伤害或地震等天灾的原因造成了大量神经损伤患者或截肢患者。因此如何让这些患者的生活回归正常成为康复医疗的重要研究领域。中科院深圳先进技术研究院的研究团队在仿生假肢的研究中取得重要阶段成果。失去肘关节下前臂的受试者可以使用由该研究所研制的仿生假肢用直觉控制一个模特身上的三个自由度的假肢，完成手掌伸缩、手腕转动等动作。目前，相关的项目已列入中科院与中残联合作的"科技助残 10 年计划(2006—2015)"中。项目的目标是让新型的仿生假肢可以由佩戴者用意念控制实现假体手掌的自如开合，完成三个自由度六个手部动作，让更多的患者回归到健全人的生活。

7. 学术机构与社团的建立

目前，我国不少高校中成立了神经工程实验室或研究所。电子科技大学还成立了"神经信息学"教育部重点实验室。此外，2010 年民政部已经批准在中国生物医学工程学会(一级学会)下设医学神经工程分会(二级学会)，说明我们在本领域的研究已经具备了一定的基础。

### （二）国内外研究水平比较

国内在神经工程研究的许多方面有出色的工作。特别是在过去的几年中进步是十分显著的。但在一些重要的研究领域中与国际先进水平还有不小的差距。特别是在神经科学的基础研究领域以及神经工程的一些关键技术领域，差距还是比较明显的。例如，国内各高校与研究所的神经科学与神经工程实验室中所使用的科学仪器基本上全部依靠进口，其中包括大量使用的脑电放大器也主要依靠进口，更不用说许多高端的设备。

## 四、神经工程发展趋势及展望

### （一）神经工程发展的战略需求

以信息技术为基础的神经工程研究在未来的10～20年中将极大推动基础神经科学研究，也将为脑神经系统疾病的诊断和治疗提供新的解决方案。

1. 造福人类健康

就在不久前，美国国立卫生研究院宣布了一项斥资3000万美元的重大研究项目（http://www.nih.gov:80/news/health/jul2009/ninds-15.htm）——the Human Connectome Project（HCP），目的是要借助最先进的成像技术揭开人类大脑内部连接的奥秘（Unravel the Brain's connections）。这项研究不仅将开创基础神经科学关于脑功能研究的新天地，也旨在为今后研究新的脑功能异常的治疗和康复方法打下坚实的基础。该项目的实施不仅又一次表明了各国政府对脑科学研究的重视，同时也体现了美国国立卫生研究院对脑神经系统疾病防治的重视。

有资料表明，在我国神经与精神疾病患病率呈明显上升趋势，精神和神经疾病在我国疾病总负担中排名首位（http://www.zgkq.com/phyhtml/zgkq18642.html），约占疾病总负担的20%。一方面，各类严重威胁身体健康的神经系统疾病（如癫痫、脊髓损伤、帕金森病等）发病率居高不下；另一方面，由于我国正处于社会转型期，各种社会矛盾增多，竞争压力加大，人口和家庭结构变化明显，严重精神疾病患病率呈上升趋势。与此同时，我国儿童和青少年心理行为问题、老年性痴呆和抑郁、自杀和重大灾害后受灾人群心理危机等方面的问题也日益突出。实际上，上述情况在全球许多国家中也普遍存在。虽然临床上采用药物或手术治疗，部分解决了上述疾病的诊断和治疗，但由于神经与精神疾病的特殊复杂性，使得现有的方法和手段在许多情况下显得无能为力。

毫无疑问，神经工程学研究必将为临床神经和精神类疾病的诊断和治疗提供全新的解决方案。对于听觉功能丧失的聋人，植入人工电子耳蜗可以使他们复聪；对由于肌萎缩侧索硬化症等疾病造成的瘫痪病人而言，可以采用脑—机接口技术用大脑的信号直接控制四肢的运动；对于癫痫、帕金森症等神经系统的疾病可以采用深部电刺激的方法阻止疾病的发作；而对于那些由于意外事故造成的脊髓损伤病人，也可以采用脑—机接口技术恢复其对外部设备的控制。上述应用技术说明，对于大量严重危害人类健康的精神与神经系统疾病而言，针对目前药物与手术治疗的不足，神经工程提供了更多的全新的诊断、治疗与康复的方法。

值得提出的是，由于发展上的原因，我国的医疗器械行业一直处于比较落后的状态，特别是高端的医疗器械长期处于被国外产品垄断的状况，这也使得这些高端产品的价格始终居高不下。与神经疾病的诊断、治疗和康复的设备也不例外。动辄几万甚至几十万的设备与手术费用使大多数民众难以接受。如何在医疗器械行业加大投入，提升创新能力，开发具有自主知识产权的新产品来满足广大群众的就医需求，应尽快列入政府部门的规划。

2. 提高国民素质

国家的发展取决于人口的素质。如何改善儿童教育、提高中青年人群的创造力、减缓老年人的认知水平的衰退，这些研究无一不和神经工程的研究有千丝万缕的联系。

幼儿与青少年的教育涉及国家的长远发展与人才战略。特别值得注意的是，早期儿童的发展会影响成年以后的心理和生理健康等方面的倾向。有关学习科学的研究，例如针对儿童气质特点的情感发展研究等，具有十分重要的意义。学习科学研究涉及脑科学、神经科学、心理学、信息科学、生物医学工程和教育学等众多学科方向，并逐步形成了被称为“神经教育信息工程”的新兴交叉学科。该领域一方面采用现代化的手段对传统教育进行科学评测；另一方面将神经科学、信息工程技术等方面的研究成果应用于教育研究，促进教育研究的科学化和现代化。此方面的研究成果将为政府制定与教育相关的重大决策提供科学的依据。

国家实力的竞争主要体现在人才的竞争。提高社会公民每个人的能力，由此提升国家竞争力也是非常值得关注的问题。提高个人能力首先涉及个体的生理心理健康，同时还涉及个体认知能力的提升。神经工程的研究将为最终揭示脑功能奥秘，特别是人类认知过程及机制发挥重要作用，并由此为进一步提升人类的感知与认知水平出谋划策。这方面的成功将会给个体能力提升乃至整个社会的发展提供无限的实实在在的好处。

随着社会群体的整体健康水平的提高，人类的寿命显著增加。但是，随着老龄化社会的到来，各种神经退行性疾病对社会造成的负担日显沉重。诸如老年痴呆等常见的老年神经退行性疾病不仅严重影响患者本人的生活质量，也让家庭乃至整个社会为此付出巨大的代价。科学地应对老龄化社会带来的问题不仅需要社会学方面的研究，同时也不能忽视神经科学与信息科学在其中发挥的作用，包括认知神经科学、认知心理学等方面的研究。

3. 医疗仪器的商业化前景

神经工程的研究与相关医疗器械的开发紧密相连。无论是针对中枢神经系统的问题还是外周神经系统的问题，神经工程产品都在疾病的诊断、治疗和康复方面发挥着重要的作用，当然也就会带来巨大的商机。有文章预测，到 2012 年，神经工程产品的产值将达到 88 亿美元[6]。

4. 攀登科学技术的巅峰、跻身科技强国

2002 年，美国国家基金委和商务部组织专家研讨 21 世纪科学发展的趋势，并最终形成了报告“Converging Technologies for Improving Human Performance-Nanotechnology, Biotechnology, Information Technology and Cognitive Science”。报告中明确提出 21 世纪科学发展的基本特征是多学科的交叉融合(Unification of sciences & technologies)，特别是纳米技术、生物技术、信息技术和认知技术的融合。神经工程的发展充分体现了纳米、生物、信息和认知这四门学科的融合交叉，是21世纪各国科学家竞相攀登的科技高峰。

国家的强大首先要靠科技的发达。21世纪的强国梦想需要我们奋力抢夺科学与技术的高地。神经工程是一个很好的切入点。

不容否认，我国在基础神经科学的研究中与国际先进水平尚存在较大的差距，但考虑到以信息技术为基础的神经工程研究目前在全球也尚处于起步阶段，而我国在信息技术及某些工程领域已经有较好的基础和研究平台，在这一领域取得突破性进展和领先的研究成果是有可能的。为此，我们建议国家将神经工程学列入中国工程科技中长期发展规划。

## (二)神经工程研究方向建议

神经工程是一个新兴的交叉学科，它的发展也就是最近10～20年内发生的事情。由于历史并不长，大多数方面的研究和开发还都很不成熟。在未来二十年中我们还面临着许多重大的挑战。下面将从科学技术发展的角度，特别是从神经信息的获取、解析和应用方面来阐述未来二十年中神经工程研究面临的关键技术与重大挑战。

### 1.神经信息的获取

神经信息的获取是神经科学研究最基础的工作，也是神经工程研究中首先需要解决的问题。

目前神经信息的获取主要包括神经电生理与神经影像学信息两个方面。图9展示了目前常用的脑神经信息的测量方法。其中，无创的技术包括脑电图(electroencephalography EEG)、脑磁图(magnetoencephalography，MEG)、功能磁共振成像(functional magnetic resonance imaging，fMRI)、近红外光谱(near－infrared spectroscopy，NIRS)技术；有创的技术包括神经元放电信号(Spikes)测量及皮层电位(electrocorticography，ECoG)的测量。

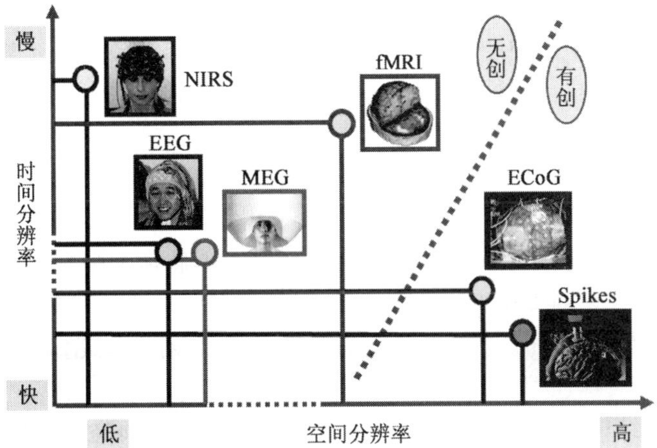


图9　神经信息测量方法

图 9 中横坐标和纵坐标分别表示测量信号的空间分辨率和时间分辨率。在理想的情况下，我们希望测量到的信号兼有高的空间分辨率和时间分辨率。但是，实际测量中两者并不容易兼而有之。例如，脑电信号(EEG)有毫秒量级的时间分辨率，但空间分辨率却是厘米量级的；反之，功能磁共振成像(fMRI)具有毫米量级的空间分辨率，但时间分辨率却往往落在秒量级。

如果按照所记录信号的特征来分类，图 9 中所示的方法大致可以分为与神经电活动相关的电磁信号的记录(如 spikes、ECoG、EEG 和 MEG)以及与大脑功能区被激活时的代谢特征相关信号的记录(如 fMRI 和 NIRS)。

(1)神经电生理信息的获取

电生理信号的测量包括脑电和脑磁两种基本的测量方法。以生理电信号测量为例，在记录神经电生理信号时，通常需要有电极与大脑直接接触或者将电极放置在大脑附近。神经电生理信号记录有三种方法：①直接将电极插入大脑，记录脑神经元的动作电位(spikes)；②将电极铺放在大脑皮层的表面，记录硬膜下的皮层电位(ECoG)；③将电极放置在头皮表面，记录头皮脑电信号(EEG)。但无论是哪一种方法都存在明显的弊端。

植入式神经电极是在微观尺度上直接获取高空间分辨率和高时间分辨率的神经元信息的关键器件。但由于它在使用中是直接插入大脑皮层或其他神经组织，对受试者来说是有创伤的。除了手术过程中可能带来的感染等风险之外，作为一个“异物”长期植入对大脑或其他组织可能带来的损伤目前还无法评估。此外，目前正在使用的一些电极在植入后所记录到的信号是通过导线传输到体外的，这就给使用带来了很大的不便。面对这些摆在我们面前的问题，研究开发具有良好的生物相容性、较高的信号检测灵敏度以及无线传输功能的一体化高密度植入电极阵列是下一步攻关的方向。

对于在头皮上记录脑电信号而言，虽然它是一种完全无创的技术，但所测量到的信号噪声大、空间分辨率低。不仅如此，目前的电极在使用时需要在电极与受试者头皮之间注入导电膏，给实际使用带来很大的不便。因此，研究开发不需要导电膏的“干电极”，对脑电信号的测量是十分重要的。

(2)神经影像信息的获取

目前在脑功能研究中的神经影像设备有许多种，其目标大致都是希望了解到大脑在所谓“静息状态”或者在执行某种特定任务时的工作状态，其中包括被激活的功能区及其相互间的连接关系。从技术角度看，无论哪种成像设备，在脑神经系统的研究领域人们追求的是同时具有高空间分辨率和高时间分辨率的脑功能成像方法。脑功能成像方法的研究中涉及影像信息的获取与解析。

众所周知，大脑的活动表现出时一空变化特征，即，大脑活动呈现随时间变化的三维空间分布。由此，从认识脑工作机制的角度看，同时具有高空间分辨率和高时间分辨率的成像方式是人们所期望的；而从实用的角度看问题，则那些对人体无损伤的成像方法将会受到青睐。

从已知的大脑结构中了解到，大脑中约有超过 100 亿个神经元，超过 1000 亿个相互连接，由此传递信息。如果采用植入电极的方式，即使能测到几千个神经元的信号(目前只能测到几百个)，也只是几亿分之一的信息，用这样可怜的信息来解释大脑的功能就犹如我们想通过测量某块被隔离的线路板中几处的电流来了解一台超级计算机的工作原理，这显然是不可能的。反之，如果我们采用头皮电极测量方法，所记录到的信号必定是来自千千万万神经元活动的总体反映。如果要靠头皮电极记录到的信号来解释大脑功能，就犹如在有几千亿个人同时发言的会场上识别出某个特定人员的演讲内容一样的不可思议。由此可见，要想准确了解大脑的工作机制，现有的测量手段是远远不够的。

2.神经信息的解析

神经信息的解析在脑科学研究中有重要意义。一方面，从基础科学研究的角度看，神经信息的解析为揭示大脑的奥秘提供了可能；另一方面，从实际应用的角度看，解析神经信息也使直接用脑信号来控制外部设备成为可能，此项应用可以帮助运动障碍的残疾人实现与外界的交流。

现代脑神经科学的研究已经告诉我们，脑的活动呈现空间三维的动态特性。因此，要想解读脑工作机制除了需要获得同时具备高空间分辨率和高时间分辨率的脑功能图像外，在信号的解析方面还需要特别注意大脑功能区的活动及其相互之间的连接关系（connectivity）的解读。当然，最高层次上脑信号的解读应该是揭示大脑是如何依靠神经元的相互连接与信息传递来产生诸如学习、记忆、表达情感等一系列高级认知活动的。因为这种高级认知活动是机器智能远远不及的。

在各种不同目的的研究中，在微观上对单一神经元信息的解析、在宏观上对脑电/脑磁信号的解析都是十分有意义的。

（1）单一神经元信息的解析

植入微电极阵列技术的应用，使得我们有可能在单个细胞水平记录到神经元活动的信息。于是，如何在单个神经元水平上来解析大脑的工作机制也成为了研究的课题。

对于不同模式的刺激（视觉、听觉等），只要其具有同样的属性，人体在接受刺激后都会得出属于同一“概念”的感知。例如，对于某一个认识的人，无论是见到他的照片，还是听到有人呼唤他的名字，哪怕是在纸上看到此人的名字，都能很快将这些不同的刺激都“归类”到对这个人的感知。但至今为止，究竟人体是如何将这些不同模式（图片、声音、文字等）的信息归类处理的尚不得而知。最近，多个国家的学者合作研究发现，即使是单一神经元，也能对这些不同模式的感觉信息进行编码，从而得出清晰的、有选择性的和不变的感知。研究人员给受试者出示一系列不同人的图片、姓名卡片及读这些人名字的语音，这些刺激信号中包含不同装束的萨达姆照片、书写的萨达姆名字和读“萨达姆”的语音。结果发现，单一神经元就能对“萨达姆”相关信息实现编码。当受试者看到或听到与萨达姆有关的信息时，一个植入于中颞叶（medial temporal lobe，MTL）的电极所记录到的某个神经元就会出现较高的发放速率。尽管这还只是一个实验结果的报告，由此也可以看出我们现在对单一神经元编码的能力和机制还远远没有搞清楚。

（2）脑电/磁信号的解析

脑电图（EEG）和脑磁图（MEG）是目前在脑研究中最常用的信号，由于这些技术对人体无创伤，因此是最能为大多数人所接受的方法。尽管 EEG/MEG 的空间分辨率很差，但是它们都具有很高的时间分辨率。对于此类信号的解析，目前人们关注两个层面上的问题：一是如何将颅外记录的低空间分辨率的 EEG/ MEG 信号转换成颅内皮层上的高空间分辨率信息；二是在获得高分辨率信号后如何进一步解析大脑的工作机制。

参见图 10，为了在真实的头模型上获得颅内神经电活动信息，首先要用普通的磁共振成像方式获得解剖结构意义的三维磁共振图像，并由此得到包括大脑、脑脊液、颅骨和头皮的全头容积导体模型。在脑电测量的过程中同时采集各个电极的三维位置信息。将电极的三维位置信息与真实头模型结合起来就可以获得所谓的“导联场矩阵”，该矩阵表示从颅内活动源至头皮各个电极的传导关系。基于这一传导关系，就可以根据多通道头皮脑电通过脑电逆问题算法找到颅内电活动源的分布。经过逆问题计算后获得的皮层源分布比头皮脑电有更好的空间分辨率。在此基础上，可以进一步基于皮层源分布来研究功能区的连接关系。由于基于电生理信号计算出来的皮层源信号有很高的时间分辨率，因此基于此项技术研究的脑功能区连接关系具有很好的动态特性。

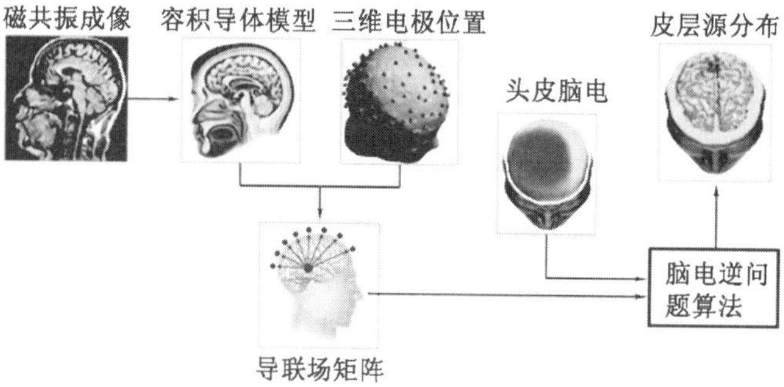


图 10　脑电逆问题的计算方法

神经信息的解析是一个极具挑战性的问题。很显然，人脑的工作机制与电脑的工作机制是完全不同的，人脑中既没有中央处理器(CPU)，也没有特定的存储器，但看似完全无序的神经元连接却产生了人体的感觉、感知和认知活动。神经元之间的相互作用不仅产生了人的智能，还形成了人的情感与创造性。至少到目前为止，我们甚至还没有像样的理论模型来开展神经信息解析的工作。更有甚者，是否可以用人的大脑来解读大脑自身的工作机制，也是一个悖论。

3. 神经信息的应用

信息获取与解析还只是在“了解脑”的层次上，如果我们能够将获取的神经信息用于提升现有人工智能系统的水平，或者帮助由于神经功能损伤造成残疾的人群回归社会，重新获得有尊严的生活，我们就到达了“利用脑”和“创造脑”的最高境界。

神经信息的应用领域可以大致分为医学应用和非医学应用两个方面。下面我们仅以“脑—机接口”和“人—机结合的智能系统”为例，说明神经信息广泛的应用前景。

(1)脑—机接口

脑—机接口是近年来神经工程最受关注的研究方向。简单地说，脑—机接口是指在大脑与外部设备之间建立的一个直接的交流渠道。但更准确地说，脑—机接口是生物智能系统与人工智能系统集成在一起的一个全新的研究平台。在这个平台上，我们可以实现传统方法无法实现或者根本不能比拟的功能。例如：

• 为运动障碍的残疾人实现与外界的交流或控制；

• 为健全人提供全新的辅助人一机交互通道；

• 研究通过生物反馈训练改善脑功能的机制；

• 研究大脑工作的动态机制；

• 开发“生物智能系统”与“人工智能系统”协同工作的全新的智能系统。

目前，虽然已经有许多实验室开展了脑一机接口的研究，但大多数还停留在实验室演示阶段，离真正的实际使用还有较大的距离。

(2)人一机结合的智能系统

在人工智能学科的发展过程中，人们期望着通过现代科学技术独立地发展出具有“智能”的计算机。尽管人们也在努力模仿生物智能的原理，但由于现代计算机与人类的大脑具有完全不同的构成及原理，现有的人工智能系统并不具备真正意义上的“智能”。我国著名科学家钱学森很关心智能计算机的工作，他在1992年3月给306主题(863项目)专家组负责人的信中讲道：“……我只想说一点：我不以为能造出没有人实时参与的智能计算机。所以奋斗目标不是中国智能计算机，而是人、机结合的智能计算机体系。”

很显然，“人脑”和“电脑”之间存在着明显的差异。人脑中没有现代计算机中的CPU、存储器、高速总线等基本结构，也没有统一的时钟。电脑可以轻而易举地完成准确而高速的数字与逻辑运算，但对诸如目标识别一类的处理就显得无能为力。人脑对数字的运算能力甚至不如用几元钱就能买到的计算器，但它在对目标的识别中却远远超过任何一台高性能的计算机。实际上，即使我们对大脑的工作机制已经完全掌握，以现有的技术水平要想用一个电子系统来模拟人的大脑功能也是不可能的，至少目前要想模拟超过100个神经元及超过1000亿个链接是不可能的。由此可见，用高级的电子系统去模仿大脑的工作机制从而实现所谓的“智能”几乎是不可能的。既然如此，为什么我们不能遵循钱老的指示，开发“人、机结合的智能计算机体系”呢？要实现这样的设计方案，在信息技术尚不够发达的年代也许十分困难，但是，凭借现代信息技术与神经科学研究的水平，设计类似的系统已经成为可能。

当我们在“生物智能”系统与“人工智能”系统之间建立起直接的交流通道时，就可以看到在“脑控制机”、“机控制脑”以及“脑一机交互适应”三个方面神经信息都有着广泛的应用前景。而其中涉及的主要关键技术，即“生物智能”与“人工智能”交互适应的问题无论在哪种工作模式下都是我们需要面对的难点问题。

# 参考文献


[1] Dominique M Durand. Editorial: What is Neural Engineering? J. Neural Eng., 2007(4).

[2] Arto V Nurmikko, et al. Listening to brain microcircuits for interfacing with external world-Progress in wireless implantable microeletronic neuroengineering devices. Proceedings of the IEEE, 2010, 98(3): 375-388.

[3] Karl J Friston, Modalities, Modesand Models in Functional Neuroimaging. Science,2009,326.

[4] Theodore W Berger, et al. The Neurobiological Basis of Cognition: Identification by Multi-Input, Multioutput Nonlinear DynamicModeling. Proceedings of the IEEE,2010,98(3):356-374.

[5] Xuesong Yea, et al. A portable telemetry system for brain stimulation and neuronal activity recording in freely behaving small animals. Journal of Neuroscience Methods,2008(174):186-193.

[6] James Cavuoto. Commercial opportunities for neural engineers. Journal of Neural engineering,2008.

[7] Jing Guo, Shangkai Gao,Bo Hong. An Auditory Brain-Computer Interface Using Active Mental Response. IEEE Transactions on Neural Systems and Rehabilitation Engineering, 2010, 18(3): 230-235.

撰稿人:高上凯　高小榕　洪　波

# 心血管系统生物力学进展及趋势

以心脑血管疾病为背景的心血管力学和血流动力学的研究是生物力学最典型的分支领域，也是我国生物力学进展突出的一个分支。它既体现了生物力学的深度，融于生命科学（力学生物学），深入医学临床（心血管手术规划等），也凸显了其工程科学的本色——发明与发现并重。

## 一、心血管力学生物学研究

心血管病是我国和世界危害人类生命健康最严重的疾病之一，其患病率和死亡率均居各类疾病之首。据《2010年中国卫生统计年鉴》记载，2009年我国居民主要疾病死亡率构成中，心脏病和脑血管病合计占41.13％（城市）和40.40％（农村），均居城乡居民主要疾病死亡率的首位。2004年公布的全国居民营养和健康状况调查显示：我国成人高血压患病率达18.8％，比1991年增加31％，估计我国有高血压患者1.6亿，约占总人口的13％，并还在以每年约300万人的速度递增，冠心病、脑卒中的发病率亦都在相应增加。心血管病治疗的巨额费用成为家庭、社会和国家的沉重负担。探讨心血管病发病机理，从而更有效地防治心血管病是世界各国共同关注的重大问题。

心血管病包括高血压、动脉粥样硬化、脑卒中和心肌梗塞等，这些心血管病都有共同的发病学基础和基本的病理过程，表现为心血管细胞迁移、肥大、增殖和凋亡等，具有细胞表型、形态结构与功能的改变，即发生血管重建（remodeling）。血管重建是指机体在生长、发育、衰老和疾病等过程中，血管为适应体内外环境的变化而发生的形态结构和功能的改变。心血管病发生的血管重建，其本质都是机体对不同致病因素引起的心血管系统自稳态失衡的响应。而维持心血管系统自稳态的物质基础是起调节功能的心血管活性物质。心血管活性物质包括调节心血管生长、发育、形态结构和功能活动的蛋白质、多肽、酶、生长因子、细胞因子、黏附分子和信息传递分子等。心血管活性物质的研究也是当前生命科学研究中最活跃的学科前沿领域之一。

人体处于力学环境之中，生命活动作为物质运动必将遵循力学规律。现代生物力学就是对生命过程中的力学因素及其作用进行定量的研究。力学因素影响机体整体、器官、组织、细胞和分子各层次的生物学过程。血管重建受生物、化学和物理等多种体内外因素的影响。心血管系统是一个以心（机械泵）为中心的力学系统。血液循环过程包含着血液流动、血细胞和血管的变形、血液和血管的相互作用等，其中均蕴藏着丰富的力学规律。因此，力学因素在血管重建中的作用尤为重要。研究表明，流体切应力和血管张应力能够调节心血管细胞成分，包括膜受体和整合素、信号蛋白激酶、生长因子和细胞因子等心血管活性物质的变化，从而参与血管重建过程，这些过程都与血栓形成、动脉粥样硬化和血管肥厚等心血管疾病有密切的关系，其中包含着许多生物力学和生物学基础问题。

近十年来，生物力学研究深入到细胞分子水平，逐渐形成了一个新兴研究领域“力学生物学(mechanobiology)”。力学生物学是研究力学环境(刺激)对生物体健康、疾病或损伤的影响，研究生物体的力学信号感受和响应机制，阐明机体的力学过程与生物学过程如生长、重建、适应性变化和修复等之间的相互关系，从而发展有疗效的或有诊断意义的新技术，促进生物医学基础与临床研究的发展。

心血管力学生物学研究要从基因—蛋白—细胞—器官—整体不同层次上综合探讨血管的“应力—生长”关系，以血管重建为切入点，着眼于力学环境对心血管系统作用，阐明力学因素如何产生生物学效应(即血管活性物质的变化)而导致血管重建，研究心血管信号转导通路和力学调控途径；血管活性多肽的功能及其分子网络调控机制；寻找力学因素对心血管作用潜在的药物靶标和新的生物标记物。从细胞分子水平深入了解心血管活动和疾病发生的本质，为从生物医学工程的角度，寻求防治血管疾病的新途径，奠定力学生物学基础。

心血管力学生物学研究不仅要追求新现象、新规律的发现，更重视发明和创造。它不拘泥于力学的追求，而要深入到临床医学工程。应用流体力学理论、系统生物信息和控制理论，结合先进的流场测试和医学影像技术，宏观与微观相结合、动物实验与力学模型及数值模拟相结合，研究人体主要血管的血流动力学及力学因素与血管组织生物效应的关系，心血管系统建模与定量分析相结合，建立精确规范的心血管功能新的无创检测和分析技术，进一步成为临床辅助诊断和预警的指标体系。

心血管力学生物学的这些研究不仅对于揭示正常血液循环的生物力学机理，认识血管生长、衰老的自然规律，而且对于阐明血管疾病的发病机理以及提供诊断、治疗的一些基本原理包括心血管新型药物和新技术的研发都将有重要的理论和实际意义。

本文主要介绍近年来作者的实验室在血管力学生物学方面的一些研究进展。

### (一)力－血管蛋白质组研究

血管重建过程中，力学信号通过哪些关键因子引起血管壁细胞不同的生物学效应是血管力学生物学研究的关键科学问题。蛋白质组学(proteomics)研究在特定时间或环境条件下细胞或组织的基因组所表达的全部蛋白质及其相互作用。同时，由于蛋白质不仅是多种致病因子对机体作用的靶分子，而且也是大多数药物的靶标乃至直接的药物，所以蛋白质组学还是近年新兴的强有力的寻找药靶的技术平台。我们在国内首次建立了血管体外近生理脉动应力培养系统，实现了不同力学条件下完整血管的体外培养，应用该系统，将生物力学、蛋白质组学与生物信息学相结合，在国内外率先开展了机械应力对血管蛋白质组学影响的研究工作，分析了不同力学条件作用下血管的差异蛋白质表达谱，筛选出了60余种差异表达的蛋白质，并探讨了蛋白质如Rho-GDI alpha、HSP27在应力诱导的血管重建中的作用。这一研究将蛋白质组学新技术引入到力学生物学研究领域，探讨低切应力诱导血管重建的分子机制，为心血管疾病发病机制研究与血管重建药物治疗靶向的寻找提供了一个全新的力学生物学视角，体现了学科交叉融合的创新特色。

## (二)发现了周期性张应变频率对血管平滑肌细胞排列和分化有重要影响,探讨了其力学生物学机制

血管平滑肌细胞(vascular smooth muscle cells, VSMCs)作为血管壁主要细胞成分之一,它由收缩表型向合成表型的转化是导致血管重建发生发展的重要环节。在体的VSMCs主要受到脉动血流产生的机械张应力的作用。周期性张应变加载由频率、幅度和时间3个重要参数构成。周期性张应变加载幅度和时间对细胞功能的影响国内外已有不少报道,但加载频率对VSMCs功能的影响尚不清楚。在临床上,心率的多样性和不稳定性被认为与心血管疾病的发生密切相关。因此,研究机械张应变对VSMCs功能的影响,应该考虑张应变的频率在其中的重要调节作用。

我们应用Flexcell细胞应变加载系统,对体外培养的大鼠VSMCs施加10%周期性张应变,频率分别为0.5Hz、1Hz和2Hz,加载时间均为24h,以0 Hz,即无加载频率、持续加载10%张应变的VSMCs为对照组。检测VSMCs形态和排列的变化;VSMCs表型标志分子α-肌动蛋白(α-actin)、肌球蛋白重链(SM1/2)、肌动蛋白相关蛋白SM22α和调宁蛋白(h1-calponin)的mRNA和蛋白水平的变化;抑制剂或RNA干扰阻断可能的信号调节分子的活性或表达,包括p38、细胞外信号调节激酶1/2(extracellular signal-regulated kinases, ERK1/2)、蛋白激酶B(PKB/Akt)和Rho-鸟苷酸解离抑制因子(Rho-guanine nucleotide dissociation inhibitor, Rho-GDI alpha),研究了不同频率的周期性张应变加载对体外培养VSMCs排列和表型转化的影响及其机制。

结果表明,周期性张应变频率是VSMCs排列的重要调控因素,在一定范围内VSMCs排列应有其最敏感适合频率。细胞的outside-in及inside-out信号途径都参与了不同频率张应变调控VSMCs排列的信号转导过程,完整的细胞骨架微丝系统可能是感受应变频率信号的关键结构。不同频率张应变可以诱导体外培养的合成表型的VSMCs转化为收缩表型,其中以1Hz的机械牵张作用最强,这个过程与p38信号通路和Rho-GDI alpha调节因子密切相关。结果提示,在体情况下血管应有其最适频率,防止VSMCs由收缩表型向合成表型过度转化,以维持血管结构和功能的稳定。此外,在血管组织工程的种子细胞种植过程,可以通过对其施加一定的频率以调节VSMCs的排列和表型转化,提高种植效果。

## (三)建立了血管平滑肌细胞与内皮细胞联合培养新模型,研究了切应力条件下血管内皮细胞与血管平滑肌细胞之间的相互影响

血管内皮细胞(endothelial cells, ECs)和VSMCs是血管壁的主要细胞成分。ECs的管腔面与血流直接接触,受到流体切应力的作用,其基底面又与VSMCs相邻,ECs功能的改变直接影响到VSMCs的功能。VSMCs迁移行为异常是动脉粥样硬化、血管成形术和支架内再狭窄(in-stent restenosis)以及静脉旁路移植后阻塞等临床常见血管病变的共同病理表现之一。VSMCs从血管中膜迁移到内膜,进而增殖并分泌ECM参与新生内膜的形成。包括机械应力、生长因子在内的多种生化和物理刺激均影响VSMCs迁移。探讨影响和调控VSMCs迁移的机制对于理解心血管疾病的发病机制有重要的理论和实

际意义。

由于在体条件下生理环境复杂，实验条件不易控制，人们往往通过 VSMCs 或 ECs 体外培养，控制不同的实验条件，研究它们的生物学特性。关于力学因素对 ECs 和 VSMCs 的作用，以往的研究多集中于切应力对单独培养 ECs 的影响以及机械张应变对单独培养 VSMCs 的作用。这些研究显然忽略了 VSMCs 和 ECs 的相互作用。为了更好地模拟在体条件下这两种细胞的位置关系及相互作用方式，国外学者建立了多种联合培养（coculture）模型，以研究在同一体系内 VSMCs 和 ECs 的相互影响。1998 年，我们在国内首先建立了 VSMCs 和 ECs 联合培养模型，开始了切应力条件下血管 ECs 与 VSMCs 之间相互影响的研究。

我们应用 ECs 与 VSMCs 联合培养的流动腔系统，控制流体为层流，切应力为 15 dyne/$cm^2$，用 Transwell 方法检测不同条件下 VSMCs 迁移能力的变化，并观察 VSMCs 中 Akt 的磷酸化水平的变化，探讨 PI3K-Akt 信号传导通路在切应力联合培养条件下的 VSMCs 迁移过程中的作用。结果表明，VSMCs 与 ECs 静态联合培养能明显促进 VSMCs 迁移；ECs 和 VSMCs 直接（或几乎直接）接触的相互作用在 VSMCs 迁移中起重要作用；而生理大小的切应力作为血管 ECs 的稳定因素，能够通过 ECs 抑制 VSMCs 的迁移，从而对血管壁起保护作用，其中与 PI3K/Akt 信号通路相关。

我们还应用 VSMCs 和 ECs 联合培养模型，研究了切应力条件下 ECs 与 VSMCs 细胞一细胞间信息交流的机制。研究表明，低切应力直接作用于 ECs，增加其合成、释放 PDGF-BB 和 TGFβ，而增加的 PDGF-BB 和 TGFβ1 具有不同生物功能。ECs 释放的 PDGF-BB 参与了 ECs 自身增殖、迁移以及细胞内多种信号转导分子的调控；同时，通过旁分泌作用调节与其相邻的 VSMCs 的 PDGF-BB 和 TGFβ1 合成以及细胞增殖、迁移和多种细胞内信号转导分子激活。ECs 释放的 TGFβ1 参与了 ECs 自身增殖和迁移的调控，对 VSMCs 无明显作用。此外，VSMCs 合成的 PDGF-BB 和 TGFβ1 可以通过旁分泌作用反馈调节了 ECs 功能。

### （四）建立了大鼠颈总动脉低血流低切应力模型，探讨了低切应力对在体动脉重建的影响及其力学生物学机制

心血管疾病包括动脉粥样硬化（atherosclerosis, AS）是一类严重威胁人类生命的重大疾病。人类尸检和在体影像学检查结果都证实了 AS 病灶易出现于血管分支开口处、血管叉外侧壁和弯曲血管的内侧壁等。这些部位共同的血流动力学特征是低切应力或扰动流。鉴于血流动力学变化与 AS 发生有密切的关系，人们对血流动力学因素在 AS 发病机制中的作用进行了广泛研究。

低密度脂蛋白（LDL）和其他脂类物质在动脉壁内的大量聚积是 AS 病理变化的主要特征之一。已有的大量研究结果表明，大动脉血管内皮层通透性的增加是导致动脉壁内大分子物质异常聚积的主要原因。血液流动可以通过改变内皮层的屏障功能来影响大分子物质的转运和在血管壁内的分布。然而，最近人们又注意到动脉壁内大分子物质的聚积不仅与其进入动脉壁的难易程度有关，而且也受到血管各层结构对进入壁内的物质转出的阻挡程度的影响。这些研究提示，血管内皮下层及中膜各层可能也参与局部大分子

物质的分布和聚积。研究切应力对大分子物质在血管壁内聚积的影响时，不但要考虑切应力对内皮通透性的影响，同时也必须考虑切应力对血管壁中膜各层弹力膜(elatic lamina, EL)屏障作用的影响。大动脉的内弹力膜(internal elatic lamina, IEL)及其他各层EL都可能是大分子物质出入动脉壁的屏障，而且EL是有窗的，该窗孔的大小可以影响大分子物质的扩散和转运，窗的大小和面积与EL的屏障功能负相关。已经证实，IEL通透性的降低要先于斑块的形成，而且可以促进大分子物质在动脉壁的聚积。目前，尚不清楚血流切应力的变化是否会影响大分子物质进入动脉管壁及其在管壁内的分布。因此，有必要对切应力是否通过造成IEL重建，进而影响大分子物质在血管壁内的分布及其可能的调节机制进行深入探讨。

目前认为，IEL窗孔的变化机制可能与该处出现了应力集中现象有关。由于应力集中现象的存在，使得VSMC收缩将直接造成IEL窗的变化。纤维连接蛋白(fibronectin, FN)合成增加将会使细胞与ECM的黏附位点增加，并进一步改变血管壁的应力分布。我们有理由相信，FN的合成增加及细胞与ECM的连接复合体的形成增加将导致血管壁中膜EL的窗孔发生变化。在整体动物模型中，血流切应力变化能否通过改变VSMC合成的FN，进一步造成动脉壁EL的重建尚未见有报道。

我们结扎大鼠左颈总动脉(LCA)部分分支，造成结扎LCA低血流低切应力状态，右颈总动脉(RCA)高血流高切应力状态，且不伴有血压的变化的动物模型，在颈总动脉切应力大小改变后，将辣根过氧化物酶(horseradish peroxidase, HRP，分子量44 kDa)作为大分子物质示踪剂，把HRP由血浆向动脉壁内的传质过程，作为切应力改变导致动脉壁屏障功能变化的评价指标。观察HRP在动脉壁内的分布和IEL重建以及FN在切应力改变过程中表达的变化，为探讨低切应力诱导AS发生的机制提供了力学生物学依据。

激光共聚焦扫描显微镜观测内弹力膜窗的变化，研究切应力变化对IEL重建的影响。结果显示，结扎LCA术后7天，低切应力LCA的IEL窗所占面积显著降低，且窗的平均面积也显著的减小；高切应力RCA的IEL则重建不明显。结果表明，血流切应力的减低导致了动脉壁IEL重建。

利用HRP作为示踪剂来评价切应力变化对动脉壁屏障功能的影响，结果显示，结扎LCA术后7天，在低切应力LCA壁内HRP明显聚积于IEL下(即第1层VSMCs附近)，而非内皮下层，明显区别于高切应力RCA所表现出的由血管腔面向外膜逐渐降低的分布规律。此外，低切应力LCA壁内聚积的HRP量显著高于高切应力RCA。结果表明，血流低切应力导致了大分子物质的在动脉壁内的明显聚积。

上述研究结果表明，血管IEL窗的改变及相应的屏障功能的变化可能是低切应力导致AS发生的极早期事件之一。显然，我们还需要对切应力变化导致动脉壁结构和功能变化进行深入研究，以最终阐明低切应力在AS发生发展中的作用及其机制。

当前生命科学和医学基础研究的发展趋势之一就是越来越认识到物理因素，尤其是力学因素和调控规律在生命活动和疾病发生发展中扮演着十分重要的角色。后基因组时代的生命活动和重大疾病研究，将在传统生物医学的基础上，多学科综合交叉，深入探讨生命现象的动力学行为，从而为更好地解释生命科学和健康领域的重大科学问题提供帮助，为防治疾病和提高人类健康水平摒供重要突破。力学生物学及其在血管领域的研究作为生物力学学科的前沿领域在国际上备受关注。在这一研究领域，我国与国外同行几乎是同时起步，部分研究工作进入了国际先进行列，从理论体系到技术平台，已经具有相当的储备，蓄势待发，适逢其时。当前，医学一方面不断向微观领域深入，从分子水平探索疾病发生和防治规律；另一方面不断向宏观扩展，从生物医学模式向生物—心理—社会医学模式转变，从治疗模式向预防保健、群体和主动参与模式转变。力学生物学研究要紧密配合(适应)这些转变，研究解决其中的关键科学问题，在医疗改革"战略前移、重心下移"、"个体化治疗"以及"治未病"方面有所作为。要将力学的模型数学化与生物医学基础研究的精细定量化有机结合，体现学科交叉和综合，深化力学生物学研究的内涵，在解决关键科学问题，明确力学因素在疾病发生发展中作用的同时，致力于发展相关的新技术方法，紧密联系临床防治提出具有力学生物学特色的新思路，为人类健康事业做出应有的贡献。

## 二、动脉粥样硬化与血流动力学

### (一)动脉粥样硬化局部性现象的血流动力学成因

动脉粥样硬化主要累及大、中等动脉，表现为内膜增厚，出现泡沫细胞，形成粥样性斑块。斑块突入动脉管腔后会造成血管狭窄，若斑块破裂诱发血栓形成，可引发严重临床事件。鉴于此，在过去的几十年，人们越来越关注此类疾病，并做了大量的研究工作以期找到一些检测、预防及治疗该疾病的方法。尽管科研人员已经在心血管血流动力学及药理学等方面取得了一定进展，但动脉粥样硬化的高死亡率仍是当今社会头疼的问题。关于其发生与发展的确切机理，目前尚无法回答。现有的研究表明，遗传、高血压、肥胖症、糖尿病、吸烟以及饮食富含脂质的食物会加重动脉粥样硬化的病情。其中，饮食与动脉粥样硬化之间的关系曾引起人们的高度重视，这是由于动脉粥样硬化斑块一般均富含脂质，且动物实验也证明，饲喂高胆固醇的食物很容易引发动脉粥样硬化损伤。

临床及人体尸检研究表明，动脉粥样硬化好发于人体动脉系统的某些局部部位，如腹主动脉、颈动脉、冠状动脉和外周动脉。更具体一点讲，动脉粥样硬化好发区多位于动脉血管的分叉处、弯曲处、血管狭窄处这样一些血管几何形状发生急剧变化的部位。这种动脉粥样硬化发病区域具有规律性的现象被称为动脉粥样硬化的局部性现象。诚然，由于血液中胆固醇过多而造成的血脂浓度与血管内皮细胞脂质代谢的异常会对动脉粥样硬化的发生与发展产生显著的影响。然而，这并不能圆满地解释动脉粥样硬化损伤发生的局部性现象。为此，科学界对动脉粥样硬化的局部性现象进行了大量研究。研究表明，动脉粥样硬化好发部位的血流均会受到极大扰动，流动发生分离并伴有涡漩。人们由此推测，血流动力学因素可能对动脉粥样硬化的发生、发展起着重要的影响。

在动脉粥样硬化局部性血流动力学成因的理论与假说中，得到广泛关注的主要有如下两个截然相反的假说：由 Fry 最早提出的高剪切力成因假说和由 Caro 率先提出的低剪切力成因假说。高剪切力成因假说认为高的剪切力可以损伤血管内皮细胞，引起局部的炎症反应，进而导致血液中的白细胞、血小板、脂质等物质发生局部黏附。随着黏附物质的积累，逐渐形成动脉粥样硬化。

后来的研究发现，虽然高剪切力实验的结果显示出促粥样硬化的趋势，但是人体正常生理条件下很难达到这么高的剪切力。人体动脉系统中的剪切力正常范围为 10～70 $dyne/cm^2$，相比之下，人们更倾向于第二种假说。

第二种假说认为，动脉粥样硬化局部性的诱发因素有两个方面：①较低的壁面剪切力；②较高的剪切力振荡指数。在流动剪切力较低或血流受扰后，局部地区血液流动极慢，从而给致病物质诸如致动脉粥样性脂质(atherogenic lipids)提供了更长的与动脉内壁相互作用的时间，导致这些有害脂质更多地渗入动脉血管壁内。诱发血管平滑肌细胞积聚、增生，进而导致局部动脉粥样硬化的发生。

对于分叉血管的情况，观察发现动脉粥样硬化多发生在分叉血管的外侧壁面，这个部位的血流动力学特征是：①剪切力较低，②血流振荡明显，③出现流动分离和旋涡，剪切力方向周期性变化。这些易发生动脉粥样硬化部位的剪切力通常保持在 $\pm 4dyne/cm^2$。Gnasso 等利用超声多普勒技术测量发现，健康年轻人(28～38 岁)颈动脉内膜厚度与该处的剪切力成反比关系。在动物实验中也发现了类似的关系。

综上，众多的检测和实验结果表明了低剪切力与内膜厚度、动脉粥样硬化发生区的对应关系。这些结果都证实了前述假设：低剪切力可以促进动脉粥样硬化的发生。

由于血液本身具有黏度，在血管内流动的时候就会对血管内壁面产生摩擦力的作用，这种摩擦力作用就是血液对血管内壁产生的流动剪切力。血流剪切力不仅对血管管径起到决定性作用，而且还会影响到血管重构和脉络分布。

1. 剪切力对血管管径调节的影响

血管内壁所受剪切力的大小通常利用圆管内的泊肃叶流动定理(Poiseuille's law)来确定。即：剪切力与血液黏度成正比，与血管内径的 3 次方成反比。不同的测量方法得到相似的结果：人体静脉系统内剪切力的范围为 1～6$dyne/cm^2$，动脉系统中剪切力范围为 10～70$dyne/cm^2$。大量的实验结果显示，流动剪切力可以诱导血管的重构过程。例如：在透析手术中实施的动静脉搭桥手术上游端，由于血流量很大，血管内壁受到非常大的剪切力作用。这种高剪切力作用的结果是血管内径扩张、血管截面增大。根据泊肃叶流动定理，在其他条件不变的情况下，管径增大会导致剪切力下降。这种由剪切力引起血管重构现象的最终结果是使得血管内壁所受的剪切力调整到正常水平。相反，如果血流量减少或血液黏度降低引起了血管内壁剪切力下降，血管内径就会逐渐变小以保证剪切力的值恢复到原来的正常值范围。这种由血管内皮介导的反馈调节机制保持的剪切力范围大约为：15～20$dyne/cm^2$。但是，这种血流剪切力的稳定过程有赖于血管内皮层细胞功能的完整性。如果血管内皮层受到选择性破坏，则会导致这种调节功能的失效。同时，这种调节作用能力有限，如果剪切力过高或过低，超出了血管自身的调节能力范围，就会失效，进而引发病变。

2. 内皮细胞对剪切力的响应

内皮细胞感受异常剪切力后作出响应，进而调节管径使剪切力恢复到正常范围的途径有如下几个方面。

(1)通过内皮调节血管扩张

当内皮细胞表面受体感受到高剪切力后，通过信号传递途径引起细胞内一氧化氮合酶(eNOS)的增多，然后通过 mRNA—蛋白调节机制引起血管管壁的扩张。eNOS 在这一调节机制中的作用可以通过如下实验来验证：将实验鼠的 eNOS 基因敲除，然后人工导致颈动脉内血流量减少，检测血管管径的变化，并与未做基因敲除的对照组做对比。实验结果显示，敲除 eNOS 后的实验鼠的颈动脉管径没有随着剪切力的减小而发生反馈性调节。而对照组中，实验鼠的颈动脉管径变小了，从而引起剪切力的升高。

(2)剪切力影响内皮细胞的增殖与分化

在剪切力降低后的 48 小时内，内皮细胞增殖速度会提高 18 倍。随着剪切力的降低，内皮细胞缺失和脱落，细胞伸展性变差，细胞内的肌动蛋白应力纤维减少，更多的单核细胞发生黏附并通过迁移穿过内皮细胞层，引起内皮细胞表面表达更多的细胞黏附分子。进一步的研究表明，低剪切力引起的内皮细胞加速脱落是由于细胞加速凋亡引起的。直到剪切力恢复到正常水平，这种细胞凋亡才会恢复到正常速度。剪切力与内膜增生的关系吸引人们开展了大量的体外实验，来研究流动剪切力对内皮细胞的作用机理。包括：第一，调节秒—分钟时间量级上引起环前列腺素和一氧化氮合酶的分泌，进而影响血小板的活化、平滑肌细胞增殖等。第二，调节内皮细胞基因表达和表型的改变，使内皮细胞排布方向与剪切力方向相同。

(3)振荡剪切力的影响

振荡剪切力不能引起钙离子的转移，也不能够抑制内皮缩血管肽-1 mRNA 的表达。但是，在体较低的振荡剪切力($\pm 4 dyne/cm^2$)可以上调内皮细胞胞内过氧离子的含量，然后通过生化调节机制增加内皮层细胞表面的黏附性。振荡剪切力不能有效调节 eNOS 的含量，但是可以促使内皮细胞加速增殖。扰动流作用也会产生类似的结果。大量的体外实验证实：当剪切力大于 $15 dyne/cm^2$ 的时候，可以有效抑制内皮细胞的增殖，防止氧化及衰老，从而减少血栓的形成。而方向易发生变化的低振荡剪切力则可以导致内皮细胞增殖加快，最终导致动脉粥样硬化的发生。

Glagov 等的文章中指出，相对于剪切力高低的因素，剪切力的振荡性更应该引起人们的关注，因为血流的不稳定性才是导致动脉粥样硬化的最主要血流动力学诱因。这种流动特性使得血管内壁与血小板、白细胞、代谢物质等产生更长时间的接触和作用时间。因此，沿这一思路的研究还有待进一步的开展。

## (二)血管内皮细胞糖萼与动脉粥样硬化

血管内皮细胞糖萼(Glycocalyx)是位于内皮细胞顶膜的一层绒毛状多糖蛋白复合结构，介于管壁与血液之间，是内皮细胞表面的动态天然屏障。其主要成分是末端含唾液酸(Sialic Acids，SA)残基的寡糖链糖蛋白(Glycoprotein)及包含硫酸肝素(HS)、硫酸软骨素(CS)和透明质酸(HA)等糖胺聚糖(Glycosaminoglycans，GAG)侧链的蛋白聚糖(Proteoglycan)。在调节血管壁的选择通透性、协助红细胞顺利通过毛细血管、抑制血细胞对内皮的黏附及信号传递等过程中，血管内皮细胞糖萼发挥了重要的生理作用。此外，血管内皮细胞糖萼是整个脉管系统的保护层，积极参与维持了管腔内血液的正常流动，对维持整个内环境稳态十分关键。

Vink 等早期的一项研究表明，氧化低密度脂蛋白(ox-LDL)可引起仓鼠提睾肌微血管糖萼破坏，进而引发局部血小板黏附。而共灌注过氧化物歧化酶(SOD)和过氧化氢酶(catalase)则可以抑制 ox-LDL 对糖萼的破坏效应，从而证明，ox-LDL 引发的糖萼破坏主要是通过增加内皮细胞的氧化应激实现的。尔后，van den Berg 等近期通过阿辛蓝和吖啶橙染色、扫描电镜观察发现，小鼠(C57Bl/6J)普通颈动脉(动脉粥样硬化低风险区)处内皮细胞糖萼的厚度明显大于颈内动脉分叉(动脉粥样硬化高风险区)，而通过 6 星期饲喂高脂、高胆固醇饲料的对照组小鼠(C57Bl/6J/apoE * 3－Leiden mice)，普通颈动脉及颈内动脉分叉处的内皮细胞糖萼都遭到了不同程度的破坏。与此同时，Meuwese 等通过人体试验也证明，动脉粥样硬化与人体总糖萼体积(total body volume)的下降有关。以上研究均提示我们，血管内皮细胞糖萼破坏可能作为动脉粥样硬化发生、发展的起始事件。

血管内皮细胞糖萼破坏在动脉粥样硬化发生、发展过程中所扮演的角色，目前尚未完全清楚。结合动脉粥样硬化的致病机理，可能的机制有二：①糖萼破坏使得流体剪切力传导途径部分受阻，进而抑制了内皮一氧化氮合酶(eNOS)的活化，最终导致 NO 产量下降，而后者(NO)被认为是关键的抗动脉粥样硬化血栓形成因子(anti-atherothrombotic factor)。②糖萼破坏使得血管壁的选择性通透屏障瓦解，给致动脉粥样性大分子物质，如低密度脂蛋白(LDL)，提供了更多向管壁渗透的机会，从而导致 LDL 在内皮下层大量沉积。以上两种可能性机制涉及了糖萼两种非常重要的生理功能：力传导与物质传输的选择通透性。

### 1. 血管内皮细胞糖萼与力传导

细胞力传导是将胞外力学信号转化为胞内生化信号的过程。内皮细胞可能的力传导(mechanotransduction) 途径包括：细胞外基质(ECM) —整合素—细胞骨架(CSK)轴系统、膜离子通道、膜受体及信号传导系统等。近年来，大量的研究证据将糖萼也加入力传导的行列中来。

Florian 等用肝素酶 III 选择性降解体外培养的牛主动脉内皮细胞(BAEC)硫酸肝素(HS)，结果发现当硫酸肝素的浓度降到 46%时，3 小时之内可完全阻断定常或振荡剪切力诱导的 NO 生成。与此类似，Mochizuki 及同事的研究发现，离体狗股动脉灌注透明质酸酶后，流体剪切力诱导的 NO 产量也显著下降。这都提示我们，血管内皮细胞糖萼可能参与了流体剪切力的探测(detecting)和放大(amplifying)过程。有趣的是，研究发现，将体外培养的人脐静脉内皮细胞暴露在流体剪切力环境下，透明质酸的含量相比之前可增加 2 倍，这进一步证明，糖萼不仅参与了力传导，同时对流体剪切力能正向反馈，换句话说，糖萼的组分具有流体剪切力依赖性。

除实验外，用于阐述力传导机制的理论模型也纷纷建立起来，较为经典的包括：Squire 等提出的三维纤维网络结构模型，Weinbaum 的“碰碰车”(bumper-car)概念模型，Tarbell 的 wind in the trees 模型以及 Utah 大学的 Leiderman 等基于内皮细胞表面糖萼的非均匀分布而建立起来的非连续模型等。

迄今为止，糖萼的力传导机制尚不完全清楚。Tarbell 与 Pahakis 推测糖萼可能的力传导途径有 2 条：①剪切力通过内皮细胞表面 syndecans 的跨膜区域传递到胞内，继而细胞骨架将力信号分散(decentralized)到细胞核、细胞器、黏着斑、胞间连接等部位。②剪切力通过 syndecans、Glypicans 集中激活胞内的信号分子,直接使 eNOS 活化,使细胞骨架发生重排。

然而,要真正阐明糖萼的力传导机制,还必须面临解释以下三个问题:①确定糖萼结构中力的空间分布;②定量力与细胞扰动的关系;③记录细胞对力响应的单分子事件。我们认为,除此而外,也许还需要弄清糖萼结构受力(流动剪切力)后的变形状态,特别是对几种不同核心蛋白的"弹性模量"进行实验研究。如何在微观水平上对糖萼结构施加定量的力学刺激对研究糖萼力传导十分关键。糖萼的高度水合结构及其生理条件下对血浆白蛋白等分子的高度依赖性,为体外力传导的实验测量带来了巨大的挑战。我们相信,随着原子力显微镜、单光束梯度力光阱、双光子磁控工作站及共聚焦分子动力学显微镜等其他新技术的成熟与完善,定量研究糖萼的力传导机制是完全有可能的。

2. 血管内皮细胞糖萼与物质传输的选择通透性

血管内物质的传输主要通过 3 条路径:①跨细胞路径。$O_2$ 等气体分子可溶解于细胞膜通过血管壁传输,部分白蛋白、LDL 则通过包裹于质膜小泡来实现跨细胞输运。②细胞间隙路径。大部分血浆白蛋白(7.0 nm)可通过细胞间隙(约 20 nm)进入到组织间隙。③由细胞分裂或凋亡产生的 leaky junction 成为了 LDL 等大分子物质传输的主要路径。研究表明,以上传输过程主要受 3 个因素的影响:①压力和物质的浓度梯度;②血流动力学因素,如流场、交换面积等;③血管壁本身的可渗透性,诸如渗透系数、反射系数等。

血管内皮细胞糖萼作为血管壁的天然保护性屏障,在调节管壁通透性及限制血浆大分子向内皮细胞输运等过程中扮演重要角色。20 世纪 80 年代,Curry 与 Michel 首次建立了毛细血管渗透性的纤维基质模型,纤维的尺寸、取向、间距决定了管壁的水导及其对小分子物质的选择通透性。近年来,用于描述毛细血管的选择通透性的糖萼—间隙—断裂模型进一步表明,管壁的选择通透性由破裂的紧密连接带的长度和频率决定。在此基础上,人们对经典的 Starling 法则进行了修正:相对于滤过的胶体渗透压主要发生在管腔内血浆侧及糖萼下侧,而非传统意义上的组织间隙侧。

与此同时,糖萼对于血管壁选择通透性的贡献也得到了实验方面的验证。研究发现,糖萼的成分遭遇特异性降解后,会引起蛙肠系膜毛细血管的渗透系数增大;离体实验对猪的研究也表明,糖萼破坏后,猪冠状动脉对白蛋白和 α-乳清白蛋白的通透性增加;此外,水的渗透加剧直接引发了心肌水肿;对小鼠的研究结果是,糖萼破坏后,肾小球对白蛋白的清除效率增大;另外,整个脉管系统对大分子葡聚糖的排阻效应也受损。不仅如此,van den Berg 等近期的研究证明,小鼠颈内动脉分叉处(动脉粥样硬化高风险区)糖萼明显比普通颈动脉处(动脉粥样硬化低风险区)薄,而这两处对 LDL 的通透性也大相径庭,前者几乎是后者的 2～3 倍。由此推断,血管内皮细胞糖萼破坏,使得血管壁对致动脉粥样性脂质(LDL)的通透性增大,从而导致大量 LDL 在管壁的沉积,诱发动脉粥样硬化。

综上所述,血管内皮细胞糖萼是整个脉管系统的保护层,参与维持管腔内血液的正常流动,避免血栓和动脉粥样硬化的发生,对维持整个内环境动态平衡十分关键。因此,糖萼完整性的破坏往往与动脉粥样硬化、糖尿病心血管并发症、缺血再灌注损伤、血栓栓塞等各种血管疾病有关。针对动脉粥样硬化，传统的药物治疗往往只关注了 3 个靶点：①内皮损伤；②斑块生成；③斑块破裂后形成血栓。而随着现代影像技术的发展，血管内皮细胞表面糖萼的神秘面纱已被逐步揭开，测量人体总糖萼体积已在临床得以实现，糖萼逐渐被视为动脉粥样硬化防治的新靶点。保护糖萼不受损伤或者使已受损伤的糖萼恢复到正常水平，将具有十分重要的临床意义。现有研究表明，抗氧化类药物、皮质醇、抗凝血酶III、肿瘤坏死因子-α（TNF-α）抑制剂等具有糖萼保护的作用。此外，灌注人血浆白蛋白对维持内皮细胞表面糖萼正常的力、化学环境十分关键，可作为心血管疾病的早期防治手段。然而，各种药物对糖萼的作用机理尚需进一步研究。血管内皮细胞糖萼位于血管内皮细胞的最外层，直接暴露在血流剪切力的微环境中。这种特殊的生理空间分布决定了它在血管保护方面的重要生理意义。对其进行深入的研究将很大程度上有助于我们理解血管内皮细胞对流动剪切力的响应过程及其遭遇病理破坏后引发动脉粥样硬化等血管疾病的具体机制，进而为临床药物开发、保健等提供崭新的思路。

### （三）动脉粥样硬化斑块破裂

动脉粥样硬化斑块破裂是造成心肌梗死等急性心脑血管疾病的主要原因之一。因此深入研究斑块形成和破裂的机理，进而找出准确预测斑块破裂的方法具有十分重要的意义。

动脉粥样硬化斑块主要由两部分组成：①由胶原为主要成分的纤维帽，它有稳定动脉粥样硬化斑块，使之不易破裂的作用；②富含脂质的黏稠状的粥样物质，它主要是由巨噬细胞吞噬大量脂质（主要成分为低密度脂蛋白）后，其溶酶体破裂，使细胞自身溶解所引起。斑块破裂的过程为：首先斑块的纤维帽损伤破坏，其后斑块内部的物质与血液接触，引起急性血栓，继而造成血管狭窄或堵塞。

斑块破裂是其内因和外因共同作用的结果，内因指斑块自身的特征，比如斑块的病理特征以及尺寸、形状、内部组织成分和应力分布等。外因指斑块所处的外部力学环境，包括压力、剪切力、牵张力等。目前对斑块破裂的预测主要基于以下几条标准。

1）斑块的尺寸和组成成分。这种观点认为：尺寸较大、纤维帽较薄、脂质较多、脂质以液态胆固醇脂质形式存在的斑块破裂的风险较大。

2）纤维帽所受最大张力。这种观点认为：纤维帽所受张力越大，斑块越容易破裂，张力最大的地方往往是斑块形状变化较大、发生应力集中的部位。

3）血管内血液流动对斑块产生的侧压力。血流对斑块产生的侧压力越大，斑块破裂的风险越高。

4）斑块受力的周期性变化规律。动脉粥样硬化斑块受到周期性的压力、剪切力、血管牵张力的作用。这一观点认为斑块破裂是斑块组织在周期性变化的应力作用下产生的疲劳破坏。

以上标准从不同角度预测斑块破裂的风险，均具有其合理性。但是在实际预测中依然面临很大的困难。根本原因在于：现有技术手段很难做到对斑块组织成分、力学特性、外部力学环境的准确在体测量。以超声成像为例，传统的血管超声成像以不同的斑块声像图推测斑块的不同病理阶段，难以反映斑块的准确尺寸。新发展起来的声学密度定量分析技术可以反映粥样硬化斑块的不同病理成分,但此项技术的稳定性和可重复性不高。超声弹性成像作为新出现的生物组织在体力学性质测量方法也只能作为定性比较,无法做到准确、定量刻画。斑块所受外部力学环境测量方面,斑块附近流动参数的准确测量或模拟一直都是血流动力学研究的热点和难点问题,至今尚未解决。再加上血液流动与管壁运动、变形的耦合作用更增加了这一问题的复杂性。

总之,虽然人们已经认识到力学因素在动脉粥样硬化斑块破裂的预测中起着至关重要的作用,但是现有的力学和斑块组织形态测量手段还不能得到斑块的在体力学性质和内部应力,也不能准确描述斑块所受的压力、剪切力等外部力学环境。因此,动脉粥样硬化斑块破裂的预测还有赖于超声成像等医学影像技术及先进的在体力学测量技术的发展进步。

## 三、动脉系统中的旋动流及其应用

上溯到 20 世纪 70、80 年代,人们针对主动脉内血流流态的研究已初见端倪。研究发现,主动脉弓内的血流比较复杂,存在漩涡或局部紊流现象。另有一些研究称,在主动脉弓和降主动脉前段的血液流动呈现一定的旋动特性。但由于技术手段的限制,当时还没有办法对主动脉内的流态进行比较准确的观测与描述。

为了验证主动脉弓内是否真正存在旋动流态,Frazin 利用超声多普勒技术对多名病人降主动脉内的流动状态进行了检测。结果显示,在心室上方 10cm 处,58%的病人在心脏收缩期存在旋动流。心室上方 5cm 处,63%的病人体内发现了旋动流。而在心室的出发位置发现了 89%的病人体内存在旋动现象。旋动流也具有不同的方向性。在收缩期,多为顺时针方向的旋动(自上往下观察),在舒张期,多为逆时针方向的旋动。该研究的结果还证明,主动脉内的血液流态不单单表现为脉动和轴向流动,旋动性同样是一个非常重要的特征。旋动流开始于主动脉弓处,延续到降主动脉段。

由于超声多普勒技术只能检测到与超声束平行的流动速度分量,并且检测过程中超声探头的放置位置也会对结果产生很大的影响,因此 Frazin 观测结果的可靠性曾经受到质疑。为了更加详细、准确地描述主动脉弓内的血液流动状态,Kilner 等利用相差磁共振速度成像技术检测了 10 名健康志愿者(7 男 3 女,年龄 24～43 岁,平均年龄 34 岁)主动脉弓内血流的流态。结果显示,在升主动脉、主动脉弓、降主动脉内,血液流态都呈旋动状态。

Bogren 采用 4D 磁共振技术测速方法检测升主动脉、主动脉弓、降主动脉内流速的 4D 显示,即三维的血流在一段时间间隔内的迹线(streamline)。同样证明了旋动流的存在。结果也再次验证了早期 Frazin 和 Segadal、Kilner 等人的研究结果。

大量的研究还发现,旋动流不只存在于主动脉。在身体其他部位同样存在。J. Graeme Houston利用 MRI 技术检测到了人体肾脏动脉粥样硬化后腹主动脉内的旋动流现象,并以此作为严重肾动脉堵塞(RAS)后短期肾功能恶化发生的预测指标。肾动脉堵塞患者主动脉血管旋动流缺失可预测后期肾功能衰竭。同时,旋动的强度也可作为肾动脉经皮穿刺、血管成型手术最佳实施时间的预测指标。另外,Stonebridge 在人体的下肢动脉内发现旋动流态是一种普遍存在的正常生理现象。他利用超声多普勒检测了11位健康男性志愿者右股总动脉、右股浅动脉、左股总动脉三个部位。结果表明，在三个部位都存在稳定的旋动流，只是旋动方向因左右侧不同或因人而异。

G. Van Langenhove 第一次在冠状动脉内也发现了旋动流现象并发现了旋动与管壁厚度、剪切力的定性关系。Yasumi Uchida 利用血管内窥镜技术观察到心肌缺血患者冠状动脉血管内血栓斑块呈螺旋形空间分布。斑块的这种螺旋形分布将诱导局部血流的旋动状态，减少紊流，提高血流的稳定性，提高流动产生的壁面剪切力。

### (一)旋动流产生的原因

Kilner 利用内径为 3mm 的透明塑料管进行了体外模拟，结果表明，如果将管道弯曲成平面弯曲形状，管道内会形成明显的双涡旋流动，即二次流。而如果将管道弯成空间的弯曲形状，模拟主动脉弓的三维回旋构型，则会破坏原有的双涡二次流的流态，最终形成一个单涡的旋动流。这一简单体外实验证实了作者的推断：扭曲成三维空间形状的弯曲管内会形成单涡的旋动流。

在此基础上，Yearwood 等利用更加复杂的体外模型，即保持了主动脉弯曲、挠度(非平面特征)、锥度(随着流动截面减小的特征)的几何特征，来研究主动脉内的旋动状态，认为旋动流还受到主动脉弯曲和挠度的影响。Chandran 等研究了心脏瓣膜对于主动脉流动的影响。Shahcheraghi 等研究非定常情况下主动脉中的流动状态。Suo Jin 的研究则发现，血管的运动，特别是随心脏周期性跳动所作的周期性空间运动也与旋动流的产生有密切的关系。

总之，动脉血管内旋动流态的形成原因非常复杂，目前尚无定论。但是从已有的研究可知，血管的空间构型、空间运动、血管顺应性、脉动条件下脉搏波传播与反射等都是影响到血流旋动状态的重要因素。

### (二)旋动流的生理意义

(1)扫除漩涡区、分离区、血流紊乱区，使血流更加稳定

通常情况下，血流的脉动性、血管的弯曲形状等因素极易引起流动分离现象。而主动脉弓内旋动流的一个主要功能就是消除或减弱流动分离和紊乱。以主动脉弓处的旋动流态为例，因为旋动流的切向速度会沿主动脉弓内侧壁面扫过，从而避免发生流体因向前的动量而与内侧壁面分离。

(2)提高壁面剪切力，抑制动脉粥样硬化、内膜增生、血栓黏附等疾病的发生

前面已经介绍了剪切力与动脉粥样硬化斑块形成之间的密切关系，因为不同的流态会改变主动脉内壁面的剪切力分布，特别是在血流量不变的情况下，旋动流态可以明显提高壁面剪切力的大小和分布，更好地抑制动脉粥样硬化、内膜增生、血栓黏附等疾病的发生。

(3)旋动流的另一个好处是增加对分叉血管的血液灌注

以主动脉弓处的旋动流态为例。在主动脉弓的顶端，血流方向会发生急剧转变，对流加速度会达到重力加速度的 1.35 倍。这一加速度会对主动脉弓顶端产生巨大的压力，从

而实现对主动脉弓顶端几个分叉血管的有效灌注，这种灌注方式在心脏收缩期，效果尤其明显。即便在舒张期，血流速度变慢，甚至出现部分回流效应，但由于局部旋动流的流动半径远小于主动脉弓的弯曲半径，因此同样会产生较大的对流加速度，从而在主动脉弓顶端产生较大的灌注压力。

(4)影响血液与血管壁之间的物质传输

Caro 的最新研究结果表明，旋动流可以增加血液内氧气向动脉血管壁内的传输。同时根据邓小燕等人的浓度极化理论，旋动流态还会影响到致动脉粥样硬化类脂质(如LDL 等)在血管壁的沉积速度。Liu 利用数值模拟的方法详细分析了主动脉弓内的旋动流态对 LDL 及氧气传输的影响。结果表明，旋动流在抑制致动脉粥样硬化类脂质(LDL)向动脉血管壁沉积的同时，还可以促进氧气向血管壁的传输。

总之，动脉系统中的旋动流现象已经引起研究者们越来越多的关注，但还没有人真正从机理上研究这一现象对心血管系统生理、病理的影响。正因为如此，我们认为有必要弄清，除主动脉弓和腿部大动脉外，动脉树中还有哪些血管存在旋动流流态？这一流动现象在生理上有何意义？是否能将此现象应用到临床医学中去？如何在工程上实现这些临床应用？

## (三)旋动流原理在心血管临床和植/介入器械设计中的应用

旋动流原理正越来越受到人们的关注，Caro 等人已经根据此原理设计出了可以产生旋动流的螺旋形人造血管(SwirlGraft)和可以产生偏心搭桥效果的辅助血管支架。在搭桥血管 end-to-side 端的形状设计方面，人们也试图利用旋动流原理：邓小燕等人设计了 S 型搭桥血管模型，可以在被搭桥血管内产生明显的旋动流，提高搭桥吻合口底面血管内壁的剪切力，并将血流振荡区域推后。How 等人设计了一种非平面的搭桥模型，同样在被搭桥血管内产生了明显的旋动流。

近年来，在国家自然科学基金重点项目资助下，邓小燕领导的课题组在旋动流原理的临床应用方面开展了以下几个方面的工作。

### 1. 非圆形截面螺旋小口径人造血管的设计

急性血栓堵塞是目前制约小口径人造血管(直径＜6mm)临床应用的主要问题。为此，Caro 等首先提出了一种螺旋形小口径人造血管(SwirlGraft)，并取得了较好的动物实验结果。基于此，邓小燕等对该人造血管的几何构型进行了改进，提高了螺旋形人造血管内侧壁面的剪切力，改善了它的血流动力学特性。

### 2. 血管搭桥远心端吻合口形状的优化

血管搭桥远心端吻合部位易出现血流分离与涡漩，是该处发生内膜增生进而产生血管再狭窄的血流动力学诱因。为改善该处的血流动力学环境，邓小燕等提出了一种偏心搭桥模型，设计了具有偏心搭桥效果的专用人造血管。该模型可以在远心端搭桥吻合口部位的宿主血管内形成旋动流，从而减小流动分离和漩涡形成，有望达到抑制宿主血管内膜增生的目的。

3. 旋动流原理在冠状动脉分叉血管介入手术方案中的运用

冠状动脉分叉处支架植入治疗一直是临床上的难点。血管分叉部位形状复杂，支架的植入和定位困难，术后血栓引起的再堵塞率远高于普通血管支架植入的情况。专门用于血管分叉部位的支架设计以及多支架布置方案的选择是临床上一个亟待解决的难点问题，也是个性化支架植入治疗的一个重要体现。邓小燕等将旋动流原理应用于血管分叉处支架植入方案设计中，在分叉上游加入旋流导引器，通过导引器产生的旋动流来改善分叉处的血流动力学环境。

4. 血管吻合器的血流动力学优化问题

血管吻合器是一种可以快速、有效实现血管吻合的血管连接器械，以满足在体冠脉搭桥手术中的要求。已有的血管吻合器往往忽视了血流动力学性能的优化问题。邓小燕等评价了一种典型血管吻合器模型的血流动力学性能，并在此基础上提出了一种新的具有偏心搭桥特性的血管吻合器设计方案。

5. 旋动流原理在腔静脉滤器设计中的应用

腔静脉滤器是一种静脉植入器械，用于阻止腔静脉血液中的栓子回流到心脏。如果腔静脉滤器拦截的栓子不断累积而又不能及时溶解则会堵塞腔静脉的血液流通，给病人带来二次手术的风险。邓小燕等设计了多种具有旋动流特性的腔静脉滤器，利用旋动流来加速栓子溶解，保持腔静脉的长期通畅率。

以上这些研究尚处于起步阶段，离临床应用还较远，还有许多工程问题和机理问题需要解决。

## 四、血流动力学研究的临床应用

虽然引发动脉粥样硬化、血栓形成和动脉搭桥后血管内膜增生局部性的机理仍不是十分清楚，但不管其机理为何，目前科学界普遍认为血管几何形状发生急剧变化的部位(包括搭桥处)，血流受扰动而产生的流动分离及涡漩区是导致这些疾病局部性现象产生的根源。研究心血管疾病局部性的发病机理固然重要，在其机理尚不十分清楚时，将这些疾病的局部性现象与血流流场有相关性这一事实在临床上加以运用更有可取之处。

在心血管修复和介入治疗过程中，血管局部形状的改变或介入器械特殊的构型都会引起局部血流动力学特性的改变。而局部血流动力学特征的改变又与动脉粥样硬化、内膜增生等血管病变有着密切的关系。因此，在心血管修复和介入手术规划过程中必须未雨绸缪，提前预测手术引起的血流动力学风险，调整手术规划，优化介入器械设计。以下介绍血流动力学优化在血管旁路搭桥手术规划、冠状动脉分叉处介入治疗规划两方面的研究进展。

### (一)血管旁路搭桥手术的血流动力学规划

因动脉粥样硬化、急性血栓堵塞等原因引起的血管堵塞问题是导致心肌梗死、中风等严重心脑血管疾病的主要原因。目前在医学界普遍采用的手术方式就是采用患者其他部位的自体血管或人造血管来进行动脉旁路搭桥(bypass)或再造(reconstruction)手术。动脉旁路搭桥手术就是利用另一根血管将原来血管堵塞部位的前后端形成一个旁路,使得血液可以通过这个再造旁路顺利实现对下游供血。然而,虽然动脉搭桥手术术后效果明显,但是手术后期常常由于血管内膜增生而导致血管再度堵塞。特别是对中、小血管进行的血管搭桥手术,内膜增生已经成为引起手术后期失败的一个主要原因。统计表明,中等血管,诸如股一腘动脉旁路搭桥,股一胫动脉旁路搭桥,术后 5 年因再狭窄而致手术失败率可达 70%~85% 。搭桥手术后的内膜增生问题长期以来一直困扰着医学界。美国的 National Institute of Health(NIH)在 20 世纪 90 年代的初期和中期曾将该问题作为一项重大课题进行研究。但问题至今未能得到完全解决。

动脉搭桥手术后血管内膜增生主要发生在搭桥血管与被搭桥血管的末端吻合部位。内膜增生主要是由平滑肌细胞、成纤维细胞增生并向新生内膜浸润而引起。血管搭桥手术后的内膜增生在后期阶段与动脉粥样硬化在病理形态上有许多类似之处。巧合的是,许多致动脉粥样硬化因子,诸如吸烟、糖尿病等,也会加速内膜增生的发生。

值得注意的是,动脉血管搭桥手术后内膜增生的发病位置具有一定的规律性。血管搭桥术多采用 side-to-end(上游)、end-to-side(下游)的缝合方式。虽然内膜增生可同时发生于植入血管的上、下游两个吻合段,但对 side-to-end、end-to-side 这样的搭桥术而言,下游处所产生的内膜增生远较上游处明显。而且是导致手术后期失败的主要部位。单单对于 end-to-side 端的内膜增生而言,又有两个易发部位:搭桥血管与被搭桥血管缝合线处以及被搭桥血管底面,并且后者是发生内膜增生最严重的部位。缝合线处的内膜增生主要是由于物理创伤和顺应性失衡所引起的血管愈合与重构。而被搭桥血管底面位置易发生内膜增生的原因还不明确。针对这一问题,学术界主要有两种意见。

第一种意见认为,该处发生的血管内膜增生是由于血流受到干扰、壁面剪切力异常所致,因为搭桥手术后期内膜增生发生位置的特殊规律性与动脉粥样硬化局部性现象极其相似,因此血流动力学因素在其中必然发挥着重要作用。血管搭桥手术后内膜增生同样也好发于血流受到扰动而产生流动分离及涡漩的部位。内膜增生是一种在应力场发生改变的情况下,血管壁组织进行重构的现象。

第二种意见认为,该处发生的血管内膜增生可能是由于某些细胞生长因子在低剪切力或涡漩区域发生聚集或过度分泌而引起,例如 platelet-derived growth factor 和 basic fibroblast growth factor 。

两派意见均有其道理及临床实验依据。但不管其真正机理如何,搭桥术后血流受到扰动,出现的流动分离、涡漩等现象会导致血管内膜增生已成为不争的事实。人体动脉系统绝大多数部位的血管结构为从主到支的分叉结构,而搭桥末端则相反,为从支到主的"反分叉"构型。这就势必增加了该处血流状态的复杂性,属于非正常生理状态的分支构型。为此,人们尝试了各种各样的血管搭桥方式,并对多种血管搭桥模型内的血流流场进行了大量的实验和数值模拟研究。研究发现,吻合口处的血流动力学环境对吻合口的形状非常敏感。目前研究的重点主要集中在探究采用什么样的搭桥几何形状可以使搭桥术后吻合部位的血流流场扰动最小,尽量避免剪切应力的异常分布。

针对这一问题,邓小燕等提出了一种偏心搭桥的手术规划方案。流场显示和血流动力学数值模拟表明,这种偏心搭桥,可使血流在搭桥吻合部位形成明显的旋动流,有效地改善该处血流流场。动物实验的结果表明:采用偏心方式实现血管搭桥的末端吻合部位血管内膜的厚度小于普通血管以及传统搭桥血管末端的内膜厚度,从而从动物实验的角度验证了这种偏心搭桥手术规划的合理性。

### (二)冠状动脉分叉处介入治疗的手术规划

目前,血管支架介入治疗已成为解决动脉粥样硬化引起的心血管堵塞的重要手段,因其具有手术创伤小、操作简便、效果好等特点在临床上得到广泛应用。随着血管支架技术的不断发展,各种新型裸支架、药物涂层支架不断出现,大大提高了动脉血管介入治疗的后期通畅率。但是,冠状动脉分叉处的介入治疗效果却并不理想,后期再堵塞的发生率远高于冠脉血管其他部位的介入治疗。冠状动脉分叉处的介入治疗也因此成为临床上的一个难点问题,至今没有有效的解决方案。

研究表明,与动脉粥样硬化局部性现象相似,血流动力学因素对血管支架介入治疗的疗效起着非常重要的作用。显然,由于血管几何形状的急剧变化,冠状动脉分叉处的血流会受到极大扰动,流态变得非常复杂。基于此,研究者认为:冠状动脉分叉处介入治疗效果不理想与此处的血流流态有密切关系。血管分叉处本来就存在血流扰动、流动分离和漩涡等不稳定现象。而分叉处复杂的空间几何构型又增加了支架植入的难度,这必然会加剧流动的不稳定性,使该处原本就不好的血流动力学状态"雪上加霜"。因此,提高冠状动脉分叉处介入治疗效果的方法必须从血流动力学入手,设计具有良好血流动力学特性的专用支架和介入手术方案。

目前,有关冠状动脉分叉处介入治疗的研究,主要集中在如何实现分叉处支架的准确植入和有效连接,如何通过改进药物涂层支架的药物成分抑制血管内膜增生、血栓黏附等方面。到目前为止还没有人从血流动力学角度对冠状动脉分叉处介入治疗后期通畅率低的问题进行系统研究。因此,从血流动力学角度入手对此开展深入研究,可为设计具有良好血流动力学特性的冠脉分叉处专用支架和介入手术方案提供基础。这方面的研究对提高冠脉分叉处介入治疗的后期通畅率将具有重要的理论价值和临床指导意义。

## 五、血管内支架中的生物力学问题

对于血管内支架再狭窄的机制,目前还没有明确的定论。一般认为是血管平滑肌细胞(vascular smooth muscle cell, VSMC)在众多因子的作用下大量增殖,合成胞外基质以及向血管内膜迁移,引起血管重建从而导致了支架内再狭窄。针对这些可能的过程,人们开展了很多研究,其中药物洗脱性支架(drug eluting stents, DES)的研究是一个热点。至今,已在临床上应用的有雷帕霉素洗脱性支架(CypherTM 支架)和紫杉醇洗脱性支架(Tamustm 支架)。但 DES 对支架植入后引起血管壁损伤从而导致的血管内膜增生,以及急性、亚急性血栓形成引起的再狭窄无明显抑制作用。且 DES 在抑制了平滑肌细胞增生的同时,也抑制了血管内皮的修复,结果是:局部血栓形成,且存在一定的再狭窄率。甚至还有研究显示药物支架可能通过增加血管的刚度,降低其顺应性,从而影响再内皮化

(内皮修复)速度。研究表明,血管支架植入后内膜损伤与支架段血管的力学环境有明显的关系。所有这些方法之所以不能从根本上解决再狭窄和血栓形成,关键在于对支架附近血管组织所处力学环境的影响没有深入的了解。而近年来的研究发现力学因素可能是支架内再狭窄的关键始动因素。

血管内再狭窄是动脉壁在机械损伤后的修复过程,它由弹性回缩、血管内膜增生和血管重构三个主要过程组成。血管中膜和外膜的细胞感受到血管力学环境改变的刺激,并将力学信号传导进入胞内,调整细胞行为。展开后的血管支架,可以扰乱血管内的局部流场,改变血管壁面流动剪切应力的分布。其中血管支架撑杆的数量、形状、厚度和宽度,支架展开后的直径,支架的编织方式等均可以显著改变血管局部流场和血管壁面流动剪切应力的时空分布。动物试验和临床资料也发现流动剪切应力与血管支架内膜增生的程度有关。支架对动脉的直接作用力,也是影响血管狭窄程度的重要因素。与支架对动脉的张应力直接相关的支架直径大小,明显影响着血管内膜增生,过大或过小的支架直径都会显著增加血管内膜增生程度。支架对动脉的纵向前拽力同样也是影响血管内膜增生的重要因素。

血管支架植入后不仅使流动剪切应力发生改变,血管张应力以及血管的弹性模量等血管壁的力学参数均会发生明显变化。在血管硬化、张应力下降的情况下,平滑肌细胞由收缩态分化为合成态导致血管基质降解,细胞大量增殖迁移引起血管病变。同时,平滑肌细胞基底的硬度跟细胞铺展投影面积呈正相关性,而基底刚度增加将促进平滑肌细胞增殖、迁移。血管平滑肌细胞的迁移也跟基底硬度和胞外基质(特别是纤连蛋白)的浓度有直接关系。肌成纤维细胞是一种具有平滑肌细胞样特点的成纤维细胞。具有强收缩、迁移和胞外基质的分泌能力。在血管内,不仅成纤维细胞、内皮细胞、平滑肌细胞可以分化为肌成纤维细胞,单核细胞也可以在支架丝上分化为肌成纤维细胞。而肌成纤维细胞聚集因其收缩和胞外基质大量分泌将引起血管刚度增加,这样基底刚度增加可能引起平滑肌细胞肥大和增殖导致血管进一步纤维化。但是在血管生物力学环境改变的情况下,肌成纤维细胞何时分化分泌大量胞外基质填补创面、何时何种环境下会退化且不至于引起再狭窄是一个非常重要的科学问题。对这一问题的研究将有助于调控血管的力学—分子生物学反应,使其及时出现、及时退化,以减少组织纤维化。组织纤维化将导致血管顺应性降低、刚度增加,而平滑肌细胞和成纤维细胞的变化反过来又会改变血管的生物力学性质。遗憾的是,到目前为止,支架植入后血管内的肌成纤维细胞出现的时间及其凋亡退化的时间并没有得到深入的研究。

在支架植入之后,临床上将 1 月～1 年内形成的血栓定义为晚期血栓,而超过 1 年形成的血栓定义为晚晚期血栓。晚期和晚晚期支架血栓的发生率仅为约 1%,但它却有着 90%以上的致死或致残率,是影响血管支架预后的重大临床事件。在支架植入过程中,脱落的内皮细胞层恢复过程的延迟,被认为是促使晚期支架血栓形成的关键性病理事件。传统观点认为:邻近未受损动脉段内皮细胞的增殖和迁移最终会导致支架段动脉内皮细胞层的恢复。而研究表明内皮细胞的迁移依赖于血管壁面规则而适当的层流剪切应力和适当的血管张应力以及血管硬度。骨髓源内皮干细胞的归巢、增殖和分化也参与了血管的再内皮化过程。但这一过程同样依赖于血管壁面规则的层流剪切应力。显然,血管支架对血管内局部流场的干扰会改变血管局部壁面流动剪切应力的时空分布，从而阻碍内皮细胞的迁移，骨髓源内皮干细胞的归巢、增殖和分化，使血管的再内皮化受到抑制。血管成形术后支架丝本身也会引起局部血流扰乱，引起小斑块的形成，进而抑制内皮再生和降低内皮化速度，甚至会引起内皮机能障碍，进而引起血管支架植入后的晚期血栓。因此，血流动力学环境对血管内皮细胞再生以及相关细胞之间的相互作用起着重要的调控作用。

免疫细胞大多存在于血液之中，受到流动剪切应力的调控。研究表明，流动剪切应力可调控淋巴细胞的迁移和活化，其活化的机制可能是整合素相关途径在起作用。研究还发现，在支架植入后血管新内膜部位大量存在内皮祖细胞、树突状细胞和神经管嵴来源的细胞，在中膜部位基本不存在。这三种细胞的相互作用在新内皮形成中可能起着重要作用。但是，血流动力学环境改变条件下，内皮细胞和树突状细胞之间的关系引起的血栓形成及其对平滑肌细胞的作用尚未阐明。

支架植入扩张过程及随后的血管重建过程均可使与支架接触及相邻的血管段的力学特性发生明显改变。而支架材料的特性、血流动力学和血管壁力学特性在支架植入后血栓的形成和再狭窄中起着重要的作用。然而，在体血流动力学环境非常复杂，很难用仪器进行测量，目前的研究手段主要是计算机数值模拟。由于解剖结构的个体差异，计算模型必须与实际解剖结构完全一致，计算结果才可信、才具有实用价值（如临床诊断或外科手术规划等）。目前，个性化医疗对支架介入治疗提出了新的要求。由于患者病灶的个体差异很大，斑块的组成直接影响斑块的顺应性，然而，支架的力学性能影响血管扩张后管腔的大小（硬度高的支架使血管内腔多扩大10%）。扩张后血管的周向拉伸应力取决于支架的力学性能和斑块的材料特性。因此，个性化医疗要求植入物的顺应性和血管的血流动力学相匹配。此外，还有研究发现，支架植入后会直接影响血管内局部血流的流动状态，从而影响到内皮细胞的病理学特性。由此可知，研究支架植入后血流动力学的变化将是揭示支架植入后再狭窄过程的一个重要方面。由于过多假设和简化的计算模型难以反映病人体内的真实情况，因此将患者临床诊断图像和数据与数值方法相结合是个性化治疗发展的必然趋势。

综上所述，该研究领域需要解决的关键问题是：弄清血管支架植入将如何改变血管的生物力学环境，进而影响血管再狭窄和晚期血栓的形成，其分子机制是什么？这方面的研究不仅能为阐明支架植入后血管再狭窄和晚期血栓形成机理提供新的研究思路，还能为新型血管支架的设计提供理论依据。

## 参考文献

[1] Chien S. Mechanotrasduction and endothelial cell homeostasis: the wisdom of the cell. Am J Physiol Heart Circ Physiol, 2007,292:H1209-H1224.

[2] Fung YC. Celebrating the inauguration of the journal: Biomechanics and Modeling in Mechanobiology. Biomechan Model Machanobiol, 2002,1(1): 3-4.

[3] Qi YX, Jiang J, Jiang XH, et al. Paracrine control of PDGF-BB and TGFβ1 on cross-talk between endothelial cells and vascular smooth muscle cells during low shear stress induced vascular remodeling. PNAS, 2011, 108(5):1908-1913.

[4] Qi YX, Qu MJ, Long DK, et al. Rho-GDI alpha Downregulated by low shear stress promotes vascular smooth muscle cell migration and apoptosis: A proteomic analysis. Cardiovasc Res, 2008, 80: 114-122.

[5] Bian YL, Qi YX, Yan ZQ, et al. A proteomic analysis of aorta from spontaneously hypertensive rat: RhoGDI alpha upregulation by angiotensin II via AT1 receptor. Eur J Cell Biol, 2008, 87:101-110.

[6] Liu B, Qu MJ, Qin KR, et al. Role of cyclic strain frequency in regulating the alignment of vascular smooth muscle cells in vitro. Biophys J, 2008, 94:1497-1507.

[7] Qu MJ, Liu B, Qi YX, et al. Role of Rac and Rho-GDI alpha in the frequency-dependent expression of h1-calponin in vascular smooth muscle cells under the cyclic mechanical strain. Ann Biomed Eng, 2008, 36(9):1481-1488.

[8] Meuwese MC, Mooij HL, Nieuwdorp M, et al. Partial recovery of the endothelial glycocalyx upon rosuvastatin therapy in patients with heterozygous familial hypercholesterolemia. J Lipid Res, 2009, 50:148-153.

[9] Noble MIM, Drake-Holland AJ, Vink H. Hypothesis: arterial glycocalyx dysfunction is the first step in the atherothrombotic process. Q J Med, 2008, 101:513-518.

[10] Leidermana KM, Millerb LA, Fogelson AL. The effects of spatial inhomogeneities on flow through the endothelial surface layer. Journal of Theoretical Biology, 2008, 252:313-325.

[11] Salmon AH, Neal CR, Sage LM, et al. Angiopoietin-1 alters microvascular permeability coefficients in vivo via modification of endothelial glycocalyx. Cardiovasc Res, 2009, 83:24-33.

[12] van den Berg BM, Spaan JA, Vink H. Impaired glycocalyx barrier properties contribute to enhanced intimal low-density lipoprotein accumulation at the carotid artery bifurcation in mice. Pflugers Arch-Eur J Physiol, 2009, 457:1199-1206.

[13] Drake-Holland AJ, Noble MI. The important new drug target in cardiovascular medicine – the vascular glycocalyx. Cardiovasc Hematol Disord Drug Targets, 2009, 9(2):118-123.

[14] Becker BF, Chappell D, Bruegger D, et al. Therapeutic strategies targeting the endothelial glycocalyx: acute deficits, but great potential. Cardiovascular Research, 2010, 87: 300-310.

[15] Coppola G, Caro C. Oxygen mass transfer in a model three-dimensional artery. J. R. Soc. Interface, 2008, 5:1067-1075.

[16] Liu X, Pu F, Fan YB, et al. A numerical study on the flow of blood and the transport of LDL in the human aorta: the physiological significance of the helical flow in the aortic arch. Am J Phyiol-Heart C, 2009, 297: H163-H170.

[17] Sun A, Fan Y, Deng X. Numerical investigation of blood in the distal end of an axis-deviated arterial bypass model. Biorheology, 2009, 46:83-92.

[18] Fan Yubo, Xu Zaipin, Jiang Wentao, et al. An S-type bypass can improve the hemodynamics in the bypassed arteries and suppress intimal hyperplasia along the host artery floor. Journal of biomechanics, 2008, 41:2498-2505.

[19] Gambillara V, Thacher T, Silacci P, et al. Effects of reduced cyclic stretch on vascular smooth muscle cell function of pig carotids perfused ex vivo. Am J Hypertens, 2008, 21(4):425-431.

[20] Stewart HJ, Guildford AL, Lawrence-Watt DJ, et al. Substrate-induced phenotypical change of monocytes/macrophages into myofibroblast-like cells: A new insight into the mechanism of in-stent restenosis. J Biomed Mater Res A, 2008.

[21] Tuleta I, Skowasch D, Peuster M, Nickenig G, Bauriedel G. 2008. Cells of primarily extravascular origin in neointima formation following stent implantation: coordinated expression of endothelial progenitor, dendritic and neural crest-derived cells. Cardiology, 2008, 110(3): 199-205.

[22] Bauriedel G, Jabs A, Kraemer S. Neointimal expression of rapamycin receptor FK506-binding protein FKBP12: postinjury animal and human in-stent restenosis tissue characteristics. J Vasc Res, 2008, 45(2): 173-178.

[23] 刘凤菊, 勇强. 超声评价颈动脉粥样硬化斑块稳定性进展. 心肺血管病杂志, 2011, 30(3): 254-255.

[24] 勇强, 苏博. 颈动脉不稳定斑块的研究进展. 中华医学超声杂志, 2009, 6: 539-544.

[25] Torii R, Keegan J, Wood NB, et al. MR image-based geometric and hemodynamic investigation of the right coronary artery with dynamic vessel motion. Ann Biomed Eng., 2010, 38: 2606-2620.

[26] Tan FPP, Borghi A, Mohiaddin R, et al. Fluid-structure interaction analysis of wall stress and flow patterns in a thoracic aortic aneurysm. Int J Appl Mechanics, 2009, 1: 179-199.

撰稿人:姜宗来　邓小燕

# 介入医学工程学科发展研究

## 一、介入医学工程的发展现状

### (一)介入医学工程概述

介入医学是近 20～30 年以来的一门临床诊断和治疗学科。它介于外科手术和内科药物疗法之间,采用导管或腔镜技术进行各种低创伤性诊治。从技术角度,介入医学可分类为:①经皮血管腔内造影或成形术,即穿刺血管后,将导管置入选择的血管处,推注造影剂可连续、动态使血管腔显影,称为选择性血管造影。若造影发现某部位(如冠状动脉、肾动脉等)血管局限性狭窄,可用球囊充盈扩张狭窄处,使其通畅。扩张后也可以放置支架,以防止血管再狭窄。②经皮心腔瓣膜成形术,如二尖瓣等狭窄,也可用球囊扩张。③经皮心血管缺损封堵术,通过心导管将封堵片放在缺损口部位堵塞分流(如心房间隔缺损或动脉导管未闭等)。④导管射频消融术,以射频电流精确而安全地毁损心脏的异常传导通路,治疗快速性心律失常(如室上速、特发性室速等)或者治疗癫痫及帕金森病等。⑤体腔内导管及支架术(如扩张食管狭窄)。⑥动脉栓塞阻断癌瘤血供以治疗肿瘤或取栓术。⑦各种内窥镜技术。⑧血管体腔内及实体器官的其他物理(如激光、$\gamma$ 射线及超声等)和化学(酒精等药物)的局部诊疗技术。⑨各种导管穿刺引流术等。从应用领域角度,介入医学可分类为:①介入心脏病学;②肿瘤介入学;③神经介入学;④血管介入学;⑤介入医学在其他系统中的应用等。

介入医学包括:介入放射学、介入超声学、介入腔镜学等。其中介入放射学是介入医学的主要组成部分,其基本概念由两大部分组成:①以影像诊断学和临床诊断学为基础,在医学影像设备的引导下,利用简单的器材获得病理学、细胞学、生理生化学、细菌学和影像资料的一系列诊断方法;②在医学影像设备的引导下,结合临床治疗学原理,通过导管等器材对各种病变进行治疗的一系列治疗技术。与具有数百年历史的内科学、外科学相比,介入放射学虽然显得很年轻,但其发展非常迅速,在临床上的应用领域相当广泛,现在人体器官、脏器的许多疾病都可以采用介入放射学方法进行诊断、治疗。由于介入放射学在疾病诊疗方面有着内科学、外科学所不具备的优点,国际上已将其列为与内科、外科治疗学并驾齐驱的第三大治疗学科。

介入医学工程是近年来迅速发展起来的新兴技术学科,是指采用系列介入器械与材料(或称为微创器械与材料)和现代化数字诊疗设备进行诊断与治疗操作的医学工程技术。“微创、无痛、舒适”已成为当今人们追求的医疗理念,成为 21 世纪临床医学发展的趋势,因而微创介入医疗作为一种崭新的手术方法,以其迅猛的速度发展壮大起来,手术范围几乎涵盖了心血管、脑血管、癌症、外科、妇科、耳鼻咽喉科等学科(表 1)。介入医学工程技术一方面取代传统外科手术治疗疾病,提供一种创伤较小的治疗手段,另一方面使一些传统手术难以处理的疾病得以完满解决，为广大患者带来福音。

介入医学工程学科属于多学科前沿交叉的性质，介入医学工程器械其开发研制、生产和应用需要涉及高科技新型材料(管材、导丝、膜等)、精密电子与机械、器械与医药/基因结合以及临床研究等多个学科。具体分析如下：①高科技生物材料。介入医学工程器械所需主要原材料包括支架管材、导管、丝材、膜材、显影材料等，均为高附加值生物材料，其中支架管材包括镍钛记忆合金、316L不锈钢、钴基合金等，其中部分材料单位价格超过黄金，材料要求有良好的韧度、强度、耐腐蚀性能和生物相容性能。②精密机械、电子行业，介入医学工程器械的制造过程对于相应的精密机械、金属加工、模具制造等设备会形成一定的需求，尤其是生产设备均为高精度全自动、计算机辅助设计的激光加工和电子加工设备。③器械与医药/基因结合，介入医学工程器械部分产品采用在支架上涂覆药物或基因，达到单纯器械与药物或基因不能达到的疗效。④临床研究，介入医学工程器械绝大部分是控制最严格的第3类医疗器械，这要求规范及具有统计学意义的临床试验。

**表1　微创介入医学工程技术涵盖的治疗领域及可以治疗的疾病**

| 治疗领域 | 微创介入医学工程技术可以治疗的疾病 |
|---|---|
| 血管 | 冠心病、先天性心脏病、心动过速及房颤、室性心律失常、心肌梗死 |
| 血管 | 缺血型脑中风和出血型脑中风：颈动脉狭窄、椎动脉狭窄、脑动脉狭窄、脑动脉瘤、动静脉畸形 |
| 周血管及静脉 | 肾动脉狭窄、髂动脉狭窄、股动脉狭窄、腘股动脉狭窄、锁骨下动脉狭窄、主动脉瘤、髂动脉瘤、股动脉瘤、髂静脉狭窄、股髂静脉狭窄、下腔静脉栓塞、静脉曲张 |
| 肿瘤科 | 肝癌、结直肠恶性肿瘤 |
| 泌尿道科 | 精囊内静脉高位结扎、肾囊肿专项减压、输尿管切开取石、肾切除、肾上腺切除、半尿路切除、前列腺癌根治、全膀胱切除 |
| 小儿腹腔科 | 阑尾切除、胆囊切除、脾脏切除、胰腺部分切除、肾切除、肿瘤切除、胃底折叠术、膈疝修补术、巨结肠根治术、卵巢囊肿剥瘤术、高位无肛手术、腹股沟疝修补术、腹腔型隐睾下降固定 |
| 妇产科 | 宫外孕、卵巢囊肿、子宫肌瘤、宫颈癌、子宫内膜癌、不孕症、子宫内膜异位症、盆腔囊肿 |
| 耳鼻咽喉 | 鼻及鼻窦内翻性乳突状瘤切除术、鼻咽血管纤维瘤摘除术、经蝶窦垂体瘤切除术、经筛蝶进路软神经管减压术、泪囊鼻腔造孔术 |
| 骨科 | 脊柱损伤 |

## (二)介入医学器械发展现状

### 1. 心血管介入医学工程器械

目前在心血管领域获广泛应用的介入医学工程器械包括：药物涂层支架、PTCA球囊扩张导管、导引导管、照影导管、扩张导管、引导鞘管、导丝、远端保护器械、血管闭合器械、ASD 和 PDA 堵闭器等。

(1) 冠脉药物洗脱支架

冠脉药物洗脱支架是介入治疗冠心病的主要器械,冠脉药物洗脱支架的发明,使术后血管再狭窄率由裸支架的 30%左右降低到 10%以内,提高了治愈率。冠脉药物洗脱支架降低术后血管再狭窄率的机制是通过在支架上均匀涂覆 5～10μm 的药物层,支架植入人体后药物从涂层中缓慢释放,抑制血管平滑肌细胞过度增生,从而防止支架内再狭窄。药物洗脱支架有 3 个组成部分:金属支架、PTCA 球囊扩张导管、药物载体及药物。金属支架是一中空的金属网状圆柱形微小器械,金属支架是携带、输送和靶向释放药物的平台。PTCA 球囊扩张导管是头端设计成可快速充盈成球囊和恢复扁平形状结构的导管输送装置,它的作用是将支架安全、准确地送到病变部位,然后扩张撑开支架。根据支架系统所要走过的路径及冠脉血管的特点,PTCA 球囊扩张导管必须满足以下性能要求:①球囊材料壁厚度约 20μm,才能使其折叠至小的穿越截面;同时为了把支架撑开,球囊需要在极短时间内快速升高到 30 个大气压而不破裂,并且具有良好耐疲劳(16 大气压下反复充盈膨胀及回抽缩小 30 次)性能;②导管经过的血管细长而且迂曲,在行进过程中不能出现扭曲、打折和断裂的现象,必须具备优越的推送性、跟踪性和穿越性。药物载体是完整包被于支架表面的弹性生物稳定性多聚合物涂层薄层(<10μm)。理想的药物载体特性包括优异的生物相容性,无炎症反应;优异的机械性能,保证支架在输送和扩张过程中的完整性;良好的控制释放能力保证药物释放的稳定性;良好的表面性能,保证内皮的吸附和生长于金属表面无差异。药物能均匀分布在涂层中,精确控制释放,活性不发生改变。最初数天抗炎药物早期集中释放,抗增生药物和影响细胞外基质形成的药物应该在更长的时间范围内(数周到数月)释放(不改变药物活性);在厚度 100μm 的支架表面上覆盖 10 微米的涂层,不改变支架结构和操作特性;涂层材料化学性质稳定,可以经受严格的消毒,并长期保存。药物洗脱支架是 20 世纪 90 年代末以来,全球各大医疗器械制造商竞相开发的冠状动脉支架产品。

(2) 导引导管

导引导管是介入治疗的传送通道,是手术成功与否的关键,需要完成传送后续器械、对后续器械使用的支持、监测血流动力学及注射造影剂等四方面的作用。能否顺利完成手术,术者对各种导引导管结构、性能和血管病变特点的了解是非常重要的。大多数的导引导管分为四段、三层。四段为超软的 X 光可视头端、柔软的同轴段、中等硬度的抗折段。三层为最外层是特殊的聚乙烯塑料材质,它决定导引导管的形状、硬度和与血管内壁的摩擦力;中层是 12～16 根钢丝编制结构,使导管腔不会塌陷并抗折断;最内层为尼龙 PTFE 涂层,以减少导丝、球囊、支架与导引导管内腔的摩擦阻力,并预防血栓形成。由上述各部分的材质及钢丝编织方式的不同,可提供不同的性能,表现为导引导管的支撑力、顺应性、内径大小、扭控性及抗折性。

(3) 导引导丝

导引导丝是引导导管及支架等器械进入体内的器械,也是用量很大的器械。导引导丝结构大致分为三个部分:柔软尖端、连接尖端与轴心杆中间段及近端推送杆段,中心钢丝贯穿整个导丝全长，在远段呈阶梯式或锥形变细，中心钢丝的粗细和变细阶段的长短、方式决定了导丝的支持力、推送力和柔软度，中心钢丝越粗，末段锥形变细越短，导丝支持力、推送性越好，但柔软性差；中心钢丝越细，末段分解变细越长，导丝支持力、推送力差，但越柔软。

2. 脑血管介入器械

在全球范围内，脑卒中紧随缺血性心脏病之后，是人类死亡的第二大原因，并且是人类致残的最重要因素。其中，80%以上的卒中是缺血性卒中，20%左右是出血性卒中。缺血性卒中主要是由于颈动脉狭窄和颅内血管狭窄引起脑供血不足或脑栓塞引起，而出血性卒中主要由脑动脉瘤破裂引起蛛网膜下腔出血引起。近年来针对缺血性卒中发展了颈动脉支架、远端保护器械和颅内血管支架等介入器械，针对脑动脉瘤介入治疗发展了弹簧圈和相关支架技术，治疗的安全性和有效性都令人鼓舞。脑血管介入器械主要包括颈动脉支架、椎动脉支架、颅内血管支架、覆膜支架、球囊扩张导管、微导管、微导丝、远端保护器械、弹簧圈、液态栓塞材料等。

(1)颈动脉支架

颈动脉支架多为自膨胀式镍钛超弹合金支架，支架被预先压握进入输送器的外管鞘内，当进入病变区域，通过回撤输送器的外管鞘，支架靠自扩张方式撑开狭窄的血管。自膨胀颈动脉支架有如下特点：①理想的径向力；②柔软、弹性好、易于内皮化；③外覆有输送器，降低了与斑块的摩擦；④具有持续扩张力；⑤对颈动脉窦刺激最小。

(2) 远端保护器

远端保护器主要用于治疗颈动脉狭窄支架的成形术中，它是一个固定在导丝上的过滤网，在介入治疗前先将其释放在狭窄部位远端，脱落的斑块便会被保护器滤住，使脑栓塞不会发生，这样能有效地杜绝因斑块脱落造成的脑中风、瘫痪等威胁生命的风险。远端保护器除有效地应用于颈动脉外，还可适用于肾动脉和其他外周血管，在冠脉介入手术中，包括球囊、支架、介入术及溶栓介入术，也可有效地发挥其作用。

(3) 颅内支架系统

颅内动脉支架系统是针对颅内动脉狭窄、阻塞所引起的病症，用于改善脑组织供血状况的介入医疗器械。颅内动脉支架系统由颅内动脉支架和输送器组成。整个系统采用特殊的支架压握技术，突出输送过程的安全性，并使系统保持较小的截面积，完成高难度手术操作。

(4) 颅内动脉瘤血管内治疗器械

颅内动脉瘤的经血管内治疗方法主要有载瘤动脉闭塞、动脉瘤腔内的球囊栓塞、弹簧圈栓塞、液体栓塞以及血管组织工程技术。目前应用最多的是电解脱弹簧圈(GDC)栓塞技术，通过动脉瘤腔内填塞弹簧圈，或者在球囊/支架的帮助下填塞动脉瘤腔，使瘤腔内血栓形成，最终与正常血液隔离。液体栓塞剂在颅内动脉瘤的经血管内治疗中也得到了越来越多的应用。这些栓塞剂大多为以二甲基亚砜(DMSO)为有机溶剂，以乙酸纤维聚合物(CAP)和乙烯-乙烯醇聚合物(EVOH)为主要成分的 Onyx 为代表。液体栓塞剂治疗外科切除困难的脑动脉瘤要比常规使用球囊或微弹簧圈更安全、更有效。非黏附性液体栓塞剂的操作具有可控性，能凝固成不规则的、与病灶一致的形状，填塞的体积大，对瘤壁损失小，栓塞后的病灶容易切除；它还具有较强的血栓形成特性，能在动脉瘤口处产生重新内皮化，可以有效地防止血管再通的发生。

3. 外周血管介入器械

外周血管介入器械包括肾动脉支架、髂动脉支架、股动脉支架、腘股动脉支架、锁骨下动脉支架、主动脉瘤覆膜支架、髂动脉瘤覆膜支架、股动脉瘤覆膜支架、髂静脉支架、股静脉支架、静脉曲张激光治疗设备。

（1）大动脉覆膜支架系统

大动脉覆膜支架及输送系统主要用于治疗大动脉（弓降以下、髂动脉以上部位）的动脉瘤和动脉夹层，由覆膜支架及相应的输送器组成。为治疗不同位置及不同情形的动脉瘤，大动脉覆膜支架共分为三种结构：直管型覆膜支架、分叉型覆膜支架和单分支型覆膜支架。直管型覆膜支架主要用于从升主动脉、弓动脉及胸主动脉瘤的治疗；分叉型和单分支型覆膜支架均用于腹主动脉瘤的治疗。当腹主动脉瘤合并一侧髂动脉有其他严重病变，不适于在该侧髂动脉内置放支架时，应使用单分支型覆膜支架，一般还应行搭桥手术，重建该侧髂动脉的血运。为方便、有效地将覆膜支架送入人体血管病变区，并准确定位和顺利释放，覆膜支架的输送系统相应地分为直管型系统、分叉型系统、单分支型系统等种类。

（2）外周血管支架

外周血管支架主要用于治疗外周血管狭窄。产品采用激光切割镍钛管材制成，属于自扩张支架（self-expanding stent）。产品的输送装置和手术过程与非血管支架类似。与编织支架相比具有以下优点：支架的短缩率小，释放精确性高；支架具有良好的支撑强度；支架贴壁性好，能与血管自然解剖形态一致，同时减少了血栓形成的风险。

4. 其他微创介入器械

（1）非血管支架

非血管支架主要治疗各种腔道（食道、气道、胆道、尿道等）内狭窄等病变。产品采用镍钛丝材编织而成，分裸支架与覆膜支架两种。支架事先处理到需要的尺寸，然后压握到输送鞘管内，由于材料具有优异的超弹性，支架在很小的鞘管内不会发生塑性变形。输送鞘管到达患者狭窄病变区后，后撤鞘管释放支架，支架自行恢复其形状，同时把狭窄的部位撑开。

（2）镍钛合金封堵器

镍钛合金封堵器主要治疗先天性心脏病（动脉先天未闭、心房间缺损、心室间缺损等）及动静脉瘘。产品采用镍钛丝材编织成，定型成设计的不同盘状，中间缝制聚酯织物，一端焊有带内螺纹的套管。手术前产品装入装载鞘内，沿着股静脉通过输送鞘管到达病变位置，推出封堵器，封堵器恢复定型的形状并把缺损部位堵住，然后旋转控制钢丝与螺纹套圈分开，撤出输送鞘管。产品有以下特点：操作比较简单安全，如果放置不合适，可以取出重新放置，封堵效果比较理想，并且可以根据病变的特点定制不同形状的封堵器。

（3）镍钛合金静脉滤器

镍钛合金静脉滤器主要用于防止体内形成的血栓通过静脉系统流动驻留到肺动脉或

脑动脉形成栓塞。产品采用镍钛丝材编织或者激光切割镍钛管材制成，处理成一定的形状，分可回收与不可回收两种。产品预装于输送鞘管内，通过穿刺腹股沟或颈部的静脉，到达静脉指定位置后，推出滤器，滤器自动恢复到定型形状，在静脉中固定位置后可以收集静脉中形成的血栓。

## 二、国内外介入医学工程产业发展比较分析

### 1. 心脑血管介入器械产业状况

2009年，心脑血管介入器械全球总销售额为228.2亿美元（表2），相比2005年的147亿美元，年复合增长率近12%，明显高于制药行业6%的水平。该市场表现出明显的技术升级推动市场扩容的特点，相关企业不断进行产品技术创新，修正上一代产品的缺陷，以保持行业领先地位，同时更好地满足临床治疗的需求，推动市场规模不断扩大。随着科技含量更高的介入器械不断升级上市，心脑血管介入器械市场将继续保持较快的增长速度。

**表2　2009年全球心脑血管介入器械销售额**

| 类别 | 销售额(亿美元) | 占比(%) |
|---|---|---|
| 血管支架 | 53.7 | 23.6 |
| 心脏起搏器 | 49.2 | 21.6 |
| 除颤器 | 34.3 | 15.0 |
| 血管成形术辅助器械 | 27.0 | 11.8 |
| 其他心血管介入器械(瓣膜、肺心器械等) | 64.0 | 28.0 |
| 总体 | 228.2 | 100 |

近年来，中国心脑血管疾病患病率逐年提高，根据中国卫生部数据，2008年中国冠心病患者约为2000万人，且每年新增超过100万。急剧增长的心脏病患者刺激了中国心脏介入手术和冠脉支架需求的快速增长。同时，随心脏支架系统产品价格下降和人民生活水平提高，越来越多的人能够负担得起心脏支架系统，消费升级带动市场飞速发展。中国PCI手术从2002年约2.5万例增长至2010年的31万例（图1），冠脉支架植入数量从2002年约4.0万套增长至2010年的54万套。2010年中国心血管介入器械行业市场规模已达100亿元，同比增长约30%，其中2010年中国冠脉支架市场规模约70亿元，以球囊导管、导管、导丝等组成的手术配套器械市场规模34亿元，两者市场规模比例约为7∶3。预计未来国内对于心脏药物支架系统的需求将呈现快速增长的趋势。

目前世界上生产心脑血管介入器械的国外公司有几十余家，主要公司为：美国强生公司[Johnson & Johnson（CORDIS 和 GUIDANT）]，美国美敦力公司[Medtronic（AVE）]，美国波士顿科学公司（Boston Scientific），美国COOK公司，美国EV3公司，美国BARD公司，日本TEROMO，欧洲SORON等国外公司，其中尤以美国强生公司、美敦力公司、波士顿科学公司规模最大。

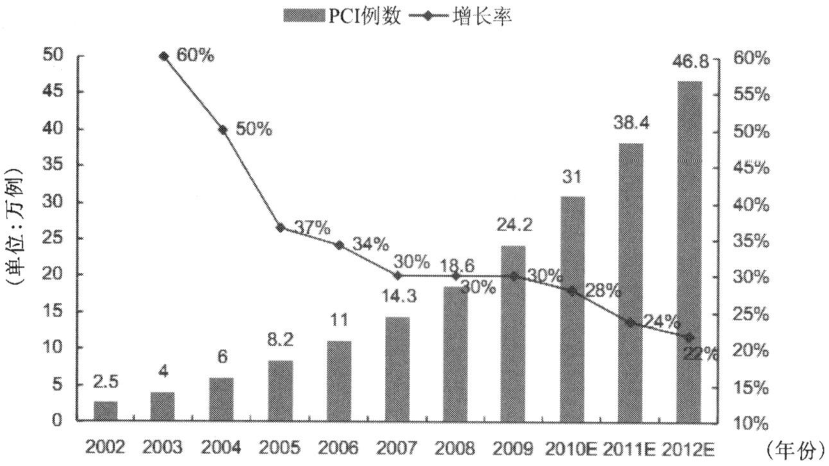


图 1　我国历年 PCI 手术例数和未来预测

• 波士顿科学公司是专业性微创介入器械生产商，产品规格齐全，在中国等发展中国家占有较高的市场占有率。

• 美敦力公司原无血管介入器械产品，该公司的强项是心脏起搏器，在 20 世纪 90 年代前期，通过收购兼并 AVE 公司，才有血管介入器械产品，产品质量一般。

• 强生公司是一家综合性的药品、保健卫生品和医疗器械等提供商，在 20 世纪 90 年代，通过收购兼并 CORDIS 公司，血管介入产品在中国市场占有率第一。

• 雅培制药是一家国际性的多元化的医疗保健产品公司。雅培的医疗保健产品及服务主要包括医药、营养产品、医院用品及诊断用品。2006 年 4 月，雅培公司收购了 Guidant 公司的血管性介入治疗和血管内一液治疗业务部门，正式进入国际微创介入医疗器械领域。

2004 年以前，国内心脏支架系统市场由强生、波士顿科学和美敦力三家跨国企业垄断。随着雅培在可降解药物涂层支架上的突破，强生公司宣布停止开发名为 Nevo 的药物涂层支架，市场份额会减少，而雅培和波士顿科学等公司市场则会增加。

2004 年微创医疗成为国内首家能够生产药物支架系统的企业，国内企业在心脏药物支架系统领域迅速崛起。2009 年，国产药物支架系统的市场份额已经达到 78％，基本实现了进口替代。其中，微创医疗占据 28.9％的市场份额，市场占有率位居第一，乐普医疗及吉威医疗分别占据 23.5％和 22.0％的市场份额，强生、波士顿科学和美敦力则占据剩余的 22.2％的市场份额(图 2，图 3)。

国内约有 20 余家企业生产心脑血管介入器械，主要包括上海微创公司、北京乐普公司、山东吉威公司、北京易生公司、天津福基阳光公司、深圳先健公司、苏州天健公司、南京微创公司、大连垠艺公司、北京安泰公司、深圳业聚公司。

微创和乐普公司心血管介入器械产品线比较丰富，并且这两家公司的发展计划均是冠脉支架为主，造影导管、导引导丝、鞘组等其他心血管介入相关产品为辅，逐渐覆盖整个心血管介入器械领域，成为多元化发展的标志性企业。此外，两家公司均在不断加大心血

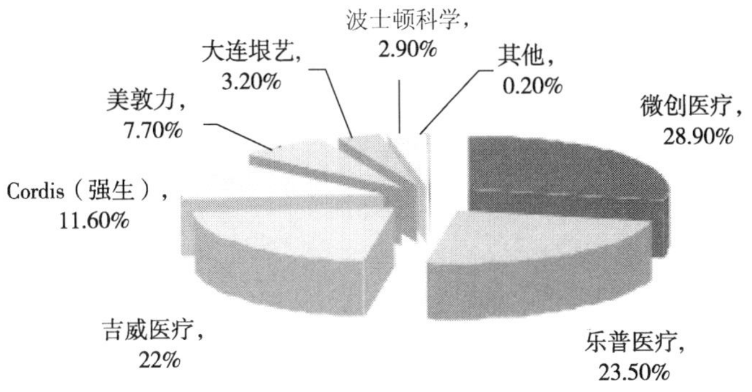


图 2　国内冠脉支架市场份额

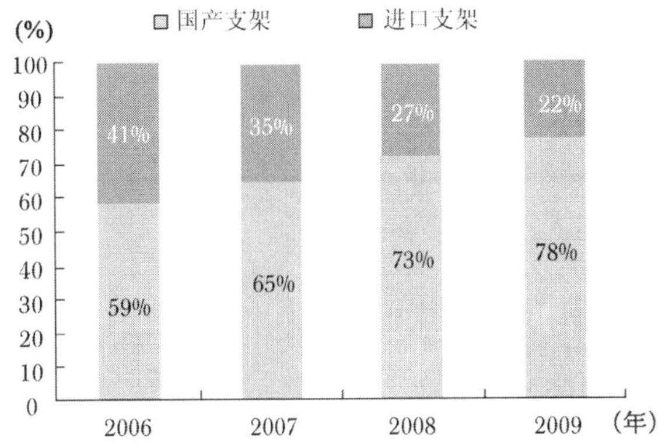


图 3　国产支架与进口支架市场份额变化情况

管介入器械的研发力度，如微创正在研发第三代药物洗脱支架 Firehawk 以及 Hercules 球囊导管等新产品，乐普正在研发新一代的镁合金可降解支架。

但是，在球囊导管、导管、导丝等组成的手术配套器械市场，受技术限制，中国国产化率不到 20%，基本依赖进口（表 3），整个市场主要被强生 Cordis、美敦力、波士顿等外资品牌占据。然而这种局面也给中国企业创造了复制冠脉支架发展之路的机会，微创、乐普、福基阳光、合众赛富（TemMed）等企业正加大对此类产品的研发和生产力度，未来心血管介入配套器械市场的竞争将会加剧。

**表 3　某些关键介入产品及材料依赖进口情况**

| 介入产品及材料 | 进口比例（%） | 价格（元/个） |
|---|---|---|
| 冠脉药物支架 | 25 | 16000～21000 |
| PTCA 球囊导管 | 60 | 3000～6000 |
| 颈动脉支架 | 80 | 21000～24000 |
| 远端保护器 | 80 | 23000～28000 |
| 外周血管支架（肾动脉支架、髂股动脉支架） | 80 | 18000～22000 |

续表

| 介入产品及材料 | 进口比例(%) | 价格(元/个) |
|---|---|---|
| PTA 导管 | 60 | 3000～6000 |
| 主动脉瘤覆膜支架 | 60 | 60000～120000 |
| 颅内血管支架 | 80 | 18000～28000 |
| 支架材料 | 100 | 100～200/克 |
| 导管材料 | 100 | 100～150/克 |
| 微导丝 | 100 | 3000 |
| 微导管 | 100 | 3000～6000 |
| 栓塞材料 | 80 | 2000～80000 |

### 2. 心脑血管介入器械行业带动的相关领域

心脑血管系统的微创介入治疗具有多学科前沿交叉的性质，介入医疗器械及其开发研制、生产和应用涉及高科技新型材料(管材、导丝、膜等)、精密电子与机械、器械与医药/基因结合以及临床研究等多个学科。具体分析如下。

(1)高科技生物材料

介入医疗器械所需主要原材料包括支架管材、导管、丝材、膜材、显影材料等，均为高附加值生物材料，其中部分材料单位价格超过黄金，材料要求具有良好的韧度、强度、耐腐蚀性能和生物相容性能，目前国内尚无合格产品供应。

(2)精密机械、电子行业

介入医疗器械的制造过程对相应的精密机械、金属加工、模具制造等设备有一定的要求，尤其是生产设备为高精度全自动、计算机辅助设计的激光加工和电子加工设备。

(3)器械与医药/基因结合

介入医学工程器械的部分产品采用在支架上涂覆药物或基因，达到单纯器械与药物或基因都不能起的疗效，同时器械与医药/基因结合也是未来的发展趋势。药物涂层支架是这一产业的典型产品，是国际冠心病介入治疗方法的主要发展方向，该技术必须选择合适的，药效良好、安全，副作用低的药品，将会对缓释药物的研制开发，药物的新型利用方式提供良好的发展动力。

(4)临床研究

介入医疗器械绝大部分是控制最严格的第三类医疗器械，大部分产品在国内进入临床的时间与国外同步，要求规范及具有统计学意义的临床试验可与国际接轨，同时其影响还能延伸到其他科研和医疗领域，使我国在介入治疗领域进一步拓展，提高科研医疗水平。

### 3. 心脑血管介入器械主要产品及发展趋势

(1)心血管介入器械

目前在心血管领域获得广泛应用的介入器械与材料包括：药物涂层支架、PTCA 球囊扩张导管、导引导管、照影导管、扩张导管、引导鞘管、导丝、远端保护器械、血管闭合器械、ASD 和 PDA 堵闭器等。

(2)冠脉药物洗脱支架

药物洗脱支架是20世纪90年代末以来，全球各大医疗器械制造商竞相开发的冠状动脉支架产品。目前国际上临床应用最广泛的两个药物支架产品是美国强生公司的CYPHER支架和美国Boston Scientific公司的Taxus支架。国产品牌的上海微创公司的Firebird是国内用量最大的药物支架。CYPHER支架和Firebird支架携载了雷帕霉素药物，Taxus携带紫杉醇药物。除了上述3种常用药物支架外，目前还有10多种药物支架在世界各地进行临床使用，这些众多的药物支架区别在于药物特性、支架平台和PTCA球囊导管输送性能、载药聚合物(涂层载体)三要素的差别。在药物支架领域所使用的药物方面，基本上没有突破雷帕霉素或紫杉醇的作用机理，目前国际上比较成功的两个药物基本代表了选药的两个方向：一个是免疫抑制剂(雷帕霉素，美国强生公司的CYPHER和微创公司的Firebird)，另一个是抗癌药(紫杉醇，美国Boston Scientific公司的Taxus)。支架平台方面的发展趋势是采用钴合金代替使用了近20年的316L不锈钢，以美国Medtronic公司的Endeavor和上海微创公司的Firebird II为代表。最近Biotronik公司公布了其最新的Co-Cr合金裸支架PRO-Kinetic Energy的注册研究结果，显示了优异的临床实验结果。美国Boston Scientific公司第四代药物洗脱支架采用最新铂铬合金作为支架平台，采用Labcoat技术，在贴血管壁面涂覆极薄的生物可降解聚合物PLA，传输极低剂量的紫杉醇到治疗的血管壁，而支架内表面无聚合物或药物。药物涂层方面的研究大体可分为3个方向：生物稳定的涂层材料、生物降解的涂层以及非聚物的涂层。

目前的冠脉药物洗脱支架在防止冠脉再狭窄方面取得了成功，但是又出现内膜愈合延迟和晚期血栓问题。当前，各研究单位和企业正在全力开展研究解决此问题，例如采用可降解涂层、无涂层药物洗脱支架、带CD34的药物洗脱支架、全降解药物洗脱支架等。雅培公司研发的完全生物降解药物洗脱支架BVS在第二阶段的Absorb研究中显示良好的结果，在2011年初拿到CE认证，有望于2012年底在欧洲全面推出。美敦力公司也已在中国上市了新一代既亲脂又亲水的药物支架Resolute，进一步提高了支架的安全性和有效性。其最新一代支架设计完全摒弃聚合物层，将药物存储在支架梁内，通过调整雕刻在支架梁上的孔径大小控释药物。德国Biotronic公司开发的镁合金药物洗脱支架AMS 3.0“DREAMS”，FIM试验已于2010年进入病例入选阶段。

(3)脑血管介入器械

脑血管介入器械主要包括颈动脉支架、椎动脉支架、颅内血管支架、覆膜支架、球囊扩张导管、微导管、微导丝、远端保护器械、弹簧圈、液态栓塞材料等。

1) 颈动脉支架和远端保护器

颈动脉支架与远端保护器配合使用治疗颈动脉血管的狭窄，预防脑中风。颈动脉狭窄是常见的脑血管疾病，目前临床使用的颈动脉支架有美国Cordis公司的Prescise颈动脉支架、Abbott公司的Acculink支架和Xact支架，国内有上海微创公司的TAURUS颈动脉支架等。远端保护器主要用于在颈动脉支架手术中，在病变远端血管(颅内颈内动脉)收集斑块，防止远端脑血管栓塞。目前临床上常用的有美国Abbott公司的Accunet保护器和EmboShield保护器、Cordis公司的Angioguard保护器、Boston公司的Filterwire保护器，国内有上海微创公司的Aether远端保护器。

2)颅内血管支架

颅内血管支架(Intracranial Stent)用来治疗颅内动脉血管狭窄等疾病。颅内血管狭窄也是引起脑部缺血和脑中风的主要原因之一。现在治疗脑动脉狭窄的支架有球扩支架和自扩张支架两种。颅内球扩支架的结构设计与冠脉支架基本相同,支架材料采用 316L 不锈钢或钴基合金,支架的支撑力比冠脉支架要弱些,同时支架的柔顺性要更好些。目前临床上常用的颅内血管支架有 Guidant 公司的 Neurolink 支架,上海微创公司的 APOLLO 支架,法国 BALT 公司的 BOA 支架以及 Boston Scientific 公司的 Wingspan 支架。

3)栓塞弹簧圈和脑动脉瘤支架

栓塞弹簧圈主要用于治疗脑动脉瘤等病变,脑动脉瘤支架主要配合弹簧圈用于脑动脉瘤的治疗,特别是对宽颈动脉瘤等复杂病变的治疗。栓塞弹簧圈目前采用钨和铂金材料,治疗效果比较好的主要有 Ev3 公司的 Tetris/TS 弹簧圈,Microvention 公司的 HydroCoil 弹簧圈以及 Boston 公司的 MatrixCoil 弹簧圈。脑动脉瘤支架一般都是自扩张镍钛支架,目前临床使用的有 3 种支架,分别是美国 Boston 公司 Neuroform 支架、Cordis 公司的 Enterprise 支架和法国 BALT 公司的 LEO 支架。其中 Neuroform 支架为开放单元设计,Enterprise 支架和 LEO 支架是闭合单元设计。

(4)外周血管介入器械

外周血管介入器械包括肾动脉支架、髂动脉支架、股动脉支架、腘股动脉支架、锁骨下动脉支架、主动脉瘤覆膜支架、髂动脉瘤覆膜支架、股动脉瘤覆膜支架、髂静脉支架、股静脉支架、静脉曲张激光治疗设备。

1)大动脉覆膜支架系统

大动脉覆膜支架及输送系统主要用于治疗大动脉的动脉瘤和动脉夹层,由覆膜支架及相应的输送器组成。通常覆膜支架由合金支架和管状的覆膜构成。国际上使用较多的合金支架材料为钴铬合金和镍钛记忆合金等,这些材料均具有良好的生物相容性和 10 年以上的人体植入应用史。覆膜材料应用较广的主要为涤纶材料(PET)和膨体聚四氟乙烯材料(ePTFE)。对于大动脉覆膜支架系统的研究主要针对无分支区的主动脉扩张病腔内大动脉覆膜支架系统技术上的改进,对于涉及分支动脉的腔内隔绝系统的研制处于探索阶段。

2)外周血管支架

外周血管支架主要治疗髂动脉、股动脉、锁骨下动脉及肾动脉等外周动脉狭窄或闭塞,恢复远端血管的供血。外周支架的种类可以分为:球扩张支架和自扩张支架。球扩支架主要应用于肾动脉等平时不会有明显变形的血管部位。支架材料为 316L 不锈钢或者钴基合金,目前临床使用的外周球扩支架有 Cordis 公司的 Palmaz 支架以及 Abbott 公司的 Herculink 支架等。自扩张支架是目前在外周血管介入治疗中应用最多的支架。支架一般采用激光雕刻镍钛超弹合金管而成。自扩张支架在外周血管应用中最大的挑战是疲劳断裂,因此开发高耐疲劳性能的支架已经成为研究开发的热点。

### 4. 心脑血管介入器械与材料产业健康发展面临的突出问题

介入医疗器械与材料产业的科学发展涉及生物材料、产品设计与制造、品质检验与标准制定、临床应用、医保政策等各环节，只有上述诸环节都能相互协调，这个产业才能快速健康发展。目前存在的突出问题在于：

(1)产品注册周期漫长，严重影响新产品上市速度

介入医疗器械产品具有研发周期短、市场更新换代快、海内外产品上市基本同步等特点，企业需要快速回笼资金从事开发新一代医疗器械产品。所以医疗企业产品注册的延迟与滞后，影响到广大人民群众享受新型医疗器械产品的机会，遏制了众多高新技术企业产品创新的原动力，不利于国民经济的快速发展。

(2)关键生物材料及制造设备完全依赖进口

制备支架的生物材料包括316L不锈钢管、钴基合金管、镍钛记忆合金管、316L不锈钢导丝、镍钛记忆合金导丝、各类医用高分子管材、血管栓塞材料药物载体高分子、可植入人体的高分子膜、精密激光加工设备、球囊成型和变形设备、导管连接设备、支架检验与导管测试设备等全部需从国外进口，这一产业链环节缺失直接影响到国内企业产品研发速度，增加了产品制造成本，一些高性能生物材料和先进设备常受到进口限制，从长期看不利于民族产业发展。

(3)缺乏高水平科技研发人员和行业技术平台

介入医疗器械与材料如同医药行业一样是强烈依赖研发创新的领域，国际上大的公司如美国强生、波士顿科学公司每12个月产品就升级换代一次，这种速度要求企业有高水平技术研发人员和强大的研发力量，才能处于富有竞争力的位置。我国企业起步较晚，研发经验不足，严重缺乏这个领域的技术研发人员，特别是具有国际性行业经验的高水平技术研发人员和管理人才。

介入医疗器械与材料产业的特点是拥有共性的行业关键技术，如支架设计与激光精密加工技术、PTCA球囊扩张导管设计及制造技术、药物洗脱支架技术、NITINOL超弹合金器械设计技术、导引导管设计及制造技术、导引导丝设计及制造技术、表面超滑涂层技术等，这些共性技术涉及量大、面广的支架及导管产品。中国的介入医疗器械与材料企业都需要这些技术，但没一个企业有能力全面掌握这些技术，并保持与国际同步的升级和创新。我国需要建立一个国家级技术中心，搭建行业技术平台，为产业服务。

(4)缺乏被国际认可的第三方检验机构和国家行业标准

介入医疗器械与材料属于第3类医疗器械，是控制及监管最严格的器械，如血管支架等要在人体永久性植入，对其生物性能、化学性能、物理性能、灭菌及包装性能的检验要求十分严格和规范，在国际上都是有独立的经专业性机构认可的第3方检验机构进行检验，其报告的格式都有明确要求。目前我国还没有被国际专业性机构认可的第3方检验机构，产品在国内机构检验结果不被国际认可，当产品进入国际市场，还需重新检验，在时间及费用方面都是巨大浪费。

国内介入医疗器械与材料产业发展还面临该领域国家标准制定滞后的局面，在美国及欧洲都有相关的行业标准，所有制造商开发的同一类产品都按统一标准检验及验证，而目前国内对最常用的血管支架和导管等介入医疗器械尚无行业标准，各企业制定自己的企业标准，使产品质量参差不齐，这对涉及患者切身生命的器械产业的发展有巨大的隐患。

(5)国内临床研究缺乏统计学意义,不被国际认可

医疗器械的临床应用研究是产品走向市场的必经阶段,鉴于介入医疗器械大部分属于植入人体的第3类器械,在国外一般进行共3期临床阶段,全面考验其有效性和完全性。而在国内,由于受各方面条件限制,一般只进行1期临床,另外手术过程中风险性及病人对国内产品质量的顾虑使产品的临床研究很难达到国外的样本量,这使国内临床研究往往缺乏统计学意义,不被国际认可。

(6)现有医保政策不利于介入医疗器械与材料产业发展

目前我国的医保政策是由各省市及地区独立制定的,对介入器械产品的医保政策,各省市有不同的规定。但现有医保政策均不利于病人更多使用国产的微创医疗器械。

### 5. 对心脑血管系统植入器械产业的发展建议

随着我国经济的快速发展和人民生活水平的不断提高,社会对心血管植入器械的需求快速增长,到2015年,市场需求量可能达到300亿元,国际医疗器械生产商都把目标瞄准了中国。面对庞大的市场和激烈的竞争,为了加速我国介入医疗器械的国产化,提出以下建议:

(1)加强新介入及植入材料和器械研究并作为重点产业给予扶持。

目前我国尚未全面掌握介入医疗器械及关键生物材料产业化技术,整体水平与美国等先进国家尚有很大差距,在制造介入及植入器械的关键生物材料方面,几乎全部依赖进口。但我国在某些领域,如冠脉药物支架、PTCA球囊导管、主动脉瘤覆膜支架和颅内血管支架产业化技术方面已达到国际水平。国家应该选择这一产业作为自主发展我国尖端医疗器械的突破点,以市场化需求为导向,把产业化关键技术作为攻关目标,支持自主创新型企业的研发项目,促进介入和植入器械的国产化,并力争打入国际市场。

(2)政府支持下的产学研医紧密结合,建立国家介入及植入材料和器械检验技术中心和被国际认可的检验机构。

将该领域的研发力量、临床资源及产业化技术整合集成,在政府的推动下,建立国家介入及植入材料和器械检验技术中心,并与国际接轨,从形成一个完整产业链和推动整个产业的角度出发,围绕微创医疗器械领域中重大关键产业化技术进行研发,提供被国际认可的检验结果。设立国内高新技术企业产品注册绿色通道。在国家食品药品监督管理局和各级政府的有效监管下,对国内优秀的高新技术医疗器械企业设立专门的注册渠道,加快对具有高科技自主核心知识产权的产品的审批和产品注册速度,激发高新技术企业自主创新的动力。

(3)制定有利于介入及植入材料和器械产业全面发展的国家及省市级医保政策。

中央及地方政府应改变对进口和国产/合资企业产品的医保比例,鼓励患者使用国产品牌,同时把更多微创医疗器械新产品列入医保范围。

## 参考文献

[1] 刘道志,奚廷斐. 微创介入医疗器械与材料产业的现状和发展趋势. 中国医疗器械信息,2006,12

(12):1-14.
[2] 刘道志,罗七一,常兆华.介入医疗器械的发展现状与趋势.中国医疗器械信息,2008,14(3):1-10.
[3] 刘道志.介入医疗器械与材料产业的现状和发展建议.新材料产业,2007(11):24-30.
[4] 叶慧.中国介入医疗器械产业迅猛发展——记中国生物医学工程学会介入医学器械发展规划研讨会.中国医疗器械信息,2006(10):27-28.
[5] 严晓璐.第一届全国介入医学工程学术会议在威海召开.中国医疗器械信息,2007(09):63-64.
[6] 邹英华.浅谈介入医学技术与发展.中国介入放射学,2007,1(1):15-16.
[7] 张楠,黄茂辉.国内介入医学设备的现状与发展.中国医院,2004,8(9):10-12.
[8] 张金山,李家开.我国介入医学发展的现状及应注意的若干问题.中华医院管理杂志,2003,19(7):428-429.
[9] 陈春林,汪建新.介入医学的现状和发展趋势.现代医院,2002,2(1):10-14.
[10] 赵成如,夏毅然,罗西友,等.介入医学栓塞材料.山东生物医学工程,2002(3):54-57.
[11] 介入医学成为与内科、外科并列的临床三大有效诊治手段.现代临床医学生物工程学杂志,1998,4(2):128-130.
[12] 王玉华,田新玉.浅谈"介入医学"在分类法中的归类.中华医学图书馆杂志,2001,10(1):16-17.
[13] 刘玉清.中国介入医学现状及展望.家庭医学,1997(5):4-6.
[14] 刘玉清.介入放射学:回顾·展望·对策.中华放射学杂志,2002,36(12):1061-1062.
[15] 王雷.我国介入医学的发展.http://www.yxyxgl.com/Article/ShowInfo.asp? InfoID=869.
[16] 尤琳,郑春彩.为介入医学设置独立类目的必要性.中华医学图书情报杂志,2007,16(2):48-49.
[17] 奚廷斐,郑玉峰.介入医学工程现状和发展趋势.中国材料进展,2010,29(12):17-29.
[18] 罗七一.生物医用材料的发展与介入医疗器械的产业化.新材料产业,2010(7):25-27.
[19] 高润霖.药物涂层支架——介入心脏病学的突破性进展.中华心血管病杂志,2003,31(3):161-162.
[20] 刘洪庆.介入医学技术及临床应用进展.当代医学,2010,16(11):238-239.
[21] 米翔.冠心病介入治疗的临床研究进展.微创医学,2011,6(5):437-439.
[22] 谢勉,党群.紫杉醇药物洗脱支架在冠心病介入治疗中的研究进展.中西医结合心脑血管病杂志,2011,9(6):730-731.
[23] 汤黎明.微创介入医学工程学科的发展现状与展望.武警医学,2009,20(3):197-200.
[24] Gary S, Serruys PW. Coronary stents: Looking forward. Journal of the American College of Cardiology,2010(56):43-78.
[25] WAKSMAN R. Update on bioabsorbable stents: from bench to clinical. Journal of Interventional Cardiology,2006(19):414-421.
[26] Serruys PW, Ormiston J,et al. Absorb trial first-in-man evaluation of a bioabsorbable everolimus-eluting coronary stent system: two-year outcomes and results from multiple imaging modalities. Lancet,2009(373):897-910.

撰稿人:奚廷斐　郑玉峰

# 康复工程发展现状及趋势

## 一、引言

康复工程是指运用工程学的原理和方法最大限度地恢复或补偿因病、伤、残所造成的器官缺损、身心或社会功能障碍，从而使残障者增强自立能力，在一定程度上重返社会，提高生存质量。

康复工程是机械、力学、电子、信息等工程学与医学、生物学的交叉，主要研究人体功能评定、恢复、补偿、训练和监护的原理、技术和设备，是康复治疗和康复服务的基本支撑。

近年来，康复工程已经成为产业和学科发展的重点之一。各级政府、科技主管部门和行业主管部门都积极推动康复工程的发展，科技部支持了"残障人生活保障辅具研究"、"先进制造技术领域'服务机器人'重点项目"、"残障人功能康复辅具研究"、"中国残疾人信息无障碍关键技术支撑体系及示范应用"等多个专门面向残障者的重大科研项目，部分项目已取得了一批高水平的科研成果，为进一步研究康复工程技术和产品奠定良好的基础；同时，一些大学和研究机构也纷纷在硕士、博士层面设置康复工程的研究方向，培养行业所需的高端人才。康复工程学科面临非常好的发展机遇。

## 二、康复工程学科对社会、经济发展的重要意义

### (一)社会需求

早在 2000 年我国就已跨入老年型人口国家的行列，2011 年 4 月 28 日，国家统计局发布第六次全国人口普查第 1 号公报，我国 60 岁及以上人口已达 1.776 亿，占 13.397 亿总人口的 13.26%，其中 65 岁及以上人口占 8.87%。60 岁及以上的老年人与 2009 年底的 1.6714 亿相比，一年时间就增加了 1046 万人。目前，我国老年人口相当于欧洲老年人口的总和，且每年以超过八百万的速度增加，80 岁以上的高龄老年人已接近 2000 万，占老年人口总数的 11%。老年人口规模庞大，增长速度越来越快，特别是 80 岁以上的高龄老人和失能老人以年均 100 万的速度增长。我国老年人中，长期卧床的约有 2700 万人，生活完全不能自理的失能老人达到 940 万人，半身不遂的约有 70 万人，82 万老年性痴呆病人中约有 24 万人长期卧床。我国 3.74 亿个家庭中，有长期卧床病人的家庭约占全国家庭总户数的 8%。随着计划生育国策的实施，我国正逐步形成"4+2"的家庭模式，一对夫妇需要承担 4 位老人的养老义务。此外，根据第二次残疾人抽样调查的结果，我国残疾人总数为 8296 万，占人口总数的 6.34%，涉及 2.6 亿家庭人口。据统计，仅有 23.3%左右的残疾人得到康复服务，残疾人主动要求配置康复辅具的占 38.56%，而实际配置康复辅具的只占 7.31%。发展康复工程技术，利用科技的力量来减轻家庭护理的负担，是社

会进步以及落实以人为本的科学发展观的直接体现，同时也是我国建设和谐社会的一个重要组成部分。

### （二）经济意义

康复工程技术产品包括涉及诊断、评估、监护和体内补偿、替代等功能的康复医疗器械和涉及体外补偿、替代、矫治、固定、生活自理等功能的康复辅助器具。其市场需求量巨大，高端产品的附加值极高。然而，在全部11个主类、129个次类、707个支类、上万个品种的康复工程产品中，我国能自主生产的不足1/5，且大多为低端和仿制产品，高端产品基本上被国外公司垄断。在“十二五”期间，随着医疗器械产业被列为战略性新兴产业，康复辅具将被列入医保支付体系，需求量会成倍放大，康复工程产品的市场前景非常可观。

## 三、康复工程学科发展的现状

### （一）研究队伍

康复工程学科近年来取得了巨大的发展，国际国内的一些著名大学纷纷开始在康复工程方面开展研究，并取得了一些重要进展。

综合考虑文章发表情况、研究队伍情况、学术声誉排名等多方面的因素，目前国际上在康复工程相关领域研究比较有特色的包括：Harvard University、University of Pittsburgh、Rehabilitation Institute of Chicago（RIC）、University of Washington、Massachusetts Institute of Technology、University of Toronto、Boston University、Emory University等。

综合研究队伍情况、行业影响、承担重要项目、专业教学等多方面的因素，目前国内康复工程学科发展比较有代表性的研究单位包括：国家康复辅具研究中心、中国康复研究中心、香港理工大学、北京航空航天大学、清华大学、上海交通大学、西安交通大学、中科院深圳先进技术研究院、中山大学、复旦大学、哈尔滨工业大学、浙江大学、华中科技大学、南京航空航天大学、首都医科大学、河北工业大学、上海理工大学、北方工业大学等。这些研究单位已经有较固定的研究团队和较明确的研究特色，在神经、认知、肌骨、运动、心理、辅具设计与优化、物理治疗技术、作业治疗技术、康复机器人、假肢矫形器等多个方向形成了较好的研究基础，先后承担了康复工程领域内的重要研究课题。

### （二）人才培养

康复工程专业技术人才需要具备良好的理工基础，系统的康复理论知识和较全面的康复技术，并且熟悉各种康复设备的原理、操作和维护，这需要经过较系统的专业训练。早在20世纪50年代，欧美、日本等发达国家和地区多个大学就先后设置了与康复工程相关的专业，培养专门人才，对于推动康复工程技术和产业发展具有重要作用。

我国本科层面的康复工程教育目前还比较薄弱，康复工程一直未能列入本科专业目录，因此，仅在首都医科大学有假肢矫形器工程本科专业，民政部的北京社会管理职业学院的假肢矫形康复系（原中国假肢学校）有假肢高职教育，在上海理工大学医疗器械工程专业下有一个康复工程方向。

在2011年新发布的《普通高等学校本科专业目录（修订一稿）》中，专业数由原来的621种调整为443种，假肢矫形、医疗器械等专业也将合并进入生物医学工程，也就是说，从我国本科专业调整的趋势和方向看，未来康复工程单独成为本科专业的可能性比较小，但从另一个角度看，由于国家调整专业目录的目标之一就是要进一步落实和扩大高校专业设置自主权，因此，未来已经有生物医学工程专业的大学自主设置康复工程专业将成为可能。

我国在研究生层面的康复教育发展较快，近年来很多具有生物医学工程一级学科点的大学都已经开始设置康复工程方向，这对于康复工程方面的高级人才培养具有重要推动作用。同时，国家从2009年开始推行面向本科应届毕业生的全日制工程硕士，这种针对社会特定职业领域的发展，以培养具有较强专业能力和职业素养、能够创造性地从事实际工作的高层次应用型专门人才为目标的学位类型，特别强调特定的职业指向性和职业性与学术性的高度统一，非常适合康复工程这种既需要有多学科理论基础，又需要极强动手应用能力、职业指向非常明确的高端人才培养，可以说康复工程高端人才的培养目前面临比较好的时机。

### （三）科技研发

“十一五”期间，在“自主创新，重点跨越，支持发展，引领未来”的国家战略指导下，康复工程学科得到了前所未有的发展。

在国家自然科学基金委等部门的资助下，面向康复工程的生物力学、神经认知、新型材料等方面的基础研究已取得了一批重要成果，在国际一流的期刊上发表了一系列高质量学术论文，已经在国际上形成了一定的影响力。

同时，科技部通过科技支撑、“863”等科技计划，投入1个多亿，整合优势科研机构、高校、企业的力量，组织实施了多个专门面向残障人的科技项目，包括“残障人生活保障辅具研究”、“先进制造技术领域‘服务机器人’重点项目”、“残障人功能康复辅具研究”、“中国残疾人信息无障碍关键技术支撑体系及示范应用”等，突破了一批康复工程产品的关键技术和共性技术，如智能假肢技术、个性化矫形器设计技术、功能性电刺激技术、机器人技术、基于虚拟现实的康复训练与评价技术、脑—机接口控制技术、导盲与交流技术、环境控制技术等，支撑了国产智能假肢、智能汲尿器、残障人专用生活起居床、室内移动升降机、轨道式上下楼梯助行系统、截瘫患者行走训练系统、下肢残肢功能综合训练系统、足部辅具等多种新产品的开发。

在这些项目的资助下，开发了上述一系列重点产品，其中，智能假肢气压膝关节、智能汲尿器、残障人专用生活起居床、室内移动升降机、足部辅具等多个产品在2011年3月的“十一五重大科技成果展”中作为人口和健康领域的重大成果展出，受到了国家领导人和公众的广泛关注。

1.智能假肢研发

假肢矫形器是康复工程的重点研究内容,科技部在智能假肢的研发方面高度重视,先后通过两次国家科技支撑计划项目给予支持,由国家康复辅具研究中心、河北工业大学、清华大学等单位合作研发出国内第一款智能气压膝关节(图 1),目前已进入产业化阶段。该关节由传感器判断当前的步态状态和步速,由步进电机控制气压缸阀门的开度,调节气缸阻尼,从而适应不同步速和步态周期不同阶段的运动,使患者步态更加自然、协调,步行更省力。

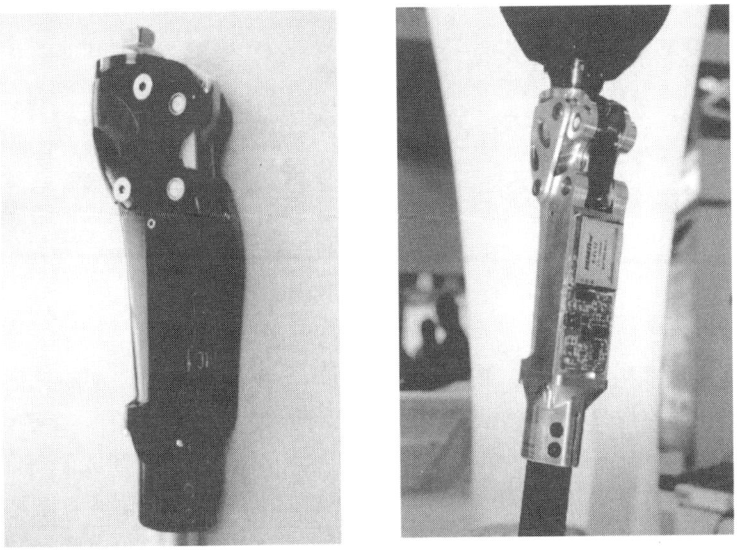

图 1　智能气压膝关节

在智能气压膝关节研发的基础上,以上几家单位正在合作研发智能踝关节样机,试图实现智能下肢假肢的膝踝协调控制。

2.个性化矫形器设计

国家康复辅具研究中心、河北工业大学、北京航空航天大学、香港理工大学等单位在假肢接受腔、矫形器的个性化设计及计算机辅助设计制造方面开展了大量研究。图 2～图 4 为该方向的一些相关研究成果。

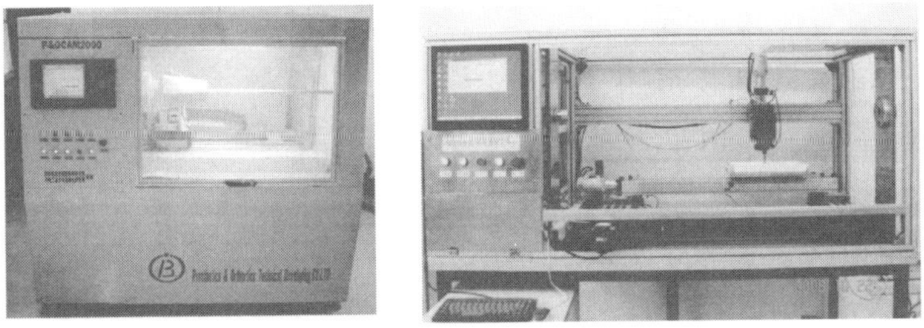

图 2　假肢接受腔/足底矫形器计算机辅助制造系统

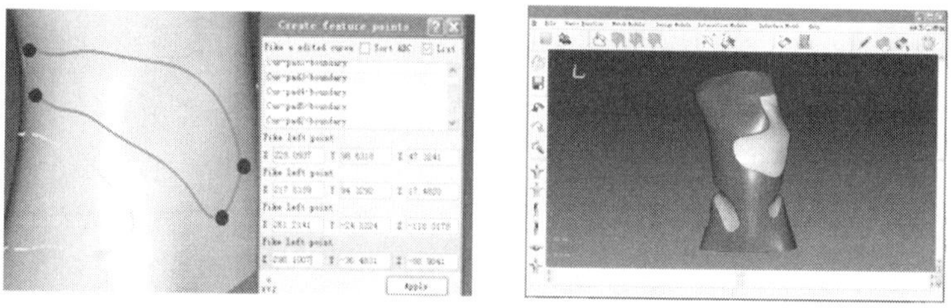


图 3　个性化脊柱矫形器修型系统

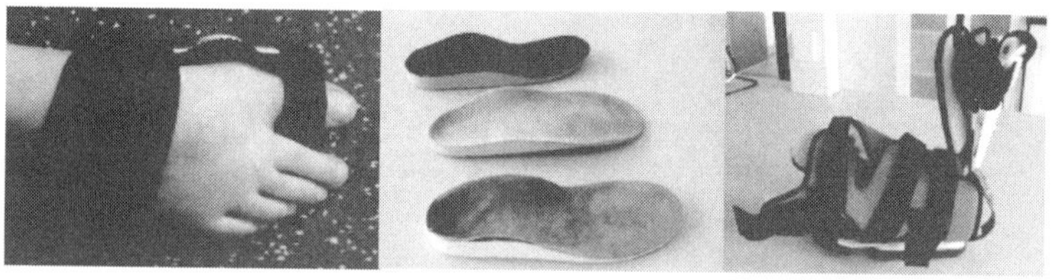

图 4　系列足部矫形辅具

### 3. 基于虚拟现实的康复训练与评价技术

将虚拟现实技术用于残障者康复训练与评价，不仅能够增强训练的人机交互性，更能够增加患者训练的积极性，使训练更加有效，是当前康复工程研究的一个热点。国家康复辅具研究中心、北京航空航天大学、中国科学院自动化研究所、浙江大学等单位在国家科技支撑计划课题支持下，也正在研发基于虚拟现实的上肢截肢及偏瘫者康复训练系统，以及老年人平衡功能评价及训练系统，如图 5、图 6 所示。

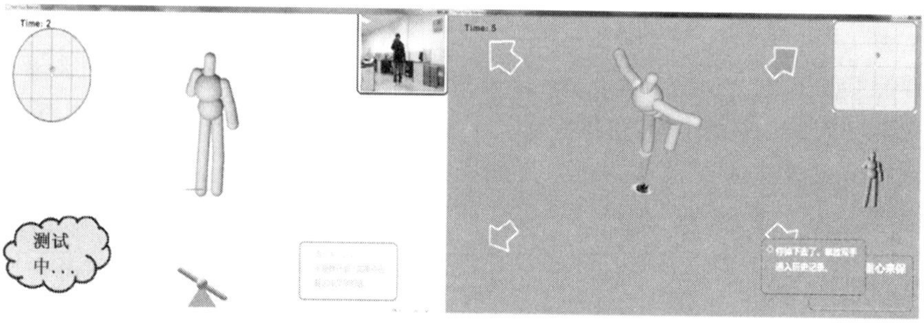


图 5　基于虚拟现实技术的老年人平衡功能评价与训练系统

### 4. 生物电信号提取与应用

国内肌电、脑电等生物电信号的提取、处理技术已较为成熟，很多高校和科研院所在此领域都进行了大量研究。将肌电、脑电信号用于辅具控制更是近年来康复工程研究的重要方向。上肢肌电假肢技术目前已十分成熟，并得到了广泛的应用，如图 7。清华大学、河北工业大学等高校在肌电控制下肢假肢方面进行了探索性的研究，中科院深圳先进技术研究院研究了基于肌电解码的多功能假肢的“并行”控制技术。脑电控制方面，清华大学、西安交通大学、上海交通大学、北京航空航天大学等高校进行了深入研究，并将其用

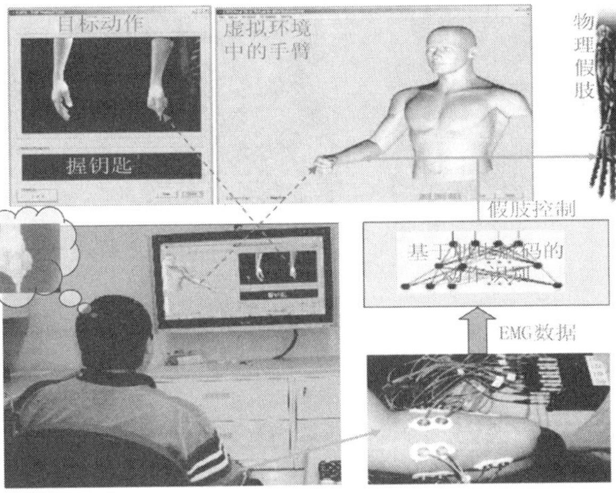


图 6　基于虚拟现实技术的多功能肌电假肢控制系统

于多动症儿童、认知障碍的老年人等人群的康复训练与评价。另外，神经肌肉电刺激也是目前肢体康复的一个重要手段。国内很多高校和科研机构开展了相关研究，如电刺激治疗足下垂，电刺激辅助偏瘫患者康复训练等。

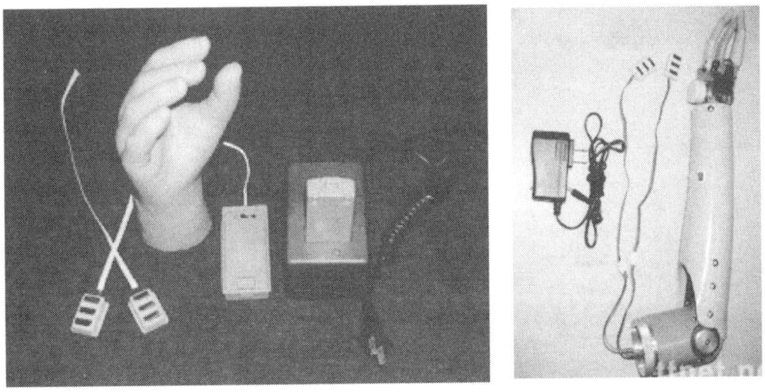

图 7　肌电假手

## 5. 生活环境监控及生理参数监测技术

在老年人家居生活环境监控及生理信息监测方面，国家康复辅具研究中心、北京航空航天大学、北京科技大学、北方工业大学、上海理工大学、天津科技大学等众多单位都进行了大量研究。在研发各种便携式生理参数监测设备的同时，将烟雾报警、定位跟踪、紧急呼救、视频通话等装置集成，构建家居生活环境监控系统，保障空巢老人独自居家生活的安全。同时，将物联网、云计算等技术应用于构建老年人健康服务平台，在健康监控的同时提供各种咨询、救援、慰藉、提醒等服务，逐渐构建以社区和医疗机构为依托的数字化健康服务体系。该研究方向已得到国家科技支撑计划等科技项目的支持。图 8～图 10 为部分研发产品及健康监控系统示意图。

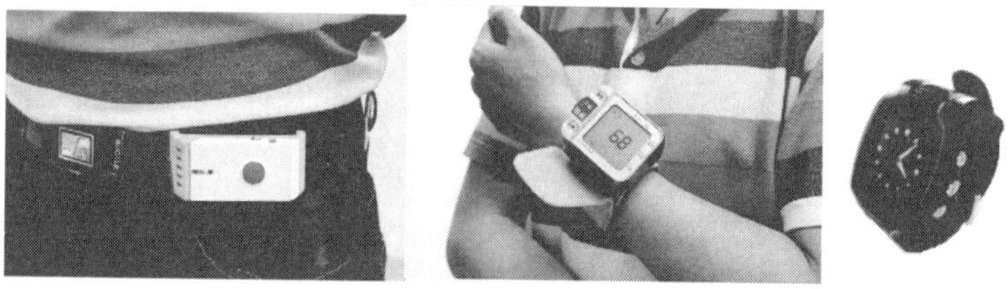

图 8　无线定位与健康监护系统原理样机

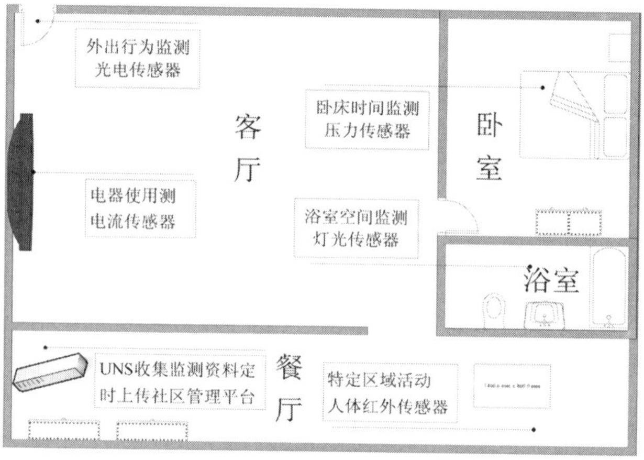


图 9　生活环境安全监控系统示意图

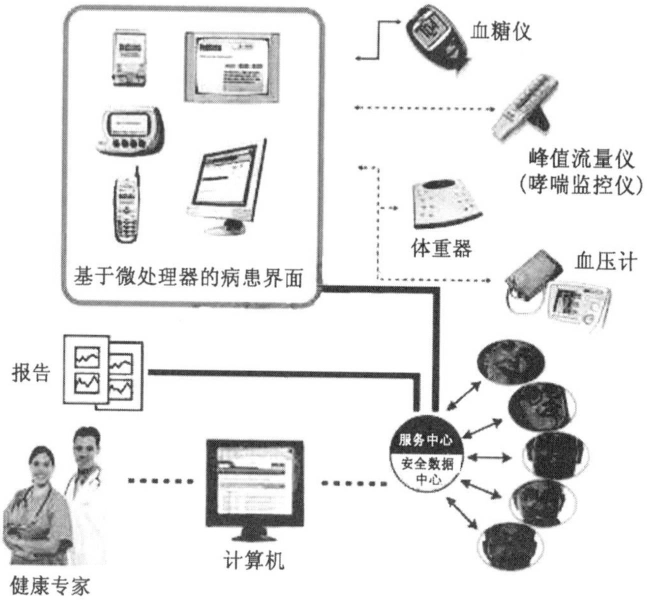


图 10　生理参数健康监测平台构架

### 6. 智能化生活辅具研发

在“863”计划、国家支撑计划等科技项目的支持下，国家康复辅具研究中心和许多高校、科研院所合作，研发了一系列智能化生活辅具，包括能够帮助卧床病人起身、翻身、解便，并配有人机交互娱乐功能和生理参数监测功能的残障人专用生活起居床；帮助残障者室内空间转移的移动升降机；帮助尿失禁患者解便的智能汲尿器等。同时，还有辅助视障者阅读的视障者阅读辅具；辅助视障和体弱人群行走的智能助行器；辅助行动不便人群上下楼梯的楼梯升降机、智能爬梯轮椅；辅助重障者洗浴的无障碍洗浴设备；帮助喉切除患者发声的智能人工喉等系列辅具正在研发过程中。图 11～图 16 为研发产品图片。

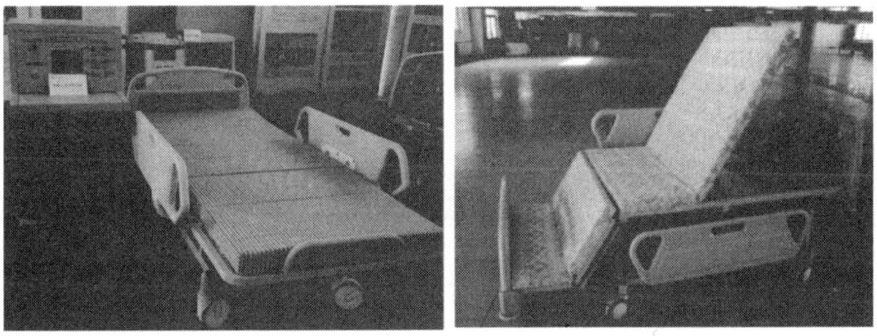

图 11　残障人专用生活起居床

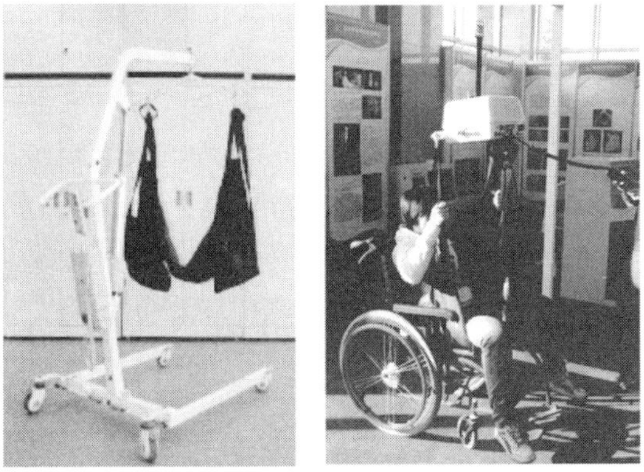

图 12　室内移动升降机图

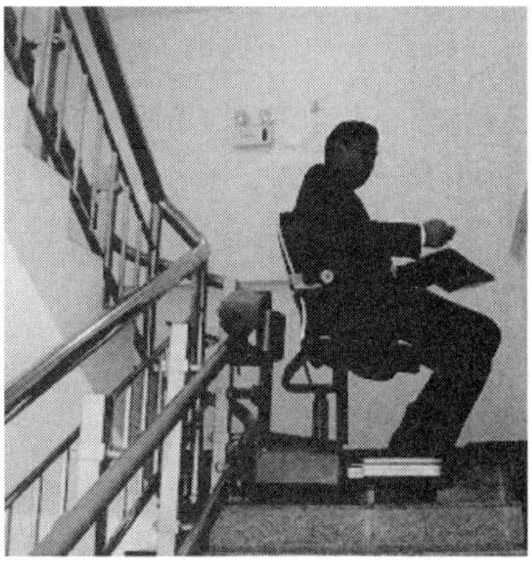

图 13　楼梯升降机

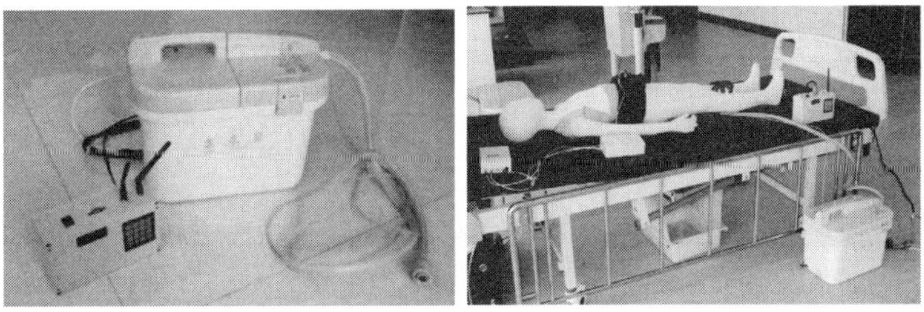

图 14　智能汲尿器

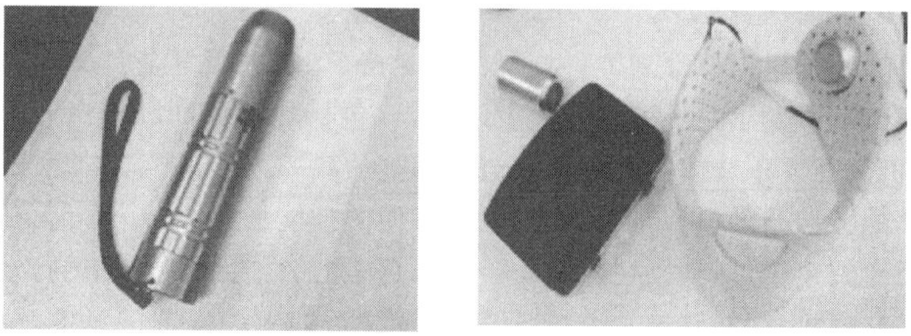

图 15　智能人工喉

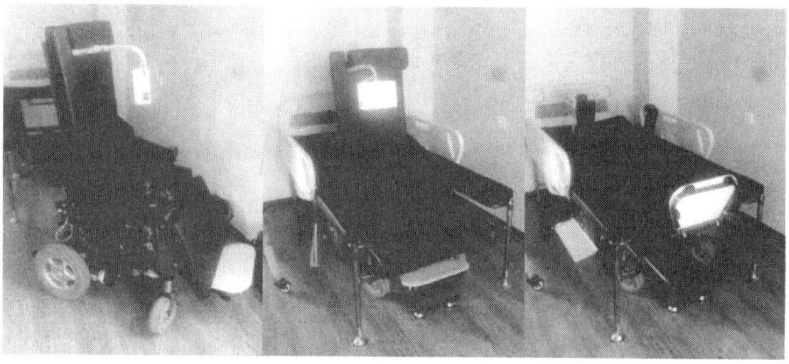

图 16　智能型室内助动辅具

7. 智能化康复训练辅具研发

近年来，国内一些高校和科研院所共同研发了多种针对肢体残障者进行康复训练的智能化康复辅具。通过数字化控制的训练设备，不仅能够大大减轻指导医生的劳动强度，而且能够根据不同患者的身体情况设置不同的训练难度和强度，训练参数及训练效果可定量化，有助于医生分析训练过程中的问题，提高训练效果。图 17～图 19 是国内自主研发的各种训练辅具产品/样机。

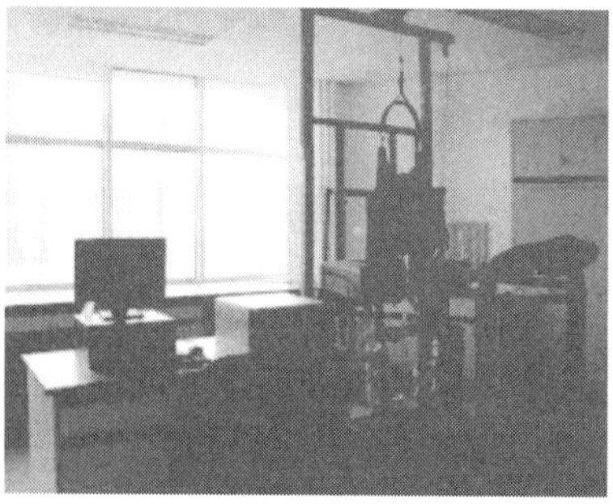

图 17　减重步行训练机

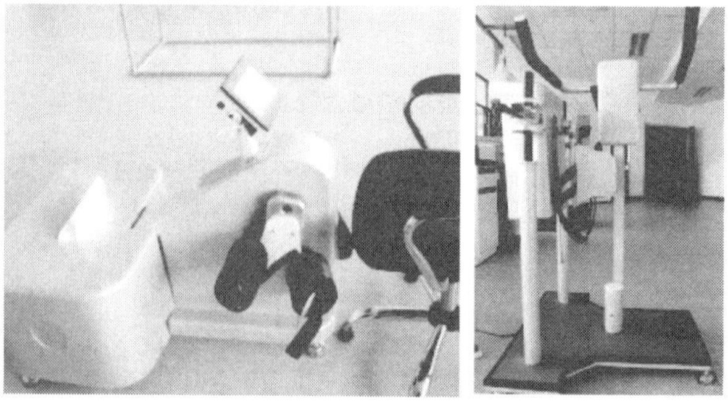

图 18　下肢截肢者膝/髋关节训练器

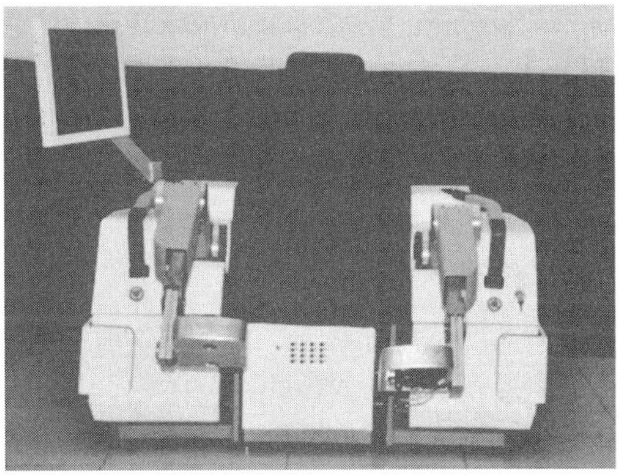

图 19　坐卧式下肢康复机器人

## (四)平台建设

研究基地、学术组织、产学研平台是学科发展的重要支撑。近年来,康复工程学科的平台建设方面已经取得了一些重要进展。

国家康复辅具研究中心、北京航空航天大学等单位共同合作,组建了"康复辅具技术与系统"和"假肢矫形器分析鉴定"两个民政部重点实验室,将在康复辅具研发基础理论和基础数据、康复辅具产品研发和生产技术、康复辅具与人一机一环境间关系、智能康复辅具、康复辅具新材料应用、假肢矫形器检测技术及国家标准等方面开展深入研究。

为了整合康复工程领域产业技术创新资源,推动产业结构优化升级,促进康复工程领域技术创新体系建设,国家康复辅具研究中心、北京航空航天大学、清华大学、浙江大学、中国康复辅具协会、北京精博现代假肢矫形器技术有限公司、同仁医院、宣武医院等单位发起成立了"康复辅具产业技术创新战略联盟",各单位间签署具有法律约束力的联盟协议,形成一个兼顾企业发展需求和各方共同利益,"产学研用"紧密结合的创新合作组织。该联盟将多方筹集资金,围绕行业创新的关键问题,开展基础研究、产品开发、临床试验、产业化推广等方面的合作,突破产业发展的技术瓶颈,形成行业技术标准,最终提升行业的核心竞争力。同时,通过子联盟向政府有关部门提出建议和意见,为我国康复辅具产业和残障人(老年人、残疾人)事业发展献策献力。这个产学研平台的建立,对于整体推进康复工程的学科发展具有重要意义。

## (五)康复工程学科发展面临的主要问题与挑战

近年来,我国的康复工程学科发展较快,但还面临许多问题和挑战,包括:

### 1. 学科发展缺乏持续的经费支持渠道

康复工程领域的科研项目立项仍然比较困难,其根本原因在于国家科技支持的行业分类上,康复工程产品没有作为一个独立的归类,导致科研项目没有很多的申报途径。

### 2. 产学研"脱节",科研成果难以产业化

我国许多重点工科院校和科研机构具有丰富的人力资源和技术储备,完全有能力完成

康复辅具领域高水平产品的研发任务。但是，将科研成果转化为产品并实现产业化，需要经过十分重要的中间试验环节，而用于中试的投入一般是研发费用的8～10倍，高校和一般科研单位不具备中试的能力和条件，中小企业多重视短期效应，也没有能力进行风险投资，承担中试任务，因此造成许多科研成果滞留在研发单位，从而制约了成果向产品的转化。反过来，因为不能转化为实际产品，导致科研的积极性受挫，从而阻碍了学科的发展。

3. 产品科技含量总体较低

总体来看，康复工程的高端产品目前主要被国外公司垄断，我国具有自主知识产权的产品较少，自主研发的产品主要停留在技术含量较低的中低档产品，有些甚至只是简单的仿造，产品种类少、技术含量低，无法形成规模化、标准化生产。

4. 加工技术水平整体落后于工业发达国家

由于我国康复工程产品的独立制造能力不足，中档及以上产品市场基本上被国外品牌垄断，制造技术与发达国家相比仍然存在阶段性差距，加工技术水平整体落后于工业发达国家。我国康复工程生产装配的专用设备目前大部分尚依靠进口，自主研发的打磨机、专用成型真空机、热塑板材成型平板加热器等设备虽已投入生产，但是产量低、质量不稳定，尚未形成系列化。

5. 康复工程产品高新技术产业体系尚未形成

由于历史的原因，我国生产康复工程产品的企业分属不同部门多头分散管理，更多的小型企业没有明确的归口管理单位。据不完全统计，目前我国生产康复工程产品的企业有500多家，除少数外商独资、中外合资和国营假肢生产企业外，多数是集体和个体经营的小型企业。由于尚未建立产品市场的准入制度，没有国家或集团的支持，高技术含量的新产品研发成果很难进行转化，导致了中国康复工程产品市场比较混乱、产品质量参差不齐、商业价值不高等问题，无法对康复工程学科的发展形成支撑和引导。

6. 康复工程创新型人才匮乏

康复工程是一个涉及面广，与人体特点息息相关，技术要求高的新兴交叉学科。由于专业设置等历史原因，以及受师资力量、实践场地的限制，目前康复工程领域的高水平技术人才非常匮乏，尤其是既具有坚实的理、工、医学基础，又具有较强的实际动手能力，并对康复工程领域及相关产业的实际状况和发展前景有较全面和深入的了解，具有较强创新能力和学习能力的、德智体全面发展的、综合素质较高的复合型骨干技术人才，和具有成为康复工程领域领军人物潜质的高端人才极为稀缺，不仅成为制约康复工程产业发展的瓶颈，也是康复工程学科面临的重要挑战。

## 四、康复工程学科发展重点任务

在人才培养方面，要进一步增强本科层面的教育力量，形成包含本科、硕士、博士、博士后各个层次完整的培养体系；推行合作建设创新实践基地，强化学生动手实践和创新能力；加强工程硕士的职业性训练，推动针对重要企业和组织的“定制化”人才培养，力争这些人才成长为康复工程领域的骨干力量；加强与国外大学及研究机构联合培养人才的力度，培养国际化人才。

在科学研究方面，以社会需求为导向，以重要项目为牵引，走可持续发展和自主创新的道路，力争在重点方向迅速突破，取得一批高水平的成果，继续大力推进科研基地建设和学术团队建设，通过重点实验室、产业联盟等形式深化产学研结合，在支撑康复工程产业发展方面取得重大成就。

## 五、康复工程学科的重要发展趋势和重点研究方向

### (一)重要发展趋势

康复工程学科的重要发展趋势包括：

1. 多学科交叉进一步加深

这是由于康复工程必须依赖机械、力学、电子、信息等工程学与医学、生物学的交叉，这既是创新的出发点，也是解决重大难题的关键点，由于人才培养机制、科研运行机制等方面的原因，目前在康复工程领域的学科交叉程度还远远不够。

2. 基础研究和应用基础的研究将发挥更加重要的作用

这是因为康复工程与其他成熟学科相比，理论基础的成熟度和系统性都远远不够，很多技术和产品多来自于工程经验，这已经严重制约了康复工程产品的创新。

3. 康复工程产品的个性化、定量化、智能化、数字化

这是因为康复工程产品本身的应用对象和特性已经决定个性化定制是必然趋势，而定量化、智能化、数字化则是康复工程产品升级换代的重要切入点。

### (二)康复工程发展的重要研究方向

1. 行为功能定量评价技术

行为功能评价是康复评价的重要组成部分，也是康复训练策略优化和康复辅具设计的重要依据，具有重要的应用需求；目前的行为功能评价仍主要依赖于医生的个人主观经验和量表等传统方式，具有较大的局限性；行为功能评价的定量化是目前该领域发展的重要趋势，国外一些研究机构已经开始应用一些定量化方法，并开发了相应的测试系统，我国这方面的研究才刚刚起步。该技术的研究目标与重点任务是：综合应用生物力学、神经生理的原理和人体测量、运动分析、生理参数检测、虚拟现实等技术，对人体的行为，尤其是日常行为的特征进行分析，在此基础上，提出运动、认知等行为功能的定量化评价方法，开发相应的检测设备。通过对日常行为功能和传统量表任务的定量化分析，可以进一步提高康复评价的科学性和康复训练策略的有效性。

2. 人机交互与协调控制技术

目前在美国、日本等国家，利用残障者身体残存功能实现人与辅具人机交互和控制的方式较多，技术也比较成熟，可在市场上购买到多种能利用眼动、语音、吹气、轻触等方式

操控的辅具产品。而我国的辅具产品目前控制方式还多采用摇柄、按键的方式。因此研究残障者残存功能与多种先进人机交互方式因人而异的结合方法，对实现残障者与辅具间良好的交互和控制具有重要意义。该技术的研究目标与重点任务包括：通过对视线追踪、语音识别、虚拟现实等技术的研究，探讨残障者与辅具间交互与控制的新模式、新方法，利用人机工程学原理，研究多种简单实用的人机界面，借助康复辅具，实现重度残障者生活自理和独立出行。

3. 基于多模态信号的辅具控制技术

脑电、肌电等多模态神经信号的检测和分析，对于深入理解功能障碍发生机制、优化康复训练策略以及训练设备和辅助器具的智能化控制具有重要意义，也是世界范围内残障者康复训练设备和辅助器具的发展趋势，具有重大的应用需求。我国尽管在神经信号检测与分析的基础研究方面已经有一些突破，但距离实际应用还比较远，需要突破一系列关键技术。研究目标与重点任务是：通过对检测电极、信号放大与滤波、信号特征提取以及多模信号融合等技术的研究，建立具有低成本、高可靠性、快速易用等特点的神经信号检测和分析方法，并应用于残障者康复训练设备和辅助器具的研制。

4. 辅具个性化设计和制造技术

由于残障者个体的差异，康复类产品历来对个性化要求较高，目前很多发达国家实现了康复类产品的个性化定制，较成熟的技术是结合激光扫描、计算机设计制造、快速成型等技术，实现矫形器、轮椅、假肢等辅具的个性化配置。目前我国仅假肢、矫形器类中几种产品可根据病人的身体情况进行手工取型配置。通过辅具产品的个性化、模块化设计和制造过程中柔性制造技术的应用，将解决残障者个性化需求与辅具产品规模化生产的矛盾。该技术的研究目标与重点任务是：通过对残障者身体扫描技术、计算机辅助设计技术和辅具产品模块化设计和柔性制造技术的研究，探讨康复类产品的个性化设计与制造技术，在降低辅具产品生产成本的同时，实现因人而异配置。

5. 居家老人健康监测与预警技术

老人的居家看护不仅是家庭问题，也已逐渐成为社会负担。开发适合大众人群长期佩戴的低成本、高安全性、高可靠性老人健康监测与安全报警装置，使其具有生理信号采集、用户状态和康复信号感测、空间定位等功能。该装置可通过无线传输，实时将监测信号向外发送，并可通过网络将详细信息传至医疗机构的监控中心或监护人，便于随时掌握需要看护者的生理状况及康复状况，也便于联系急救网络。同时通过建立监护对象的生理参数数据库，还可为专业医生的准确诊断和有针对性地制定康复训练计划提供辅助和依据。

6. 康复辅具标准化技术

标准化工作是康复辅具产业发展的基础性工程，是企业提高质量、占领市场的前提和保证。目前我国可生产的辅助器具类产品种类只有三分之二以上的产品没有相应的标准，标准化工作存在与市场脱节，标龄较长的问题，使我国的康复辅具市场对于国外公司的产品没有任何技术限制，甚至成为了国外公司的实验基地，而我国康复辅具企业的产品由于标准差距问题，如要进入国外市场则需要完成非常复杂的手续。因此，在行业内开展康复辅具的标准化技术研究，进而实质性参与国际标准化活动，不仅可以提升整个行业的整体技术水平，还有利于提高自身的国际竞争力，构建我国的康复辅具技术壁垒。

## （三）康复工程发展的重点应用方向

### 1.视听及言语功能代偿辅具

目前我国有500万盲人，占世界盲人总数的18%，每年还新增45万。有800万为重度耳聋患者，其中七岁以下的儿童约80多万，还有20多万言语功能丧失者。人工视觉、人工听觉和人工语音等设备是这些人告别残障的最好办法，如此庞大的社会需求群体必将带来重大的需求。近年来，国内在视听及言语功能代偿方面有一定的研究，人工耳蜗已经研发出原理样机，人工喉的低端产品已经开始小批量生产，并有多个自主知识产权的技术已经应用到产品上，人工视觉方面也做了很多基础性研究。因此研发人工视觉、人工听觉和人工语音等设备，实现残障者视听及言语功能的代偿是康复工程的重要应用方向之一。

### 2.老年人行为功能评价与训练系统

老龄化是我国面临的紧迫问题，尽可能地延缓由于老化所导致的行为功能降低，对国家、社会、家庭具有重大意义，提供这类功能的产品的市场需求至少在千万台量级。因此，可对老年人手脑协调、应激响应和认知等行为功能进行长期跟踪评价，并根据评价结果进行针对性康复训练，从而尽可能延缓由于老化所导致的行为功能的降低，有效保证老年人的生活质量的系统和设备将是康复工程的重要应用方向之一。

### 3.脑卒中病人及运动功能缺失病人的康复训练系统

目前我国每年有200万～250万名新发脑卒中患者，80%的脑卒中后生存的患者存在不同程度的运动功能障碍，偏瘫、截瘫、脑瘫等导致的运动功能缺失的患者数量更大，因此此类设备市场需求巨大。目前国内对于人运动功能障碍及行为能力做评价已经有较好的研究基础，但对于运动功能的康复训练，尤其是手功能的康复训练，只有一些非常低端的装置。具有定量评价和分析的功能、可以针对患者个性化需求进行训练策略优化、以日常行为功能的康复为中心；能充分利用多模态的信息、基于混合现实技术交互等特征的产品将成为发展趋势，这类产品将是康复工程的重要应用方向之一。

### 4.残障者新型生活辅助系统

生活辅助器具是残障人基本生活质量的支撑和保障，日本松永、中国台湾日进的助行器，日本松下的外骨骼机器人，德国西门子、丹麦瑞声达的助听器，在国际范围内应用较为广泛。国内助行产品主要集中在助行架、轮椅、拐杖等低端产品，外骨骼助行器的研究工作尽管已经开始，但尚未形成成熟样机。视障阅读辅具的相关研发工作也进行了很多，已形成系列样机。高性能助听器的研究起步较晚，与国外存在较大差距。由于这类产品需求量巨大，且可能为医保系统所支持，因此是康复工程的重要应用方向之一。

### 5.功能性电刺激康复辅具

功能性电刺激是指通过电刺激神经组织以达到恢复或矫正某种功能的神经假体技术，其兼具功能替代和功能重建双重生物效应，是临床上用于治疗脊髓损伤患者的重要手段之一。目前我国在这一方面的研究已经有一定技术积累，在微电神经刺激方法、微创植入性材料、安全和低成本的微电刺激康复装置方面也有了一些突破，因此未来可能成为康复工程的重要应用方向之一。

6. 康复工程产品专用设计及加工系统

我国康复工程生产装配的专用设备目前大部分依靠进口，自主研发的打磨机、专用成型真空机、热塑板材成型平板加热器等设备虽已投入生产，但是产量低、质量不稳定，尚未形成系列化，研制具有自主知识产权的符合我国国情的康复工程产品设计和加工成套设备与专用仪器，如残肢、假肢接受腔的三维测量与信息处理系统、辅具 CAD/CAM 成型设备、矫形器个性化设计系统、多工位集中真空成型系统等，对于提升我国康复工程产品的总体水平具有重要意义，因此，此类产品也将是康复工程的重要应用方向之一。

7. 康复工程产品专用检测及评价系统

功能检测与安全性评价是保证康复工程产品质量的重要环节，康复工程产品专用检测及评价系统是实施康复工程产品质量标准的保障条件，目前，我国这方面的发展相对落后，是我国康复工程产品竞争力不足的重要原因之一，因此，研制这类产品将是康复工程的重要应用方向之一。

## 参考文献

[1] Rory A Cooper, Brad E Dicianno, Bambi Brewer, et al. A perspective on intelligent devices and environments in medical rehabilitation . Medical Engineering & Physics, 2008, 30: 1387-1398.

[2] Jennifer L Collinger, Brad E Dicianno, Douglas J Weber, et al. Integrating Rehabilitation Engineering Technology With Biologics. PM&R, 2011, 3: S148-S157.

[3] Pons JL. Rehabilitation exoskeletal robotics. IEEE Engineering in Medicine and Biology Magazine, 2010, 29:57-63.

[4] Laver K, George S, Ratcliffe J, et al. Virtual reality stroke rehabilitation—hype or hopeAustralian Occupational. Therapy Journal, 2011, 58: 215-219.

[5] Hayward K, Barker R, Brauer S. Interventions to promote upper limb recovery in stroke survivors with severe paresis: a systematic review. Disability and Rehabilitation, 2010, 32: 1973-1986.

[6] Tanaka Toshiaki. Clinical Application for Assistive Engineering-Mixed Reality Rehabilitation. Journal of medical and biological engineering, 2011, 31: 277-282.

[7] Slavens Brooke A, Harris Gerald F. The biomechanics of upper extremity kinematic and kinetic modeling: applications to rehabilitation engineering. Critical reviews in biomedical engineering, 2008, 36: 93-125.

[8] 张明，樊瑜波，王喜太. 康复工程中的生物力学问题. 医用生物力学，2011，26(4)：291-293.

[9] 金德闻，季林红，杨建坤，等. 生物机械学研究在康复工程中的应用. 中国医疗设备，2011，26(4)：1-4.

[10] 沈晓军，张晓玉. 我国康复辅具发展概况. 中国医疗设备，2009，24(12)：1-4.

撰稿人：王喜太　樊瑜波　张晓玉　李立峰　张明　李德玉　等

# 家庭健康保健技术发展现状及趋势

## 一、引言

家庭健康保健是针对家庭成员，在家的空间范围内，以防治疾病、提升成员的身体和心理状态水平为目的的。1990 年美国的 Rubiustein 主持了探索“家”对人的意义与功能的调查研究并得出结论：家的环境具有其他环境下不可能提供的作用，有助于提升治疗效果。随着老龄化社会的出现，医疗费用的爆炸性增长，信息与通讯技术的快速发展以及重心下沉、关口前移的医疗保健趋势，家庭健康保健领域呈现快速增长的态势[1]。

据 2010 年全国人口普查 60 岁及以上人口为 177648705 人，占人口总数的 13.26%，其中 65 岁及以上人口为 118831709 人，占人口总数的 8.87%。65 岁以上人口的比例比以往任何时候都要高，这一数字在接下来的相当长时间内还会稳步增长。人口的老龄化使得医疗、健康、生活质量、疾病护理等方面的需求更多、更高，这些要求包括但不限于医疗、牙科、药物、行为、社交生活、青少年健康、情感救助、戒毒、体检、癌症关爱、职业病、视力保护、患者请求服务等方面的内容。

家庭健康保健技术利用在物理、化学、生物的技术和原理的最新技术进展，作用于整个人体、人体的局部器官、组织、细胞及人赖以生存的环境以满足检测、治疗、助益及保健的需求，从而获得家庭健康水平和能力的提升。电子技术的各种监测、治疗手段的不断创新，使得医疗产品突破了以往观念的约束和限制，在信息化、微型化、实用化等方面得到了长足发展，因而家庭健康保健技术已经逐步成为重要的技术应用研发趋势，并成为人类健康的一项极为重要的研究领域。美国哥伦比亚州巴特尔学院的专家曾对未来 10 年最热门的技术进行预测，其中包括家庭健康保健技术。

家庭健康保健技术及产品大多应具有轻、小、廉、效、智、简、安全、可靠等特征，而应用这些技术特点的家庭健康保健相较于医疗机构的健康保健，其作用时间的长效性，应用的便捷性，措施的综合性，干预的前瞻性具有独特的优势，对专业医疗机构的治疗和保健是一种补充和延续。家庭健康监测器、治疗仪加上与专业医疗机构通信机制的逐渐建立，医疗保健会越来越不限于医疗机构，而是逐步渗透到千家万户的日常生活中。因而以家庭为基本单位的医疗保健是可满足健康生活需求的终端场所，与社区医疗、专业医疗机构的医疗保健相比，更能体现出预防及疾患的早期干预的优势，也更符合向预防、预测、个性化及参与性的医疗保健方向发展的趋势。

本文根据医疗保健技术的作用提出了家庭健康保健产品的分类，对既有的产品进行综述，按照归类的技术和原理对相应领域的前沿研究进行分析，阐述未来发展的趋势。

家庭健康保健技术应用产品繁多，按照健康保健的领域，个人所处的状态，作用于人体的部位或者外界环境，所起的具体功用，所采用的技术方法等有不同的分类方法。本文按作用分为监测类、治疗类、信息类和助益类。监测类主要用于人体健康状态的检验、监测，如：生命状态监测、健康状态评测仪等;治疗类是指作用于人体并能产生积极疗效的,是有效、安全可靠且不便于在医疗机构持续应用的。如:音乐疗法、矫正仪等;信息类指的是辅助人进行健康认识及愉悦的电子产品,如:电子健康档案、远程医疗和教育、娱乐保健软件等;助益类指的是增进、改善健康水平和能力的,如:各类按摩用品,煎药、针灸、推拿、刮痧、香薰、拔罐等传统保健用品,残障辅助用品、空气净化、除噪、加湿等改善生活环境的用品等。按应用的技术与原理分,有生物力学、超声技术、光技术、电磁技术、生物材料、信息技术、生物芯片、生物传感等,具体产品可为若干技术的结合。以下将介绍近年的研究重点、热点及取得的成果,并分析未来的发展趋势。

## 二、家庭健康保健技术综述

### (一)生命状态监测

美国心血管学会(AHA)主席 Binkley 教授认为[2],心脑血管病的诊断和治疗必须借助于日常生活中的生理信号的连续检测。他认为,现有医院的仪器设备有三大致命缺点:一是采集不到一些低概率事件;二是不能测量心血管系统在日常生活中包括活动、工作、休息和睡眠时的生理反应;三是不能捕捉到生理信号的生理节奏的变化,而这些信号、特征和变化恰恰反映了病情的发展。

以心率变异性为例:心率变异性也是脑卒中和冠心病等高致死率心脑血管病的早期预警指标,因为心房没有有效收缩则血液会瘀滞和凝聚。相当多的研究表明,心率变异性与冠心病等有紧密联系。Colhoun 等在对 163 个对象进行的试验中发现[3],低水平 HRV 与所有冠状动脉硬化症高度相关,此外冠心病患者的 HRV 时域指标和运动后的心率恢复能力的降低有关[4]。Leschka 等使用 64-MDCT 血管造影对 114 个动脉血管狭窄病人进行检查,发现其检查结果与 HRV 的非常一致[5]。然而,心率变异性反映了中央自主神经系统的调控能力,在很大程度上受运动和人的心理状态影响。以往的心率变异性分析都没有考虑到这些影响,导致心率变异性稳定性不好,至今未获实际应用。加拿大渥太华大学的 Seely 开创了"连续个性化多器官特征变异性分析"[6]。它连续测量心电、呼吸等信号,转换成标准的个性化的多器官特征变异性参数,在 ICU 提前 24 小时预测感染,降低了死亡率。

由此可见,生命状态参数的动态长时间监测是实现各种慢性疾病、突发疾病的早期预防的关键技术。生命状态检测分两种,一是生理信号的监测,另一种是人体状态的辨识。第一种可检测的生理信号主要有:①循环系统功能信号(心电图、血压、心律等);②呼吸功能信号(动态血氧饱和度、呼吸曲线等);③神经功能信号(脑电图、肌电图等);④内分泌检测信号(血糖、尿糖等);⑤孕产妇信号(早孕宫缩压力、胎儿心律等);⑥人体特殊姿态的监测;⑦其他生物信号。第二种包括人的综合状态的定性评估。从应用方式上看,生理信号的监测可以在睡眠过程中、穿戴于平常生活中或嵌入家庭生活用品中。

#### 1. 生理信号的监测

(1)心电监护

早在 20 世纪三四十年代,美国理学博士 Norman J. Holter 就从事生物信号遥测技术的研究[7]，于1949年研制成功遥测心电图装置，在60年代则研制出集收发于一体的心电监护系统（Holter系统）。这项技术的发展成为检测心律失常、心肌缺血的重要而有效的诊断方法，是家庭心电监护系统得以发展的重要基础。

家庭心电监护早期对象是对做过心脏手术或者移植的患者。心电监护系统的构架一般是由以单片机为核心的数据采集、处理、存储、显示、传输组成。在微处理器的选择上，选用ARM等32位的高端处理器，无需再借助于PC机就可以直接进行心电数据的处理、存储和LCD的驱动显示，数据若需向远端传送则一般通过远程无线通讯完成；若选择的是比较低端的微处理器，则处理器只完成采集和传送数据的任务，数据的处理、显示和进一步向远端传送则由接收到心电数据的PC机或PDA完成，微处理器和PC机或PDA之间的通讯方式一般选择蓝牙或ZigBee等无线方式。

（2）呼吸监测

作为人体最重要的生理过程之一的呼吸，是人体与外界环境进行气体交换的过程，实现氧气和二氧化碳交换，达到供应能量和维持体温的作用，从而保证新陈代谢的正常进行。对人体呼吸的监护检测也是现代医学监护技术的一个重要组成部分。临床上，采用的呼吸测量方法通常是气流分析法（如BIOPAC公司MP150系统中的二氧化碳分析模块[8]），能够精确地获取各种呼吸成分（如呼吸率、呼吸比及呼吸末二氧化碳等），但是通常要求使用者戴面具、并且平躺着，在很大程度上影响了病人的正常生活。近年来，呼吸监测技术已经有了很大的发展，提出了各种新呼吸传感方法，设备趋于小型化，逐步进入家庭应用。

（3）血氧监测

血氧饱和度是血液中被氧结合的氧合血红蛋白（$HbO_2$）的容量占全部可结合的血红蛋白（Hb）容量的百分比，即血液中血氧的浓度，它是呼吸循环的另一个重要生理参数。监测动脉血氧饱和度（$SaO_2$）可以对肺的氧合和血红蛋白携氧能力进行估计。早期血氧饱和度检测多采用有创的血气分析技术，而目前家用电子血氧监护仪主要分为两种：指端脉搏血氧监护仪和基于NIRS技术的组织血氧监护仪。脉搏血氧仪可以连续、实时、无损地监测指端脉搏血氧。检测时，将探测器夹在指端即可获得测量值，与血气分析相比，优势比较明显。但其缺点也不容忽视。例如，脉搏血氧只是动脉血的氧饱和度，只能反映全身供氧情况，而不能反映某一局部组织的氧合状况。另外一种组织血氧仪则在一定程度上克服了脉搏血氧仪的这个缺点。组织血氧仪不仅可以连续、实时、无损地监测人体血氧饱和度，更重要的是，它测得的数据反映的是人体某部位的局部血氧饱和度，这在一定程度上提高了测量结果的有效性和精确性，具有非常广阔的市场前景。因此，组织血氧也成为了近几年学术界研究的热点。随着电子技术、通信技术、医学信号处理技术等相关技术的发展与进步，新一代无创、便携、无线、佩戴式的电子血氧监护仪得到了长足的进步。

（4）血糖测试仪

在20世纪70年代血糖自我监测仪器就已上市，使血糖的检验由医院延伸到家中。80年代，新一代血糖及操作技术简单化，使得自我监测血糖的准确度提高了。最初采用干化学试剂条测定尿糖浓度的思路，采用酶法葡萄糖分析技术，并结合丝网印刷和微电子技术制作的电极，以及智能化仪器的读出装置，三者完美地组合成微型化的血糖分析仪[9]。家用血糖检测仪主要包括两种测试方式:①有创血糖检测,这类仪器采用传统血糖测量方法,通常要从手指或手臂上采取微量血液样本进行测量,这种测量方法对人的身体具有伤害性;②无创血糖检测,是在不损伤皮肤的条件下测量出人体血液中血糖浓度的新方法。它能解除糖尿病患者经常化验所需要的针刺取血的痛苦,避免病毒通过血液传染的危险。同时它能有效地提高对血糖监测的水平,降低患者的患病概率,这一类型的典型代表即为手表型测量装置[10]。各种无创血糖的检测成为研究的热点。

(5)运动监测

实时准确地获取和分析人体的姿态和运动信息是健康监测、康复训练等领域的关键技术。多摄像机的光学捕捉系统(也称"Mocap")是当前比较成熟的人体运动获取技术[11]。基于视频图像监测技术,优点是精准度高,但侵犯个人隐私,且设备昂贵、应用受场景限制。随着无线躯感网技术的快速发展,由于其低功耗、移动性强、安全性高、集成微型化等特点,基于非视频电子传感器的跌倒监测研究正逐渐成为国内外的研究热点。

(6)足底压力监测

足病流行于各个国家,覆盖各个年龄阶段的人群。Spahn 等从丹麦随机抽样的人群中发现 30.4%的人足跟痛,足痛在十多岁的年轻人中发生率为 14%[12]。在澳大利亚年龄大于 70 岁的老年人中的发生率达到 34%[13]。各种足病的发生,影响了日常生活。如扁平足问题会令脚部压力加重,容易失去重心及平衡,同时引致后足外翻问题,影响步行姿势。

大多数足部疾病是可以预防的,其中之一是足部的检查。然而,传统足的功能评估和诊断,主要依赖骨科医生对 X 光片的解读和对足部的外形特征判断,这两种处理方式都需要医生的经验且耗时耗力。更为重要的是,部分足病,比如高弓足,早期病人没有什么不适,一旦感到不适,需要就医时,足部的病理畸变已经到了非常严重的程度。因此,需要一种便携的辅助诊断设备以便早期发现足部功能异常。足部压力的研究主要集中在足压兴趣区域的提取、足底压力特征和足型分类的研究等。

(7)其他医用生理参数的获取

首台用于家庭监测胆固醇的检测仪于 2002 年获得美国食品与药品管理局的批准。这是一种用患者指尖全血样本进行总胆固醇检测的体外诊断装置[14]。美国德州一家公司生产的可生物降解的结肠测试纸,只需在大便后将一张测试纸扔到马桶里即可。这种试纸经色原体化学处理时,当粪中有血液时,血色素便与色原体反应,使试纸颜色呈蓝色和/或绿色。这种测试虽然不能告诉人们是否得了结肠癌,但是可以提醒人们进一步检查和随访[14]。

胃肠道酸碱度数据的获取,采用可吞咽电子胶囊,设备的大小类似于一粒大一些的维生素药片,在胃和肠道里穿行,收集人体酸碱度和血压数据并将这些数据发送到外接接收器上。在几天后胶囊从人体排出后,患者就将手机大小的接收器拿到医生那里,医生从接收器中下载数据到电脑上,而胶囊则不需要回收。

此外家用 B 超[15],家庭血压监护[14]、血脂等医疗参数也由于技术的发展能简便可靠地获取。其他相关医疗参数,能够符合家庭应用的特征都在逐步转化为家庭应用的产品。

2. 综合监测

(1)睡眠监测系统

睡眠监测系统是在睡眠状态获取人体重要的生理状态，是现代医学诊断中不可缺少的内容。对于睡眠的监测，一般采用基于脑电图测量的多导睡眠图仪、微动敏感床垫等，但设备操作复杂，费用昂贵，不适合家用。而出现的便携式睡眠监测系统，由睡眠手表和血氧指套构成，采集脉搏波、血氧饱和度和手动，可对睡眠结构、睡眠呼吸事件、心率变异性进行分析。该系统随着研究的完善和开发的深入，有望从高端应用走入家庭使用[16]。此外嵌入式睡眠监测分析系统、穿戴式动态睡眠呼吸监测系统[17]也在研发中，为应用于老人、嗜睡者，及婴儿等有睡眠障碍的人群提供自然睡眠状态下的临床相关因素分析及功能性疾病的关联分析提供重要的设备。

(2)穿戴式生理信号监护仪

可穿戴技术在活动状态下监测人体生命参数，对被测者的心神状态、潜力、薄弱环节、影响因素等进行比较全面的了解和准确的评估。可穿戴技术分为将现有的测量系统连接并集成到衣服里的模块集成技术，通过微电子封装技术集成在衣服里的嵌入式技术，使用具有测量功能的生物材料制成的纤维或织物的纺织技术等[18]。在便携方面，应用智能手机技术和蓝牙技术的穿戴式移动监测系统将在未来的健康护理中发挥重要作用。基于智能手机的穿戴式移动监测系统可实现多项基本生理参数的低负荷获取，具有较好的人机交互界面和移动监护特性，可扩展性强。使用蓝牙实现生理数据短距离无线传输，使用嵌入式操作系统的智能手机实现生理数据的接收、处理、存储以及远程传输[19,20]。

(3)人体状态的辨识

相对于单个或者多个生理参数的获取，另一类研究则聚焦在人体状态的监测和评估。如对身体状态改变的判别，以及整体状态的应激监测等。整体状态的评测是评估亚健康的重要依据，这方面的设备主要包括量子检测仪、“一滴血”检查、TT－M 热成像、虹膜检测、中医经络检测等[21]。如利用低压直流电刺激感应技术，向人体发送低压直流电信号，信号在人体组织内转化为离子流，依据离子流在阴阳两极的极化运动，获得穿过组织的电阻、电传导性、pH 值、电压以及细胞膜的动作电位，评估人体各脏器的间质细胞的电生理活性。并根据生理反馈信号的单向导通，进行即时电流分析法分析，通过数字模型对数据进行 3D 重建，可对整个机体的各组织、各器官进行全面的功能评估。生物电阻抗法具有无创、简便、廉价的特点，并且这种方法测量人体成分的可行性已经得到大量实验结果的验证。Lukaski 等人测量手到脚的人体阻扰，建立了脂肪、水分等成分的预测模型，结果均与水重法和同位素稀释法具有很高的相关性[22]。刘加恩等人研制一种低成本的生物电阻抗测量系统，测量结果的线性、重线性、稳定性及准确性等方面的性能可满足人体成分测量的要求[23]。

## (二)医学治疗

1. 矫正医疗器械

使用物理、生物力学、生物材料等原理与技术应用于人体的纠偏设备，主要包括语音障碍、牙齿、睡姿、脊椎牵引、乳头等矫正设备。语音障碍矫治仪器是根据生物学、物理学和巴甫洛夫条件反射学关于分化性抑制和消退性抑制的原理，采用微电脑技术，利用电脑语音技术，依据语言的特殊规律，直接针对口吃患者、大舌头患者语言发音上的特点和缺陷，运用数字处理信号技术和光、电、声学技术，把音频、视频和图像联系起来，在大脑皮层上建立起正常的语言条件反射和兴奋灶，以直接克服患者说话时语音节律习惯性失调为主要目的，从而帮助患者恢复正常的语音能力。牙齿矫正器被用来改善咬合不良，包括戽斗、龅牙、哨牙错咬、开咬、牙齿弯曲或其他各式各样的齿颚方面的缺陷等。其原理是移动牙齿借由牙弓线将牙齿向特定方向推移，将压力加诸牙周韧带，牙周供血的改变所引发的生物性反应，透过一侧的骨头因造骨细胞产生，另一侧的骨头则被噬骨细胞再吸收，即可造成骨头的重塑。

生物反馈则是把机体平时不能感知的生理信息加以处理、放大，以机体能感知和理解的方式（通常是视觉或听觉等方式）呈现出来，让机体感知、理解，从而发挥心理对生理的调节作用，以实现生理功能的恢复，达到心身平衡[24]。呼吸反馈（也称呼吸训练，或称调息）是一种主要的生物反馈方法，让受训者按照一定的呼吸模式（如频率、深度、呼气/吸气时间比、胸式/腹式等）进行呼吸训练，达到对生理的调节作用，以实现生理功能平衡。呼吸反馈是指有意识地加强呼吸深度，减小呼吸频率，改变呼吸模式。其主要作用包括：调节人体自主神经，达到预防和治疗各种身心疾病；纠正坏的呼吸习惯（如潮式呼吸、嘴呼吸），预防疾病；强化呼吸肌肉，改善肺功能等。

2. 音乐治疗

音乐疗法是一种新兴的，涉及音乐、声学、物理、生物学、心理学、医学等多学科的艺术疗法。自 20 世纪 40 年代起，人们已逐渐将音乐作为一种医疗手段，在某些疾病的康复中起一定的效果，尤其在治疗焦虑、失眠、抑郁、心身疾病以及手术镇痛和各类痛症等方面。从 80 年代开始，在精神病学方面也进行了音乐对精神病康复的探索和临床研究。美国音乐治疗协会明确指出音乐疗法在临床适用于身体健康的恢复、改善和维持。现在，包括欧美日等发达国家的几乎所有综合性医院、康复医院和精神病院等，都已设立了音乐治疗项目，尤其在医疗康复领域作为一种重要的治疗手段。它可用于健康状态的维护，亚健康状态的调治和临床疾病的康复治疗和疾病的辅助治疗，具有广阔的应用前景。近年来，随着社会健康需求的不断提高，这种具有安全、无毒副作用、有效、低成本、娱乐性及可接受性强、易推广、家庭和机构均可应用等特点的疗法逐渐为人们所认识、接受和喜爱，并可应用于家庭健康保健。

体感音乐治疗的心理效应，主要是情绪调整，可使人平静、放松、愉悦并诱导睡眠；其生理效应，主要为放松肌肉，调节血压和心率，改善血液流变和微循环，调整胃肠功能等[25]。它创立于挪威的 Olav Skille 博士并完善于日本的小松明博士。全日本音乐疗法联盟理事小松明先生于 1960 年开始换能器的研究，进行体感音响的学术研究和产品开发，并将体感音响技术融入音乐疗法中，开创了日本音乐体感振动治疗的先河。2002 年，中国卫生部中日友好医院亚健康研究室引入日本新体感音乐设备，建立了中国第一家专业体感音乐治疗室，组建了集中国音乐、声学、生物物理、心理学、实验与临床医学及神经生物学等学科专家为一体的体感音乐治疗研究课题组。在国家及北京自然科学基金课题和北京市科学技术委员会科技项目资助下，创作出具有中国民族风格的宫音体感音乐，建立了宫调体感音乐放松疗法并完成了相关基础与临床研究[25]。而另据广州中医药大学康复教研室余瑾博士，对帕金森综合症的体感音乐治疗实践表明：体感音乐治疗不仅让患者很快感受到身心的愉悦和欣快感，肢体逐渐从僵硬、紧张状态中放松下来；同时，配合留针观察还发现：体感音乐声波在体内呈现循经感传和骨传导的特性，使得针灸的“得气”感和疗效都得到加强，并最终得到综合康复的效果。

体感振动音乐治疗由体感音乐、治疗方案和体感音响设备三方面组成。体感音乐是一类特殊制作的、富含低频、以正弦波为主的治疗性乐曲。治疗目的不同，体感音乐乐曲有所差别。治疗方案是在临床研究的基础上确定的。内容包括治疗对象身心状态评估、体感音乐的选择和确定音量、振动强度、治疗时间及疗程等。体感音响设备主要包括：音源和分频－放大－换能装置，其主要形式为床、床垫、台、椅和沙发等。其效用是使人在聆听音乐的同时身体也能感受到音乐声波振动。体感音响设备不同，音乐声波频率范围和振动强度有所差别，人体感受的音频范围为触振动觉和听觉的总和，即16～20000Hz[26]。随着技术的不断成熟，作为家庭应用已为期不远。

3.理疗技术和产品

(1)电疗技术

从17世纪开始，就有人用摩擦电治疗疾病。到18世纪，自富兰克用莱顿瓶放电治疗瘫痪患者以来，用电预防和治疗疾病便得到广泛运用并迅速发展。近年来随着科学的发展，应用电对人体的刺激、按摩和温热效应，以达到保健养生和促进慢性疾病康复之目的。

高电位治疗是最古老的一种电疗法，将一般交流电经处理之后，给予处于绝缘状态下的人体以交流电位，使人体周围产生交流高压电场。在交变电场的作用下，人体各个部位产生极其细微的振动，调整各组织器官的不平衡，各细胞产生与电流周期相适应的配向运动，细胞间的凝聚力趋向缓和，细胞内外液体，按照正常值重新分配。随着钙离子浓度的增加，锰离子、磷离子的减少，肌肉、心肌细胞活性提高，收缩有力；有利于骨骼疾病改善和疲劳的消除。

电子疗法利用一般的家用电源，经特殊设计的仪器，将电压、电流改变成人体可接受的微量电流，通过某种安全介质，将电压、电流、电离子导入人体全身细胞内，改变细胞膜电位，增加细胞生物电能量，改善细胞膜的通透性，达到促进细胞新陈代谢，活化细胞的功能。这种方法可广泛应用于各种慢性疾病的预防、治疗和保健。目前大多数仪器具有体积小、重量轻、操作简单、安全、方便的特点，非常适合家庭和个人使用。对改善亚健康状态，延缓衰老，促进慢性疾病康复，特别在改善因伤、病致残者的生理功能方面，能够补充和替代药物治疗之不足，为伤残者恢复生活自理、重返社会工作创造条件，也大大改善了多种慢性疾病者的生活质量[27]。

(2)磁疗技术

磁疗法，是利用磁场作用于机体或穴位的外治法。其作用机理的基本点是通过磁场对机体内生物电流的分布、电荷的运行状态和生物高分子的磁矩取向等方面的影响而产生生物效应和治疗作用。有研究认为，人体的穴位具有电磁特性，它是磁场的聚焦点。经络是实现生物放大效应的主要渠道，人体生物电荷失去平衡可导致一些疾病的发生。磁疗法是通过磁场对经络穴位的作用，调节机体生物电磁的平衡，从而达到治疗疾病的目的。按应用磁场类型分为静磁场疗法、脉动磁场疗法、低频交变磁场疗法、中频交变磁场疗法，高频交变磁场疗法。按使用磁疗器械不同，划分为敷磁法、旋磁法、磁电法、磁椅法、综合磁疗法、磁处理水疗法、磁吸法、短波电缆法。

磁疗的效果已较为肯定，应用也相对广泛，小型的家用磁疗设备，如各种磁疗降压表、磁疗带、磁疗片、磁疗项链、磁疗乳罩、磁疗短裤、磁疗眼镜、磁疗背心、磁疗枕、磁疗首饰、磁疗椅、磁疗杯等已经走入家庭。近几年人们根据远红外线和磁性对人体的作用，生产出远红外磁性寝具等，运用远红外与磁性相结合的办法，使磁性的舒筋活络功能与远红外活血化淤、保温、保健的温热效应协同叠加，对于风湿性关节炎、高血压、脑血栓等慢性病能起到辅助治疗的作用，具有很好的发展前景。但对于磁疗的治疗剂量，目前还没有严格的统一标准，因此目前并不建议人们盲目地在家中应用磁疗法，应该在充分掌握产品使用的剂量与副作用后再恰当地使用。

(3)光疗技术

光疗法是利用阳光或人工光线(红外线、紫外线、可见光、激光)防治疾病和促进机体康复的方法。日光疗法已划入疗养学范畴。理疗学中的光疗法是利用人工光辐射进行治疗。

波长为 0.76～1.5μm 的为近红外线。应用红外线治疗疾病的方法称为红外线疗法。可以促进和改善血液循环，增强新陈代谢，提高人体免疫功能，具有消炎、消肿、止痛的作用。对于治疗和辅助治疗的范围是非常广泛的，尤其是对一些慢性疑难病症，效果极佳。家庭保健产品有低温远红外地暖、保健皮带、远红外饰品等。

应用紫外线防治疾病的方法称为紫外线疗法，紫外线主要靠人工方法获得，紫外线透入人体皮肤的深度不超过 0.01～1mm。大部分在皮肤角质层和棘细胞层中吸收，使细胞分子受激呈激发状态，形成化学性极活泼的自由基，因而产生光化学反应。治疗作用有：①杀菌作用；②消炎作用；③止痛作用；④促进伤口愈合；⑤脱敏作用；⑥抗佝偻病，骨软化症；⑦长波紫外线与光敏剂合用治疗牛皮癣与白癜风。家用紫外线产品有紫外线厨房消毒灯、家用紫外线光疗仪等，后者采用紫外线光疗治疗皮肤疾病的袖珍式物理治疗仪，对治疗白癜风、银屑病、慢性湿疹、神经性皮炎等多种慢性皮肤病具有较好的疗效。

## (三)信息认知

### 1. 家庭医疗保健内容提供技术

医疗保健信息是一个极为庞大的领域，包括各种检验检测、食疗药膳、保健品等方面的知识，因此使用垂直搜索引擎等技术发展了知识库系统，将科研、文献、临床、实证的信息关联起来，提供信息集成服务，服务形式上通过有线、无线、卫星等提供远程教育和远程医疗咨询等服务。通过搜索引擎、分类标签以及人工整理对医疗保健内容处理形成能够便于阅读浏览的形式。医疗健康类垂直搜索引擎，Medstory(被微软整合进 MSN health)提供了一个“改进搜索”的功能。根据用户输入的关键词，搜索结果页面可以提供一些相关主题的详细分类，可以将搜索限定在更精确的领域或学科，即二次搜索。此外，搜索结果可以根据相关性或时间排序。动态导航栏，会根据用户查询的关键词而动态出现网页、新闻媒体、音频视频、临床试验、研究性文章、基金等搜索服务。此外，在内容的表现形式及可娱乐性方面有了深入的发展，如在人体解剖上，开发了可视人体(Visual body)，对于个人深入了解人体组织器官具有重要的教育意义。此外最近几年通过线上与线下整合，提供家庭健康保健的多样实质性的服务。医疗保健信息内容庞杂，为了提供可信、可靠的医疗保健信息，又发起了实证医疗和可信资源的服务，如 Natural Standard，herb research 等[28,29]。

2. 智能辅助诊断、处方和提醒

根据患者与智能处方诊断系统的交互，提供初步的机器咨询服务或者给出养生保健计划。通过知识库的构建以及采用嵌入式设备实现对处方药物配伍变化进行自动审查、分析、分类，服药提醒、饮食禁忌提醒、食物搭配禁忌等的提醒。如服药提醒用于常会忘记或不按时服药而使疗效降低甚至病情加重的人群。把定时准确的提醒器装入随身携带的药盒内，每到服药时间便反复发出“请按时服药”的提醒声，催促患者及时服药。进行膳食营养评估的健康导航仪可帮助普通人群和慢性病患者了解自己每日膳食营养素摄入情况，为合理选择和搭配食物提供了科学的参考依据，促进了使用者了解膳食平衡的理念。

3. 家庭健康档案、健康管理系统

记录个人从出生到死亡的所有生命体征的变化，以及自身所发生的与健康相关的一切行为与事件的档案。具体的内容主要包括个人的习惯、以往病史、诊治情况、家族病史、现病史、体检结果及疾病的发生、发展、治疗和转归的过程等。健康档案可发现自己健康状况的变化、疾病发展趋向、治疗效果等情况，有利于医疗保健的决策，也给医生诊治疾病带来很大的方便。

健康管理是对个体或群体的健康进行全面监测、分析、评估、提供健康咨询和指导以及对健康危险因素进行干预的全过程。健康管理与传统医疗是有区别的。健康管理不涉及疾病的诊断和治疗过程，其服务重点是进行个体疾病危险因素控制，致力于改善个体健康状况、降低医疗费用。而传统医疗的重点在于对已发生的疾病进行治疗和控制[30]。健康管理的概念最早起源于美国，1929 年美国洛杉矶水利局成立了世界上第一个健康管理组织(Health Management Organization，HMO)，该组织通过注重预防的全面健康管理的方式，有效降低会员疾病发病率，使付费的会员能够拥有较好的健康生活质量[31]。20 世纪 60 年代，人们发现很多疾病通过前期的预防和治疗能够降低患病几率。为了降低风险，保险公司开始成立专门的健康管理中心，为客户提供定期体检、建立健康档案、设计保健方案等服务。20 世纪 90 年代，企业决策层意识到员工的健康直接关系到企业的效益及发展，这种觉悟使健康管理第一次被当成一项真正的医疗保健消费战略，与此同时，德国、英国、芬兰、日本等国家逐步建立了不同形式的健康管理组织[32,33]。因此，健康管理最初的概念是提前干预以降低患病风险，其核心是疾病的前期预防和诊疗。健康管理在中国出现不到十年，实践应用先行于理论研究。2008 年立项的国家科技支撑计划“国家数字卫生关键技术和区域示范应用研究”，其目标之一就是研制供广泛应用的健康档案，目前课题已经完成了健康档案的研究，在示范推广中逐步完善。

4. 健康测试

用以测评个人的身体状态，如中医体质类型的评测、焦虑自评量表、汉密尔顿抑郁量表、疲劳问卷、疲劳评定量表、匹茨堡睡眠质量指数量表的评测等，并根据评测的结构推荐与个人相适应的饮食、锻炼及其他保健方式，这是健康管理的辅助手段。这方面的辅助器械有应用人体酸碱平衡理论的人体疲劳检测仪、体能储备检测仪、智能情绪压力检测仪等。智能情绪压力检测仪可准确分析被测人的真实情绪压力水平、对身心健康状况的实际影响程度，同时给出心理保健指导建议。

### (四)生活助益

#### 1. 按摩器具

按摩器具原理上基本以穴位和经络为基础，应用集机械电子技术、计算机技术、现代控制技术、传感技术、新材料技术、人体工程学原理以及经络针灸理论于一体，其涉及的行业有机械、电子、医疗、纺织、皮革、化工、家具等众多相关领域。从头到脚都有产品，如按摩椅、按摩带、按摩垫、按摩床、水按摩浴缸、按摩鞋、足浴按摩椅，可以适用于立、坐、卧等各种姿态，产品形式多样。目前我国设计和制造的按摩器具在功能性能上已达到国际先进水平，并成为世界出口量较大的国家。随着越来越多的现代人处于亚健康状态，推拿按摩作为我国医学的传统项目，备受消费者欢迎。从国内外发展来看，按摩器具的发展主要是更具人性化和科学化，目前主要的研究在按摩的手法，如抓捏动作是先，各种按摩介质与技巧的配合，按摩器械的标准的制定等方面。机器人控制技术、3D技术、智能化、数字化的现代工业技术已经逐步和按摩保健结合，按摩器具的核心之一是微电机技术，在此方面有广阔的应用前景[34]。

#### 2. 传统保健器具

传统保健用品包括煎药、针灸、刮痧、香薰、拔罐等。这些器具已然在家庭使用，但随着生活水平的提高，家庭已经不能满足目前的一些使用方式，更加简便安全有效的器具正在逐渐被研制出来。中医中药的精髓是因人而异，辨证施治，一人一方，传统的煎药方法费时费力，烦琐不卫生。家用自动煎药机，使用全自动或半自动控制，自动滤渣，自动防药液溢出，自动防干锅、糊锅，煎药过程不需人员看守。针灸医学是祖国医学的重要组成部分，使用声、光、电技术结合人体经络学、神经学、体液循环、人体电平衡以及声学、光子学、电磁学等理论研制声、光、电针灸治疗仪将超声波技术、激光技术、低频脉冲电疗技术应用于传统医学，同针灸治疗有机结合在一起，极大地提高了治疗效果[35]。为了便于进行刮痧等传统治疗，研制有自动推拿、刮痧器，由机架、电机传动机构、转轮、传动杆和往复运行的刮痧刀座组成，不仅可自动进行推拿、刮痧，而且可使药膏匀布于治疗部位上[36]，此外还结合理疗方法研制生物电场刮痧等设备。香薰方面有水氧香薰机、香薰笔架、香薰灯罩、香薰蜡烛等。

#### 3. 残障辅助用品

辅助器具或自助器具是针对广大残疾人因功能障碍或丧失而不能独立完成日常生活活动，为补偿他们所丧失的功能通过对原有的用品用具进行改造或在其上附加一些小的装置，使患者能够借助自身残留的功能就能进行一些自理生活活动，从而增加了生活独立性。残障辅助用品的形式多样，包括最简单地按照人体工程学原理设计的刀、叉、如厕用具、接尿器、拐杖、助听器、轮椅、吸痰器、代步车等，也包括结合网络应用的体域网。

根据2006年全国第二次全国残疾人调查数据，我国各类残疾人总数达8296万人，其中肢体残疾为2412万人，截肢人数为226万，占肢体残疾人数的8%。目前，我国生产的康复辅具的产品种类和品种还比较少，主要集中在肢体残疾人使用的轮椅车、拐杖、假肢和矫形器等。智能化正成为残疾人康复器具发展的新趋势，新材料在残疾人康复器具的应用有广阔的发展空间。

4. 改善生活环境的技术

常见的产品包括制氧、给氧、空气净化、雾化器、智能净水器等。室内空气污染对健康的影响可以造成人的呼吸系统疾病，对儿童危害更大。空气污染还是微生物和其他有害物的载体。现代室内空气污染的危害引起人们的广泛关注，从而推动了室内空气净化技术的研究进程。目前采用的室内空气污染的净化方法有通风换气式、过滤式、吸附式等。

空气净化器是利用各种过滤技术通过多道过滤网将室内的各类污染源过滤掉的产品。被动式净化器使用风机将空气抽入机器通过内置的滤网过滤，能够起到过滤粉尘、异味、有毒气体和杀灭部分细菌的作用，如净化保湿仪自动调节循环室内空气，具有空气净化、智能保湿、杀灭细菌、香薰除味等作用；主动净化器则使用银离子技术、负离子技术、低温等离子技术、光触媒技术和净离子群离子技术起到主动杀菌的作用，如基于多传感器信息融合的智能控制等离子空气清净机等[37]。中国虽然每年生产空气净化器在千万台左右，但是大多数是供应出口，如日本、欧洲、北美等市场。2007年日本的空气净化器的家庭普及率已经达到17%，销量已达到180万台。具有高附加值的产品，如高效加湿功能的高端空气净化器占有70%以上的市场份额。韩国、欧洲的空气净化器的家庭普及率甚至高于日本和美国市场。反观我国，尽管空气污染最为严重，但是空气净化器的家庭普及率低于1%[38]。

智能净水器则使用活性炭、KDF滤料、双膜互冲等技术，结合网络服务使用者可以通过手机、电话、上网掌控家中净水器的运行状况，能去除自来水中的细菌、病毒、重金属、有机污染物及农药残留等有害物质[39]。

5. 辅助生活用品

这方面的应用主要有超声波牙刷、冰敷用品、可调节人体微生态环境，阻挡电磁辐射、控制体味的内衣和新型纤维服装，去皱美肤仪，防止打鼾的睡眠头套，人体自助起卧仪等。

## 三、国内外研究最新进展

国内外企业和研究团队的主要产品与研究围绕病患管理、自理生活、技术辅助为核心目标开展，探讨保健技术的利弊、有效性、与传统方法比较的优劣等问题，并积极开展家庭健康保健技术标准的制定工作。

### （一）国内外研究状况

心电监护方面的研究主要集中在适用于低端处理器的心电数据压缩和分析算法的研究、抗干扰研究[40-42]；用于心电测量的电极的研究，如便捷性、舒适性、易用性且不失准确性的研究等。

资源受限硬件平台下运行的可靠的单导联实时心电监护算法[40]，可以检测并分类QRS波，而且准确地检测包括心律失常在内的特定心电事件。该算法的实现只需537字节RAM和大约20KB的ROM，非常适于电池供电的低功耗家庭监护设备。QRS波检测灵敏度可达99.48%，心律失常的阳性预测率可达99.67%。针对受到运动伪迹干扰严重影响的可穿戴式心电测量系统研究实现了一种基于心率指示器和ECG形态特征的QRS波检测算法[41]。算法用集成了两种传感器的腰带心肺系统获取的16小时的心电数据和MIT/BIH数据库进行了测试。心律失常的敏感度分别为96.98%和93.76%，阳性预测率分别为97.81%和99.48%。

在心电测量时，使用传统的Ag/AgCl电极需要先对受试者贴电极部分的皮肤做打磨等预处理，并涂抹导电膏使皮肤与电极充分接触，在家庭环境下应用有诸多不便。为此，提出了多种新型电极，如导电干橡胶电极[43]、电容耦合式的非接触电极[44,45]、"纺织式"电极[46—48]等，避免了电极与皮肤的直接接触，更重要的是可有效降低测量过程中人的生理和心理负担，从而更加适用于家庭长时间动态测量。

导电干橡胶电极是在橡胶中加入导电性良好的金属化合物并且具有弹性、耐老化性好、无毒等特点，可以用作可穿戴式心电测量（如嵌入腰带中）的电极，并且无需导电膏。Galeotti等研发了一套便携式数据采集系统（UPAD），可进行长时间心电、脉率等体征参数监测，并通过Zigbee无线通信将数据发送到PC机或者手机中，系统实物如图1所示。UPAD系统将干橡胶电极嵌入腰带里实现长时间动态心电测量，具有使用简单、穿戴舒适等优点[43]。

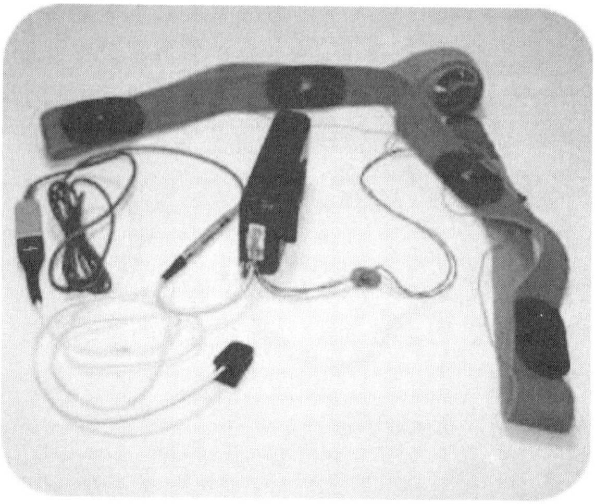

图1 便携式干橡胶电极的心电监测系统（UPAD）

电容耦合式的非接触电极具有与生俱来的电气安全特性，无需像普通电极那样频繁更换，也没有金属表面带来的皮肤刺激。它是一种重要的非接触式电导测量方法，具有非接触、结构简单、鲁棒性好等优点。Beat等将电容耦合式电极安装于马桶上来测量心电，如图2（左）所示[44]。为了验证电容耦合电极与传统Ag/AgCl电极差异性，采用BIOPAC—MP150 ECG100C心电测量模块进行数据采集。如图2（右）显示基于电容耦合电极的马桶心电测量能够获取干净的 R 波信号,但心电图受运动伪差影响较大。与此相比,传统 Ag/AgCl 电极所获得的心电图信噪比较高,抗运动伪差等干扰更强。Motoi 等则研制了基于电容耦合电极的心电监测床、浴缸、马桶等,进一步验证了电容耦合电极的优越性,特别适合于家庭中[45]。

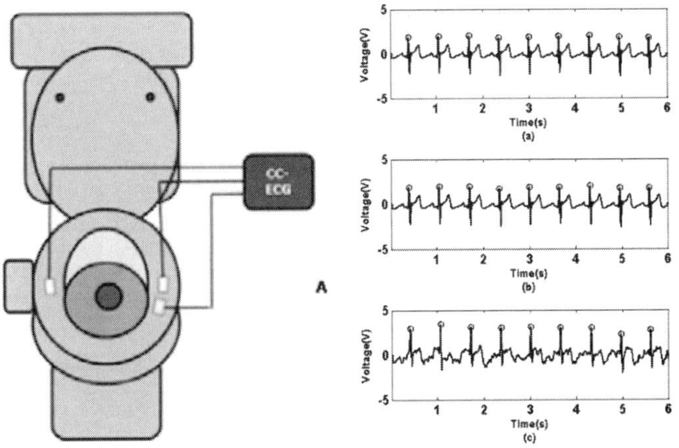


图 2　基于电容耦合的心电测量马桶及实验对照

注:其中右图中(a)为基于 Ag/AgCl 电极的标准肢体导联的心电图,(b)为基于 Ag/AgCl 电极的大腿心电图,(c)为基于电容耦合电极的大腿心电图。

不同于传统的粘贴式电极,"纺织式"电极由低电阻镀银织物、镀银铜织物、泡沫材料、导线和底层织物等组成,具有穿戴舒适、方便拆洗的特点。Sriraam 等设计了一套适用于家庭健康监护的智能服[46],智能服由具有弹性的针织纤维材料织成,耐温值高达 45 度;心电电极采用银镶硅橡胶,并嵌入于衣服中,衣服与皮肤接触具有很好的相容性,保证了测量过程中受训者的舒适性,且不影响正常生活。Huang 等也提出一种基于织物心电监测的家庭远程健康监测系统[47],该系统由嵌入心电传感电极与传感器的弯曲针织纺织带子和 Zigbee 无线控制箱组成,实物与测试结果如图 3 所示。Chiarugi 等设计了一种织物电极的心率监测系统并应用于心力衰竭患者的监测中[48]。各种织物式心电电极引起了很多学者和专家的关注,非常适合于家庭健康监测。

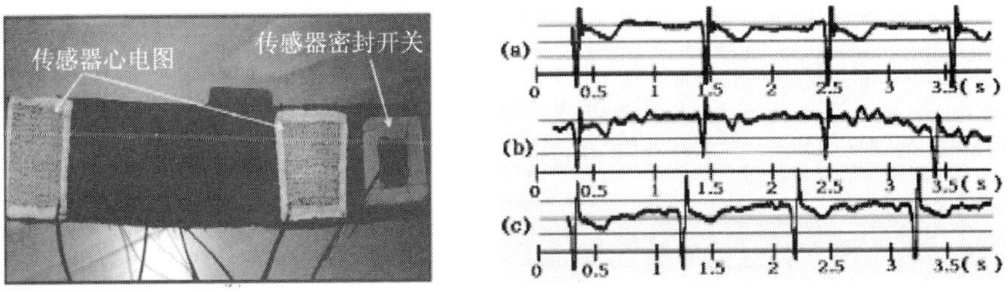


图 3　带密封开关的心电监测带及其测试结果

注:其中右图(a)为基于没有带密封开关的心电图,(b)为基于带密封开关的心电图,(c)为基于传统心电电极的心电图。

一种适用于心电长期监护的智能电极[49]（图 4）。此电极由 20×10 $mm^2$ 石膏纱布、2×2 $mm^2$ 微针阵列和 1×1 $mm^2$ 基于 CMOS 技术的 ASIC 电路构成。石膏纱布下的微针阵列能提供高质量的心电信号，电极上的 ASIC 电路可完成 ECG 信号提取、数字化、传输等功能，它可有效避免长时间使用传统电极引起的皮肤瘙痒和过敏等问题。

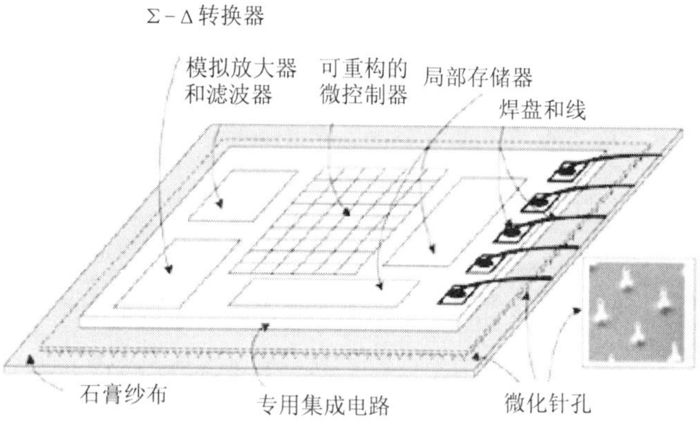


图 4　智能电极示意图

带有微孔化针阵列的生理信号记录电极[50]用于 ECG 的测量，与传统湿电极相比，其特点在于用硅制作的微孔化针阵列，可以刺透表皮，降低皮肤与电极间的阻抗并且不需要对皮肤进行预处理。更重要的是，微孔中填充的不是导电膏而是 NaCl，这种方案舒适性更好、信号提取效果更好，并且对人没有副作用。

可植入皮下的传感设备[51]，能够测量心电，并将状态和警报发送到病人身边的看护者或远程监护服务。测试时使用一对 2～3cm 的电极提取差分信号就能产生超过 1mV 的 QRS 幅值，足够准确地判断心脏停跳、心动过速和 ST 段异常。此种传感设备的特点在于能够长时间地进行心电监护。

新型电极目前存在的问题是获得的心电信号质量不如 Ag/AgCl 电极，但对于诸如计算心率之类的简单需求已能足够。利用这些新型电极，已开发出多个原型系统。如一种可穿戴式心率检测装置[48]，该装置易于操作，无需电极与受试者的直接皮肤接触，能够最大限度地为受试者提供方便和安全，非常适于家庭健康监护。

国内来看，深圳先进技术研究院设计一种非接触式心电监测床[52]，采用高传导织物式电极可进行睡眠心电监测，在监测过程中不影响病人的休息。高传导织物式电极由 92%的尼龙和 8%镀银的弹性纤维组成。

2011 年，中国科学院研究生院健康团队自主研发了一系列有情景动态监测设备 uCare[53]。能同时测量和自动分析心电图和运动，进行心脏动态监测和分析。动态监测系统的系统服务器端如图 5 所示[54]。

有情景动态监测系统监测参数包括以下参数。①生理参数：单导心电图、呼吸、体温、血压；②情景参数：运动、位置。数据由传感器获取后，通过蓝牙传送到手机，手机对数据进行预处理，将成立结果和部分原始数据通过 WIFI 或 GPRS 送往服务器。该系统中的手持电路板是整个传感器系统的中心控制器。其中有控制芯片和多路模数转换通道、三维加速度传感器以及蓝牙芯片。温度传感器贴在腋下，心电图电极分别贴在常规胸导位置和上肢端。测量呼吸的传感器置于腰间，测量血压的 PPG 传感器则贴在手腕动脉处。目前，已能将整个传感器系统嵌入一件上衣之中。

在服务器端，被监测者出现在地图上的相应位置（图 5 右上图）。点开其图形之后，则出现他的所有生理参数和运动状况（图 5 右下图）。在这张图中，从左到右，从上向下，分别是：运动状态图形显示、运动强度数据、心率。心电图波形、心电图自动分析结果和异常、血压、呼吸率、体温。左图从上向下，分别是 PPG 波形，呼吸波、心电图波。

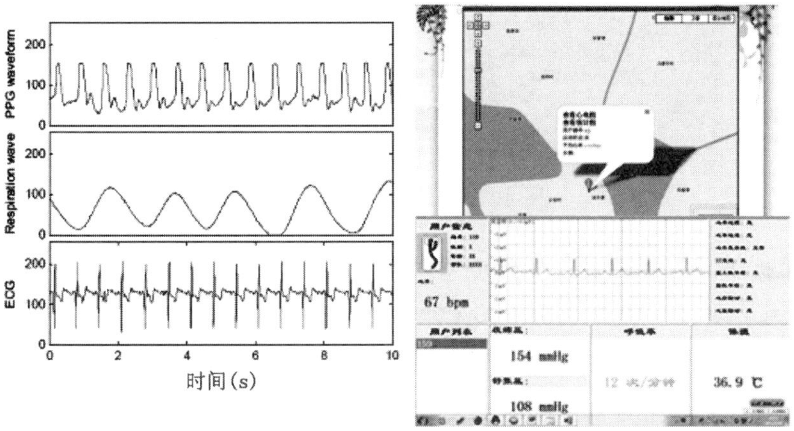


图 5　有情景动态监测系统服务器端

从远程心电的监护来看，移动通信技术从第一代的模拟移动通信发展到第二代的数字移动通信 GSM，再到目前流行的 2.5 代的 CDMA 和 GPRS，及 3G 移动通信的发展，乃至 4G 移动通信。无论在覆盖范围、传输速度还是在通信质量方面，移动通信都有了日新月异的进展，为用户提供了更大的活动范围、更灵活的通讯方式。此外，数字移动通信在抗干扰、安全性和大容量信息传递上都有其他通信方式无法比拟的优越性。这些技术特点使得移动通信技术逐渐成为远程心电监护中最主要的通信载体之一，越来越受到人们的重视，并成为当今远程心电监护系统的研究热点。

一种新型腕部穿戴式生理信号监护仪器[55]（图 6）能在不影响生活质量的前提下测量心电、血氧、血压。其特色在于心电电极的位置，一个电极位于器件下面紧贴腕部皮肤，另一个电极位于器件上方，测量时另一只手按住此电极就可以测量，因此不像常规心电采集时需要助手和经常性地更换湿电极。

此外，研究不仅仅限于心电的测量，更是朝着预警和应急处置的方向发展，如研制出的心脏实时监护预警器。能够及时准确捕捉患者发生的异常电生理变化，甚至在患者本人还没有出现明显不适的情况下，做出早期诊断和预警提示，发送异常心电数据至监护中心，得到监护中心人员及时的处理建议，从而为医院和患者争取宝贵时间。

呼吸监测方面，新型的呼吸感应体积描记术（respiratory inductive plethysmography，RIP）利用电磁感应的基本原理测量胸、腹呼吸运动，不仅具有高的灵敏度，也适合穿戴式监测场合。相对于传统的温度传感（如呼吸气流引起温度变化[56]）更适合穿戴场合，相比

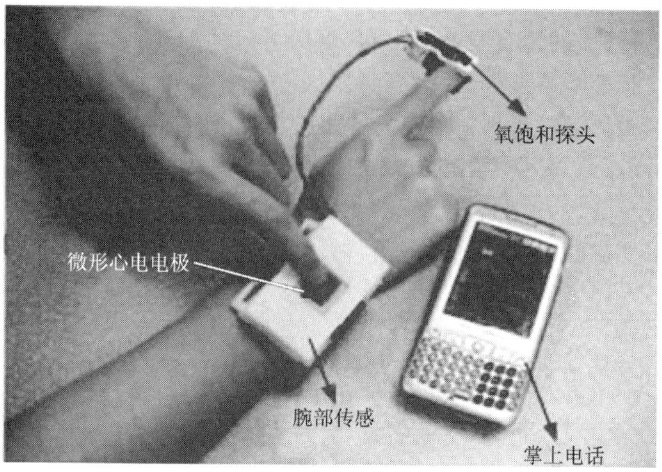


图 6　腕部穿戴式生理监护仪

于传统的阻抗法[57]性能更好。对于 RIP 技术，目前市场上已有很多通过此原理测量呼吸的产品，美国 VivoMetrics 公司开发的生命衫[58]是全球第一个可以实现无创、连续和移动式的获取生理参数的监护系统。它利用呼吸感应体积描记法，在外套的上胸、腹部位置嵌入正弦状的导线阵列，并且通过连续发射高频低强度的电流来检测呼吸参数[59]。

近几年，微波多普勒、雷达多普勒、超声多普勒等非接触式呼吸监测新技术也发展起来。这类方法的最大优点是采用非接触式，即传感器与病人不产生任何接触，可以最大化减小测量对病人造成的生活和生理的影响，即无负荷技术。基于雷达多普勒效应的呼吸测量方法，非常适合于居家婴儿监护等场所，通常可以让测量单元与被测婴儿保持 1～2 米的距离，监控单元可与测量单元保持最大 50m 的距离[60]，如图 7(a～b)。Baltag 等则采用微波多普勒测量技术获取胸部呼吸运动波形，实验结果发现基于该技术的呼吸波形与传统的压电传感器所测量的呼吸波形具有很好的相关性[61]，如图 7(c～d)。然而这种技术要求被测试者躺在床上，微波发射器离胸腔大约 20～50 厘米，非常适合于睡眠呼吸测量。这类基于光学原理的非接触式呼吸监测技术可使受监测者在无意之中被测量，完全保证了被测者在测量过程中保持相对正常的呼吸状态，具有非常好的可预测性，但是它们更多地适用于睡眠呼吸监测中，即要求受测者处于相对固定的姿态且离测量单元保持一定的距离。

基于心肺耦合、肺部运动等原理的间接呼吸率提取方法也受到不少专家和学者的重视，比如从心电提取呼吸率(ECG-derived respiration rate，EDR)[62]、脉搏波中提取呼吸率(PPG-derived respiration rate，PDR)[63]、加速度提取呼吸率(acceleration derived respiraiton rate，ADR)[64]。这类方法可以减小传感器数量，但容易受到运动伪差等干扰。此外，Mack 等提出一种心冲击体积描记术来实现睡眠呼吸监测[65]；Merritt 等则设计了一种新的容抗传感方法来对呼吸信号进行监测[66]。

国内来看，近几年，为了解决该方法存在的高信噪比与低功耗之间的固有矛盾，并消除胸、腹信号耦合干扰，俞梦孙院士团队提出呼吸感应体积描记术方法。采用脉冲式分时

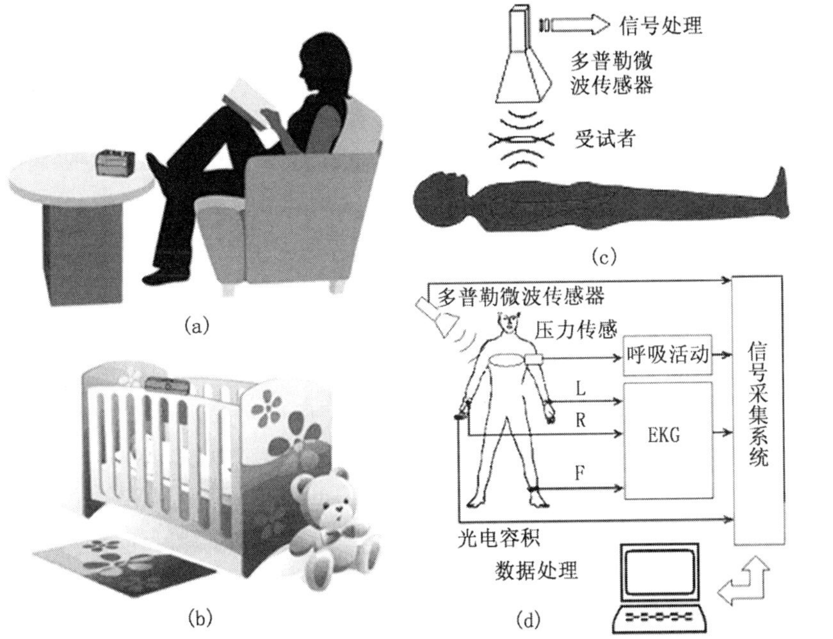


图 7　非接触式呼吸测量方法

注：(a～b)婴儿呼吸监测系统，其中(a)为无线接收单元，(b)为监测单元；(c～d)微波多普勒测量呼吸系统，其中(c)为测量系统，(d)为测量系统与标准(如压电传感器)对照。

激励的方案，研发一种新型的背心式呼吸感应体积描记系统[67]，并以可穿戴技术的设计理念，设计出可穿戴式呼吸感应体积描记系统。方法采用脉冲式分时激励的方案，在极短的时间内以极高的功率来依次轮流激励各传感线圈；设计了新型的传感线圈结构，将其嵌入背心中，实现了可穿戴式呼吸感应体积描记系统设计。结果表明，系统具有高信噪比、低功耗等优点，并消除了胸、腹信号之间的耦合干扰；背心式的系统设计，外形美观，使用方便，可用于长期动态测量使用。该系统经过标定能够实现通气量无创测量[68－72]。

血氧监测方面的新进展有面向家庭的脑血氧动态监测技术与装置[73]。脑是缺氧时最易受到损害的器官，仅几分钟的缺氧，就可能造成脑细胞的死亡，导致各种严重的脑损伤(如脑卒中)。传统的脉搏血氧饱和度($SpO_2$)代表动脉血的氧含量，无法反映大脑耗氧情况。采用近红外光谱技术的脑血氧监测可测量脑血氧饱和度($rSO_2$)和氧合血红蛋白、脱氧血红蛋白变化，$rSO_2$ 是动脉血和静脉血的混合血氧饱和度，反映了动脉血氧供给和大脑代谢之间的平衡关系，$rSO_2$ 的变化反映的是这种平衡关系的改变。

在脑血氧测量时，光源发出的光在头内部经一个“香蕉区”到达探测器，光源与探测器的距离决定了测量深度。为了有效提取深部脑组织信息，采用远—近探测器配对使用的测量方法，近测点主要是表层信息(头皮、头骨浅层组织等)，远测点包含表层和深层组织的叠加信息，以近测点信号为基础可以从远测点信号中提取出深层组织信息。拟通过增加加速度传感器和采用自适应滤波研究运动干扰抑制技术。对于心脏活动和呼吸震荡等所产生的另一类干扰，拟用 ECG、呼吸等作为参考信号，通过自适应滤波和经验模式分解

(EMD)研究微弱信号提取技术。在上述工作的基础上,结合动态可佩带技术,开发出适合家庭使用的脑血氧动态监测,实现对可能出现的缺血性和出血性脑卒中早期预测,有效降低脑中风的发病率、致残率和死亡率。

随着无线传感器技术的发展及元器件集成度的大幅度提高,以及病人对医疗仪器“傻瓜式”操作的需求,佩戴式技术在血氧饱和度检测领域得到了广泛的应用。如智能背心[74],它采用近红外光谱分析技术,将测量仪器的传感器封装在一个智能背心中,这样患者在长时间采集数据时只需穿上此背心即可,大大减少了患者操作的复杂性。而背心的样式可以采用袖带式设计[75-78],绷带式设计[78]等,提高仪器的可操作性,减少使用者的复杂操作。

无线传感器技术的发展使得人们可以在工作生活中进行生理数据的实时采集传输,但采集过程中运动干扰的去除又成了十分重要的问题。最小相关离散饱和度转换算法[79],可以有效去除血氧饱和度检测过程中的运动干扰。而且此算法相较于 DST 算法运算效率更高,这也在一定程度上降低了血氧仪的电路复杂度及功耗。

无线传感器及佩戴式技术的优点众多,但由于此类仪器需要长时间连续采集数据且必须使用电池作为电源,所以对于低功耗的要求十分明显。基于双波长光谱分析技术的脉冲血氧仪[80]采用了高能量利用率的跨导滤波器,仪器整体功耗只有 4.8mW,这一数据远远低于市场中大多数产品的功耗。

在血糖测试仪的研究方面,以美国为首的一些西方国家的医疗器械企业一直在努力开发新的检测方法,通过提取光学信息来测量患者血糖浓度,以及微波检测法和唾液检测法等。各国科学家进行研究和探索光学信息的方法包括近红外光谱分析法[99]、远红外光谱分析法[100]、激光拉曼光谱分析法[101]、声光谱分析法[102]、光散射谱分析法[103]以及光偏振谱分析法[103]。目前,国际上有数十个科研机构正在开展近红外无创血糖仪的研究,如德国的 H. M. Heise 研究组、美国的 G. W. Small, M. A. Arnold 研究组等。国内的相关研究起步较晚,但近年来人体无创近红外光谱检测技术也正在逐渐展开。天津大学研究团队较早的从事近红外无创血糖动态检测研究工作,达到国际先进水平。近红外光谱人体血糖无创检测中,由于葡萄糖在体内含量非常低,而光谱中的噪声组成复杂且变化幅度大,从而导致测量的信噪比较低。为了提高血糖测量的精度,徐可欣教授提出了背景扣除方法[81]。首先对常用的背景扣除方法进行了理论推导,并进一步考虑不同样品在测量过程中存在的样品本身特性变化,提出了相近背景扣除的方法,即选择与样品的光学特性变化相似的样品作为背景,能更有效地消除样品特性变化和仪器漂移的影响。并在纯吸收和散射介质中分别加入葡萄糖进行实验验证。结果表明,在血浆溶液和 Intralipid-2 溶液的葡萄糖实验中,选用与样品特性更接近的样品作为背景时,葡萄糖浓度的预测精度分别提高 25.9% 和 40.1%。长春中科院、长春光机与物理所、吉林大学的丁东等人利用红外技术进行了大量的血糖无创的基础研究。清华大学电机工程系生物医学工程所对近红外漫反射光谱在无损检测血糖的初步研究。另外还有上海中医学院、天津大学、中国医科大学等也做了大量的研究[104]。无创血糖检测是血糖测量的发展趋势,是能够真正实现糖尿病人实时自测血糖的最佳方案。最近立项的自然基金项目有:天津大学的“血流控制下时间门的人体血液成分无创检测”研究等。

在运动监测方面，Najafi 等人将陀螺仪置于人体胸前，测定人体身躯移动的角速度，并由此为基础评估人体跌倒的概率，但该方法计算量大，对系统硬件要求高[82]；C. F. Lai 等用多个加速度传感器放置在人体四肢及躯干、头部来检测老年人跌倒和跌倒区域损伤情况，静态时精确度高，但运动时误判率较高[83]。F. Bianchi 等采用气压传感器及加速度传感器设备放置在腰部，对 16 种人体姿势进行跌倒识别（如侧跌、后跌、前跌、站—坐等类跌倒动作），识别准确率在 90%左右，但监测所用时间较长[84]。随着微电子及传感技术的发展与成熟，最近基于多传感器融合技术（如加速度、位移以及角度等）的多目标人体跌倒监测研究正逐渐成为研究热点，如运动受力与跌倒姿态的研究[85]。Xsense 公司的 Moven 无线运动捕捉系统是当今世界最成熟的一款人体全身运动获取商业系统[86]。Moven 集成了 16～18 个 MTI 传感单元（包含三维加速度计、三维陀螺仪和三维磁力计），可应用于运动捕捉等场景。最近几年，加速度也被应用于生理参数的特征提取和健康监测的情景识别中，即通过运动节点获取运动信息的同时获取其他信息，有助于减小人体所佩带的传感器数（减小负荷）。Phan 等设计提出一种基于加速度的呼吸率、心率监测方法，即通过加速度柔性带测量心脏和呼吸引起的胸腔运动，再经过信号处理方法提取出呼吸率和心率[87]。此外，加速度也用于日常生活中生命体征参数动态监测的情景识别，比如有情景心电动态监测，有助于获取更加全面、准确的健康信息。

首次提出应用于人体动作捕获的混合贝叶斯动态系统二级信息融合理论，并开发了国内第一套 MMocap 原型系统[88]。由于人体运动系统的复杂性和微型传感器的固有问题，MMocap 的基本理论和关键技术尚待突破。研究目标是针对人体肢体运动的随机性和非线性、肢体关节的复杂关联性等难点，研究利用混合贝叶斯网络动态系统理论建立基于两级传感网络信息融合的人体运动模型，并研发出一套高精度、高鲁棒性的具有应用价值的人体运动捕获系统。

在足压的监测方面，现有的足底压力兴趣区域的提取方法主要有：①基于足的几何特性进行模板匹配[89]。该方法利用刚体变换或者仿射变换，将足底压力数据变换到一个统一的模式下，然后到特定的区域搜寻兴趣区域。由于畸形足（比如拇外翻）的解剖位值的可能性改变，如果将该种方法应用到畸形足的情况下，计算的准确性将受到影响[90]。②根据足底压力峰值数据标定解剖位[91]。该方法依赖于标定人员的对解剖结构的熟悉，不同的人标定的结果可能不一样，如图 8 所示。③将压力数据和 3D 运动数据同步。根据光学标记来标定足压兴趣区域的解剖位[92]。在该方法中，将处于中点支撑期的光学标记将足投影到足印上，以此确定足的兴趣区域。该方法需要同时使用压力系统和 3D 数据捕获系统，试验过程复杂，且由于场地和成本限制并不能大面积地推广。④将压力数据和 X 光片数据进行配准，通过确定 X 片上跖骨头的位置进而得到足压数据矩阵中相应跖骨头的压力数据[93]。Mary 等认为解剖数据可以有效地配准压力数据，但是仍然有场地和成本方面的限制。

在足压特征提取方面，现有的足底压力特征主要集中在以下几个方面[94-96]：足底与测力台总的接触面积，足的接触面的长度、足后跟的接触宽度、压力对时间的积分、压力中心线、第一至第五跖骨动态峰值和均值、每个跖骨到达峰值的时间、整个支撑相期间压力峰值、第一跖骨头与第五跖骨头、足跟压力峰值和足弓外侧压力、足跟压力和五个跖骨头

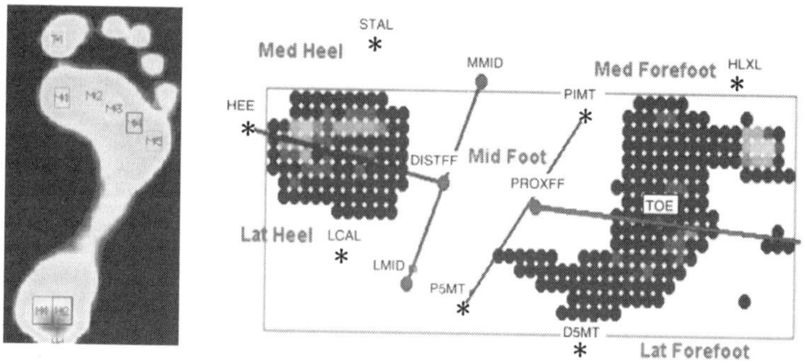


图 8　八个解剖位半自动识别(左)和五个子区域(右)

注:其中 * 标记表示标志在脚印上的投影

对应压力之比,等等。以上特征的提取几乎没有考虑到动态足底压力数据帧之间的差异性。研究的对象仅限于帕金森病人、偏瘫病人、拇外翻等与正常人足底压力特征的差异。

在对足底压力进行模式识别方面,Barton 等[97]进行了前瞻性的研究,利用神经网络将足底压力峰值数据作为输入,将足型分为扁平足、拇外翻和正常足三类。Hughes[98]等利用聚类算法,将足底压力分类四种模式,即:内侧模式、内侧中间模式、中间模式和外侧模式。

一种适用于家庭浴室的生理信号监测系统[68],无需患者身体安装任何电极,也无需患者做任何操作,通过在卫生间里、浴室里和床上安装一些设备,就可以获取患者的健康信息。其中,心电可以通过安装在浴缸里的电极获取并检测出来。

深圳先进科学技术研究院基于人体传感器网络平台,已研发出多款个性化家庭健康电子产品,包括预防和治疗高血压的生物反馈电子健康腰带、预防和治疗颈椎病的运动健康交互游戏、家庭健康监测的健康一体机以及预防和治疗疾病的个性化健康鞋(垫),非接触式心电床、生理参数监测椅、呼吸反馈腰带、足底压力采集系统、惯性运动节点等,如图9。实现了对心脑血管疾病等重大慢病患者的生理和运动参数的连续监测和量化评估,以及治疗和干预。电子健康腰带集呼吸、心电等生理参数和加速度等运动参数采集为一体。该系统采用数字 RIP 技术动态监测呼吸信号和非接触式心电监测技术,可以实时采集呼吸、心电、加速度等体征参数,能够提取心率变异性、呼吸率、心率和能耗等健康参数[69]。为了获得高可靠性的呼吸率等健康指标,率先采用了混合心电、呼吸感抗体积描记术和三维加速度信号的呼吸率动态提取方法,在五种典型日常生活中(如走、跑、坐、躺、恢复)测量精度达到 95%,并深入分析了三种呼吸信号提取呼吸率的差异性[70]。研发的无线、非视频的人体运动惯性传感器,包括三维加速度、三维角速度和三维磁力矩。每个节点体积小于 $5cm^3$、方便穿戴,可实现 8m 半径内的无线传感信号覆盖强度>90%,同时工作节点数>8 个,连续工作 10 小时。并利用九轴惯性传感器进行了偏瘫病人的步态分析实验,成功实现了偏瘫患者步态定量评估,有助于患者康复评估和指导[71]。对足底压力、足底3D 形状和步态等进行分析,通过智能专家系统对糖尿病、扁平足、高足弓、畸形足等患者进行个性选型,并采用快速、低成本的加工方式进行专业定制个性化鞋(垫)。个性化鞋(垫)可以缓解足病患者的行走疲劳、降低糖尿病患者的截肢率[72]。为实现居家环境下对人体健康状况的长期监测而研发的健康一体机，与人体传感器网络结合（如生物反馈电子健康腰带），可实现对人体健康信息的采集、处理和信息管理，起到家庭健康中枢的作用。系统基于传感、躯体网和信号处理等技术，能够实现对心电、呼吸、血压、脉搏波、血容积变化和运动信息的采集、处理和展示，能够对各类人群健康状况实现长期的监测。适用于慢性病患者、亚健康人群和特殊人群，如对老人监护，对多动症儿童的非视频监控。本系统模块化设计，可针对不同的人群定制不同的功能模块。

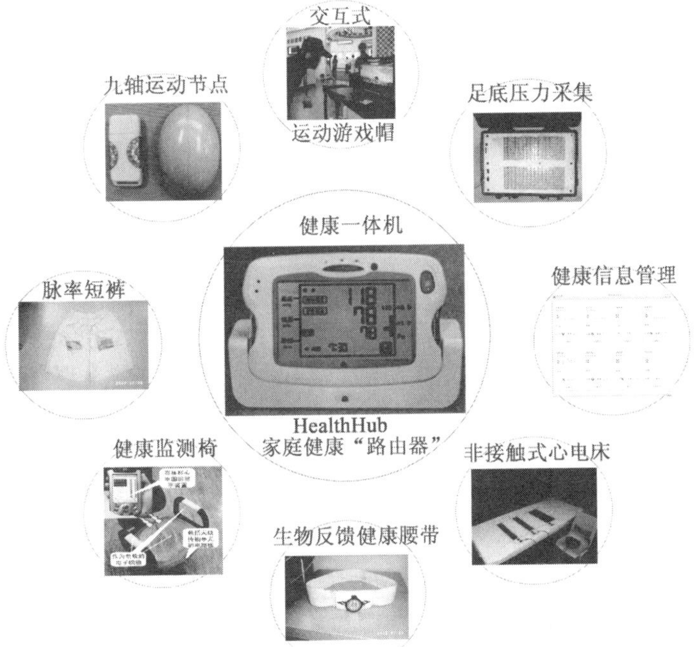


图 9　基于健康一体机的家庭健康保健系统

总体来看，生理参数、生命状态的研究主要在于生命信号的检测分析，尤其是无创、快速检测、三维成像等方面。在生命状态检测方面立项的自然基金项目有：中国科学院深圳先进技术研究院的“心脏电生理三维动态无创伤成像技术”研究，国家纳米科学中心的“基于纳米蛋白芯片技术建立定量检测 hepcidin 的方法并用于疾病早期诊断”，西安交通大学的“体域网中基于压缩感知的生物信号压缩采样及数据压缩”研究，厦门大学的“膝关节摆动信号的检测与分析”，重庆大学的“肺癌标志物无创快速检测：基于卟啉微阵列的指纹识别机制研究”，吉林大学的“非侵入式可穿戴虚拟传感系统三维步态检测与防摔策略研究”等。

整体状态检验和评测方面，已资助的自然基金项目有：浙江大学的“基于呼出气体和凝聚物检测的疾病早期无创诊断仪器研制”，中国科学院深圳先进技术研究院的“基于躯感网的高精准跌倒监测识别及肢体运动防跌干预和防护机制”，“基于物联网技术的呼吸、脉搏异变及跌落的实时监测与报警的关键技术研究”，中国科学院计算技术研究所的“跨姿态人脸识别研究”，北京航空航天大学的“三维人脸信息理解”，成都体育学院的“太极拳运动效果脑神经机制的影像学研究”，西南大学的“用计算智能提取情感生理信号重要特征及其组合的研究”等。

在矫正治疗和生物反馈方面，传统的呼吸反馈设备通常是贵重的台式系统，如 Biopac 生物反馈仪[105]，荷兰思必瑞特(Spirit)生物反馈设备[106]等。传统的生物反馈设备通常仅适用于医院、实验室等场所，采用的是静态生物反馈方法，具有一定的主观随意性；虽然功能比较强大，但由于台式设备体积大、价格昂贵、不适合穿戴式和家庭场合。2006 年，IEEE Spectrum 针对手的放松开展研究，以“生物反馈设备应用于减小压力”为题对便携式生物反馈方法做了相关报道[107]。近几年，对动态呼吸反馈的研究逐渐得到重视。Park 等设计了一款基于脉率反馈的呼吸放松系统[108]。一种基于广义的人体传感网络平台[109]、功能更加完善的动态呼吸反馈干预系统。该系统可以实现呼吸窦性心律不齐反馈、心率变异性反馈；同时，该广义平台具有较好的可扩展性，将来可实现其他生理参数(如肌电、皮温、脉搏波)的反馈。

呼吸反馈的最新发展趋势：深入探讨呼吸反馈内在机理；设计多参数自适应呼吸反馈算法；以及研制穿戴式、低负荷、智能化呼吸反馈设备等。呼吸反馈机理方面，有待于深入研究心肺耦合关系，并尝试新途径、新方法来揭示呼吸反馈机理。呼吸反馈算法方面，呼吸反馈参数从单一参数到多参数，功能从单一到多元化方向发展，实现多参数自适应的呼吸反馈算法/模式；目前，呼吸反馈将朝着穿戴式、低负荷和智能化的方向发展，即将朝着人们更容易接受、适合长期使用和不干扰日常生活的方向发展。

在声波治疗方面，有哈尔滨医科大学的声动力治疗，通过增强动脉粥样硬化斑块内胆固醇外流下调 NLRP3 炎症小体来减轻其炎症反应，声动力治疗通过诱导动脉粥样硬化进展期斑块泡沫细胞经线粒体凋亡介导 S1P 爆发并激活单核巨噬系统清除功能，电磁技术应用有华中科技大学的“脊髓硬膜外电刺激联合减重步行训练对脊髓损伤后神经递质及神经可塑性影响的机制研究”；第四军医大学的“恒定磁场抑制 I/R 心肌损伤的一个重要机制：NO/ONOO－平衡”，大连理工大学“高频阻断电流对神经的损伤及其离子机制”等。

近年对脉冲电磁场的临床应用和基础研究较多，研究主要集中在对骨关节疾病方面的影响，包括骨质疏松、骨折延迟愈合或不愈合、骨性关节炎或软骨损伤等的基础和临床研究，还有少量对神经损伤及其他创伤修复、心血管系统疾病、疼痛及强直性脊柱炎等影响的报道。脉冲磁疗安全、无创、无明显不良反应，适用于各年龄段人群，为疾病的治疗提供了一种全新的方式[110]。

在生活助益方面，有清华大学的偏瘫患者神经康复运动再学习系统设计与生物反馈控制研究，上海大学的基于 ACT－R 认知架构的助老、助残服务机器人人机协同作业机制，浙江大学的面向视力残疾人网页内容无障访问的自动图片描述技术研究等。

总体来看，家庭健康保健技术和产品离不开生物医学工程基础领域的发展，根据 IEEE EMBS(Medicine and Biology Society)技术委员会的规划，与生物医学工程紧密相关的研究主要集中在：计算生物和虚拟生理人、生物医学影像和影像处理、生物医学信号处理、生物纳米技术、仿生机器人、心肺工程系统、保健信息技术、显微和微机电技术、生物神经工程治疗技术和系统，可穿戴生物传感器和系统等方面。IEEE EMBS 在上述领域建立了独立的技术组进行活动。

## (二)国内特色的研究

中医诊断学中传统中医诊法主要是通过医生的目测观察、语言描述、经验辨析来判断病证,其诊断结果既受医生的知识水平、思维能力和诊断技能的限制,又受光线、温度等外部环境条件的影响,缺乏客观评价标准,使得辨证的精确性和重复性较差,加之证的概念含义差异较大、模糊不清、难以量化,因此这方面量化客观化的研究一直是制约中医现代化的瓶颈。这方面的研究包括:中医脉搏波分析,中医舌象采集分析,问诊规范化的研究,声诊的研究等,主要利用计算机技术对望闻问切信息进行采集,利用信号分析方法对语音信号进行分析、提取相关特征,并运用各种模式识别的算法将信息特征与中医证候联系起来,四诊客观化、量化的表达以及与证候间的关系识别是实现远程中医诊疗、智能中医辅助诊疗的基础和关键。这方面的研究主要集中在脉搏波的研究,如自然基金支持的立项:基于脉搏波传播与反射理论的中医脉象特征提取及分类识别,基于"寸口"脉搏波监测的体外循环搏动灌注效果评价研究,基于多光谱舌下图像的舌下络脉诊法客观化研究,近红外脉搏波光谱相减实现无创生化检验研究等。舌象分析仪可以用于健康咨询及辅助诊疗仪器,该仪器可对身体健康状况进行咨询,并可对常见疾病的中成药使用进行指导,主要的研究聚焦于舌象的采集与分析。问诊方面的研究如:基于特征选择的中医问诊信息提取及其辨证推演方法研究。

## (三)研究的热点

生命状态检测、无创、快速诊断的试剂和仪器是近几年科研资助的热点,从自然基金立项的情况看,十多项立项的课题集中在这些方面。

家庭健康保健技术标准也是一个热点,因为这是连接家庭与各医疗技术应用的桥梁,因此技术标准的制定,有利于各种设备的集成和融合,有利于快速推进技术的家庭应用。标准的研究主要围绕内容提供技术、无线家域网、生物传感、纳米生物传感、生命体征处理技术、计算机辅助诊断和处方、无线体域网、家庭网关、人工智能综合诊断系统、无处不在的传感网、医疗信息结构化、家庭网安全、家庭网络服务器、家庭医疗交互技术、加密和解密技术、服务系统安全、中间件、网络安全、智能代理技术、医疗信息网络协议、人机接口、开放构架、有线家域网、医疗信息集成器等方面进行。

此外在远程医疗设备的家用化方面是一个热点的领域,如 Itel、GE 的居家健康监控器(In-home Health Monitoring),主要为老人、慢性疾病患者提供远程健康监控服务。其产品能够兼容各种操作系统为 Windows 7 的设备,提供了一个连接各种生命状态的参数收集器、医疗服务提供者与患者间双向沟通的视频通信工具,并具有保健视频资料的内容服务、服药提醒等功能。

# 四、发展趋势及展望

用于家庭监护的生命体征的测量都呈现出一个蓬勃发展的态势。从单一的体温计、血压计、血糖仪到血氧、血液成分、心电等具有专业应用价值的指标发展，从简单到综合多项指标的设备发展，从机械式到应用电子、生物材料、生物芯片和传感多样技术及多种技术结合应用的发展、并逐步具备智能特征，从单个设备到多个设备数据的共享和网络集成发展，且与无线通信技术相结合，从不可移动到可移动、短距离到长距离、干扰式到无干扰式、有创到无创监测发展。欧美国家在可佩带式传感器方面的发展尤为突出，由此各种解决方案也就接踵而至，而国内的研究则侧重信号处理和整体方案方面的设计，像高端的传感器方面的设计有所欠缺。总体上来说未来的家庭监护有着以下的发展态势。

（1）可佩带技术向简便化、舒适化发展。使用新型的传感器技术，如印刷在内衣织物上的传感器，附于内衣腰带的传感器，佩带于手腕上的传感器，这些新出现的传感器区别于以前的一次性测量电极，不会由于长时间的佩带而给使用者带来身体上的不适，同时其使用也更加方便，可实现无辅助人员的单独佩带使用。另外，日本还出现了一种电容式生理参数传感器，可实现非接触式对人体生理信号测量。但是，无一例外的是以牺牲信号的稳定性和精确性为前提的，并且都不免引入较大的噪声信号，因此对后续的生理信号处理有很高的要求。随着研究的深入，这些问题将会得到解决。

（2）无线传输技术的使用，使得监护对生活无干扰化。生理数据的传递使用无线传输技术，如传感器与手持式中心处理器之间可以使用 ZigBee，Bluetooth 等无线技术进行传输，中心处理器又通过无线局域网与 PC 主机相连，GPRS/GSM 等技术也运用在远程家庭监护中。这些无线技术的使用使患者受到监护的同时不必局限在特定的狭小空间内不能移动或者不能做自己想做的事。

（3）家庭监护的智能化。专用型的嵌入式微处理投入使用，实现了生理信号的实时分析，并提供健康状况的指示，告诉患者是否有紧急状况的发生，而不必将数据传给专业人士去分析，贻误救治时间，在很多紧急情况下可挽救病人性命。这是未来的一个重要的发展方向，需要大量的研究人员投入到生理信号检测、疾病诊断的算法研究中去。

（4）标准化和集成化。从简单技术的应用到复杂和综合多项技术的应用发展；从单一设备到多个设备数据的共享和网络集成发展；从设备间数据孤立到多个设备互联互通、即插即用发展；从疾病的检测到具有一定能力的干预和治疗一体化发展。

目前，不管是国内还是国外，家庭健康保健产品大多还停留在实验室阶段，没有哪个公司推出一个能迅速扩充和占领这方面市场的产品。但在这方面广阔的市场前景的吸引下，预计接下来几年会有许多用于家庭的产品进入市场。

## 参考文献


[1] 闫相国. 家庭健康监测技术发展动态. 中国仪器仪表学会医疗仪器分会 2006 年学术年会，2006：24-29.

[2] F B Philip. The Next Era of Examination and Management of the Patient with Cardiovascular Disease. IEEE Engineering In Medicine and Biology Magazine，2003：23-24.

[3] M C Helen，P F Darrel，B R Michael，et al. The association of heart-rate variability with cardiovas-

cular risk factors and coronary artery calcification. Diabetes Care,2011,24(6):1108-1114.

[ 4 ] Y Turker, M Ozaydin, H Yucel. Heart rate variability and heart rate recovery in patients with coronary artery ectasia. Coronary Artery Disease,2010,21(1):8-12.

[ 5 ] S Leschka, H Scheffel, L Husmann, et al. Effect of decrease in heart rate variability on the diagnostic accuracy of 64-MDCT coronary angiography. American Journal of Roentgenology, 2008,190: 1583-1590.

[ 6 ] J E S Andrew, T M Peter. Complex systems and the technology of variability analysis. Critical Care, 2004,8:367-384.

[ 7 ] 数字化丛书编委会. 新世纪医院院长与医院信息化工作全书. 北京:清华大学出版社,2002.

[ 8 ] www. biopac. com.

[ 9 ] EAW. 生物传感器的研究重点、原理、种类及其应用. 电子工程世界,http://www. eeworld. com. cn/medical_electronics/2009/0216/article_580. html.

[10] 李佳,等. 家庭健康监护仪的研究进展. 医疗设备信息,2007, 22(3):55-58.

[11] W Greg, F Eric. Motion Tracking: No Silver Bullet, but a Respectable Arsenal. IEEE Computer Graphics and Applications archive,2002,22(6):24-38.

[12] G Spahn, R Schiele, A K Hell, et al. The prevalence of pain and deformities in the feet of adolescents, Results of a cross-sectional study. Z Orthop Ihre Grenzgeb,2004,142:386-396.

[13] J Chen, A Devine, I M Dick, et al. Prevalence of lower extremity pain and its association with functionality and quality of life in elderly women in Australia. J Rheumatol,2003,30:2689-2693.

[14] 陈海荣. 家用医疗保健器材产品开发方兴未艾. 上海生物医学工程,2006,26(1):59-66.

[15] Vscan http://www. ge. com/innovation/vscan/index. html.

[16] 吴峰. 便携式睡眠监测系统的研制,医疗卫生装备,2008,29(11):20-22.

[17] Bianchi AM, Mendez MO, Cerutti S. Processing of signals recorded through smart devices: sleep-quality assessment. IEEE Trans Inf Technol Biomed,2010,14(3):741-747.

[18] Bianchi AM, Mendez MO. Automatic detection of sleep macrostructure based on a sensorized T-shirt. Conf Proc IEEE Eng Med Biol Soc,2010,2010,3606-3609.

[19] 张政波,等. 基于智能手机的穿戴式移动监护系统. 医疗卫生装备,2010,5.

[20] 明春梅,等. 远程医疗的应用领域(三). 第三军医大学第二附属医院,http://www xqhospital. com. cn/office/410305/diag04. asp.

[21] Esenaliev R O, Larin KV , Larina I V , et al. Noninvasive monitoring of glucose concentration with optical coherence tomography. Optics Letters,2001, 26(12):992-994.

[22] Ellis K J. Human body composition in vivo methods. 2000(02).

[23] 刘加恩. 适用于家庭健康检测的生物电阻抗测量系统. 清华大学学报(自然科学版),2007,47(8): 1330-1333.

[24] 郑延平,姚树桥,朱熊兆,等. 生物反馈的临床实践. 北京:高等教育出版社, 2003:25-32.

[25] 魏育林. 体感音乐疗法的原理及其在康复治疗中的应用. 中国康复医学杂志,2005, 20(10): 799-800.

[26] 李潮坤 . 刍议五音音乐疗法的辨证用乐模型. 中国音乐治疗学会第八届年会论文集,2007.

[27] 吴钟英. 论用电子疗法养生和保健. 第五届世界养生大会论文集,168-170.

[28] http://www. naturalstandard. com.

[29] http://www. herbs. org.

[30] 黄建始. 健康管理的理论和实践探讨. 中华预防医学会健康风险评估与控制高层研讨会汇

编,2011.

[31] Hyner GC, Peterson Travis JW. The society of prospe Medicine3 SPM handbook of health assessment Tools. Pittsburgh:the institute for health and productive management,1999.

[32] Marc Berg. Patient care information systems and heath care work: a socio technical approach. International Journal of Medical Informatics,1999, 55: 87-101.

[33] 熊娇. 家庭健康管理系统的设计和实现. 北京交通大学,2008,6.

[34] 唐苏亚. 按摩器具的种类及其发展趋势. 第十四届中国小电机技术研讨会,2009.

[35] 姜北生,等. 声、光、电针灸仪的设计. 医疗设备信息,2005(05).

[36] 自动推拿、刮痧器. 专利号:91228361.

[37] 黄近秋,等. 基于多传感器信息融合的室内空气智能净化装置的研究. 武汉科技大学学报(自然科学版),2007(03).

[38] 林仕福. 把握空气净化需求的商机. 现代家电,2011,6:45-46.

[39] 秦丽 . 净水器行业亟待规范. 电器,2010(11):51-52.

[40] Z J S C. Mourad Adnane. Development of QRS detection algorithm designed for wearable cardiorespiratory system. computer methods And Programs In Biomedicine,2009:20-31.

[41] F C N E. Manuel Blanco-Velasco. Embedded filter bank-based algorithm for ECG compression. Signal Processing, 2008,88:1402-1412.

[42] D Albu,J Lukkien,R Verhoeven. Energy effect of on-node processing of ECG signals, in Proc. 2010 Consumer Electronics (ICCE). 2010 Digest of Technical Papers International Conference,2010:7-8.

[43] L Galeottei, M Palette,C Marchesi. Development of a low cost wearable prototype for long-term vital signs monitoring based on embedded integrated wireless module. Computers in Cardiology, 2008:905-908.

[44] H J Baek,J S Kim,K K Kim,et al. System for unconstrained ECG measurement on a toilet seat using capacitive coupled electrodes: The efficacy and practicality, in Proc. 2008 Engineering in Medicine and Biology Society, 2008, 30th Annual International Conference of the IEEE, 2008: 2326-2328.

[45] K Motoi, M Ogawa, H Ueno,et al. Development and clinical evaluation of a home healthcare system measuring in toilet, bathtub and bed without attachment of any biological sensors, in Proc. 2010 Information Technology and Applications in Biomedicine (ITAB), 2010 10th IEEE International Conference on,2010:1-4.

[46] N Sriraam, T S B Balaji, M E Joel,et al. An ubiquitous healthcare system using a wearable shirt for a smart home-a pilot study, in Proc. 2010 Biomedical Engineering and Sciences (IECBES). 2010 IEEE EMBS Conference on,2010:205-209.

[47] W Huang, C Chen, Y Chang,et al. Exquisite textiles sensors and wireless sensor network device for home health care, in Proc. 2008 Engineering in Medicine and Biology Society, 2008. EMBS 2008. 30th Annual International Conference of the IEEE,2008:546-549.

[48] F Chiarugi, I Karatzanis, G Zacharioudakis,et al. Measurement of heart rate and respiratory rate using a textile-based wearable device in heart failure patients, in Proc. 2008 Computers in Cardiology, 2008:901-904.

[49] Y Geng, C Jian, H Tenhunen,et al. Intelligent electrode design for long-term ECG monitoring at home: Prototype design using FPAA and FPGA, in Proc. 2009 Pervasive Computing Technologies for Healthcare, 2009. Pervasive Health 2009. 3rd International Conference on,2008:1-4.

[50] F E H T L M Yu. A microfabricated electrode with hollow microneedles for ECG measurement. Sensors And Actuators A-Physical,2009:17-22.

[51] A R, H DR, B MC,et al. Subcutaneous electrocardiogram monitors and their field of view. J Electrocardiol,2010,43:601-605.

[52] K F Wu, Y T Zhang. Contactless and continuous monitoring of heart electric activities through clothes on a sleeping bed, in Proc. 2008 Information Technology and Applications in Biomedicine, 2008. ITAB 2008. International Conference on,2008:282-285.

[53] 有情景心脏动态监测仪,http://snarc. ia. ac. cn/posts/ch_show? id=42

[54] J K Wu, L Dong, X Chen,et al. Ambulatory examination and management of CVD patients,the 2007 IEEE Biomedical Circuits and Systems Conference, Montreal, Canada,2007:2007.

[55] L Xu, F E H Tay, D G Guo,et al. An integrated wrist-worn routine monitoring system for the elderly using BSN, in Proc. 2008 Medical Devices and Biosensors, 2008. ISSS-MDBS 2008. 5th International Summer School and Symposium on,2008:45-48.

[56] 陈延航,沈力平.生物医学测量.北京:人民卫生出版社,1984.

[57] R Javier, P C Kevin, G W John. Reduction of motion artifacts using a two-frequency impedance plethysmograph and adaptive filtering, IEEE Transactions on Biomedical Engineering,1995,42(10):1044-1048.

[58] http://www. vivometrics. com/

[59] 滕晓菲, 张元亭. 移动医疗:穿戴式医疗仪器的发展趋势. 中国医疗器械杂志, 2006, 30(5):330-340.

[60] C Z Li, J Cummings, J Lam,et al. Radar remote monitoring of vital signs. IEEE Microwave Magazine,2009,10(1):47-56.

[61] O Baltag, G T Popa. Microwaves Doppler Transducer for Noninvasive Monitoring of the Cardiorespiratory Activity. IEEE Transactions on magnetics,2008,44(11):4484-4487.

[62] J Boyle, N Bidargaddi, A Sarela,et al. Automatic Detection of Respiration Rate From Ambulatory Single-Lead ECG. IEEE Trans. Information and Technology in Biomedicine,2009,13(6):890-896.

[63] M K Venu, M Raghuram, K E Hari,et al. Monitoring Respiratory Activity using PPG signals by order reduced-modified covariance AR technique, Bioinformatics and Biomedical Engineering (iCBBE). 2010 4th International Conference on,2010:1-4.

[64] A Bates, M J Ling, J Mann,et al. Respiratory rate and flow waveform estimation from tri-axial accelerometer data. in conference of 2010 IEEE body sensor network,2010:1-7.

[65] D C Mack, J T Patrie, P M Felder,et al. Development and preliminary validation of heart rate and breathing rate detection using a passive, ballistocardiography-based sleep monitoring system, IEEE Trans. On Information Technology in Biomedicine,2009,13(1):111-120.

[66] C R Merritt, T Nagle, E Grant. Textile-Based Capacitive Sensors for Respiration Monitoring. IEEE Sensors Journal,2009,9(1):71-78.

[67] 张政波,俞梦孙,李若新,等. 背心式呼吸感应体积描记系统设计. 航天医学与医学工程,2006,19(5):377-381.

[68] K Motoi, M Ogawa, H Ueno,et al. Development and clinical evaluation of a home healthcare system measuring in toilet, bathtub and bed without attachment of any biological sensors, in Proc. 2010 Information Technology and Applications in Biomedicine (ITAB), 2010 10th IEEE International Conference on,2010:1-4.

[69] G Z Liu, B Y Huang, L Wang. A Wearable Respiratory Biofeedback System Based on Generalized Body Sensor Network, Telemedicine and E-health,2010,17(5).

[70] G Z Liu, Y W Guo, Q S Zhu,et al. Estimation of Respiratory Rate from 3D Acceleration Data based on Body Sensor Networks. Telemedicine and E-health,2011,17(9).

[71] G Y Guo, W Z Wang,et al. Body Inertial-Sensing Network Platform for Wearable 3D Gesture Analysis. IEEE ISBB2011,2011:1-4.

[72] Z Y Mei, G R Zhao,L Wang. Automated Detection of Plantar Pressure ROIs based on Mutiple Frame Data. IEEE ISBB2011,2011:1-4.

[73] Y H Li, J Wang, G J Zhang. Presynaptic NR2B-Containing NMDA Autorespecters Mediate Glutamatergic Synaptic Transmission in the rat visual Cortex. Current Neurovascular research,2009,6(2):104-109.

[74] C Wei, I Ayoola, S B Oetomo,et al. Non-invasive blood oxygen saturation monitoring for neonates using reflectance pulse oximeter, in Proc. 2010 Design, Automation & Test in Europe Conference & Exhibition (DATE),2010:1530-1535.

[75] G Shumei,S Yilin. A Simultaneous Monitoring System for Non-Invasive Blood Pressure and Blood Oxygen Saturation, in Proc. 2010 Bioinformatics and Biomedical Engineering (iCBBE), 2010 4th International Conference on,2010:1-4.

[76] N Watthanawisuth, T Lomas, A Wisitsoraat,et al. Wireless wearable pulse oximeter for health monitoring using ZigBee wireless sensor network, in Proc. 2010 Electrical Engineering/Electronics Computer Telecommunications and Information Technology (ECTI-CON), 2010 International Conference on,2010:575-579.

[77] X Lin, G Dagang, F E H Tay,et al. A wearable vital signs monitoring system for pervasive healthcare, in Proc. 2010 Sustainable Utilization and Development in Engineering and Technology (STUDENT), 2010 IEEE Conference on,2010:86-89.

[78] L Baik-Woo, W B Seong,S Kunsoo. Embedded discrete passives technology for bandage-type medical sensors of E-healthcare system, in Proc. 2011 Electronic Components and Technology Conference (ECTC), 2011 IEEE 61st,2011:1325-1331.

[79] Y S Yan,Y T Zhang. An Efficient Motion-Resistant Method for Wearable Pulse Oximeter, Information Technology in Biomedicine. IEEE Transactions on,2008,12:399-405.

[80] M Tavakoli, L Turicchia,R Sarpeshkar. An Ultra-Low-Power Pulse Oximeter Implemented With an Energy-Efficient Transimpedance Amplifier, Biomedical Circuits and Systems. IEEE Transactions on,2010,4:27-38.

[81] 刘蓉,谷筱玉,徐可欣. 近红外光谱无创血糖监测中背景扣除方法的研究. 光谱学与光谱分析,2008:1772-1775,28(8).

[82] B Najafi, K Aminian, F Loew,et al. Measurement of stand-sit and sit stand transitions using a miniature gyroscope and its application in fall risk evaluation in the elderly. IEEE Transactions on Biomedical Engineering,2002,49(8):843-851.

[83] C F Lai, S Y Chang, H C Chao,et al. Detection of cognitive injured body region using multiple triaxial accelerometers for elderly falling. Sensors (Peterborough, NH),2011,11(3):763-770.

[84] F Bianchi, S J Redmond, M R Narayanan,et al. Barometric pressure and triaxial accelerometry-based falls event detection. IEEE transactions on neural systems and rehabilitation engineering,2010,18(6):619-627.

[85] Q Li, J A Stankovic, M A Hanson, et al. Accurate, fast fall detection using gyroscopes and accelerometer-derived posture information, The 2009 6th International Workshop on Wearable and Implantable Body Sensor Networks (BSN'09), Berkeley, USA, 2009:138-143.

[86] Xsens Technologies & Moven-inertial Motion Capturing, http://www. xsens. com and http://www. moven. com

[87] D H Phan, S Bonnet, R Guillemaud, et al. Estimation of respiratory waveform and heart rate using an accelerometer, in Conference of 2008 IEEE Engineering in Medicine and Biology Society, 2008:1-4.

[88] 人体运动捕捉系统. http://snarc. ia. ac. cn/introductions/zh.

[89] C P Todd, Y G John. Pedobarographic statistical parametric mapping (pSPM): A pixel-level approach to foot pressure image analysis. Journal of Biomechanics, 2008, 41:2136-2143.

[90] T R Bowen TR, F Miller F, P Casagno, et al. A method of dynamic foot-pressure measurement for the evaluation of pediatric orthopaedic foot deformities. J Pediatr Orthop, 1998, 18:789-793.

[91] A D Cock, T Willems, E Witvrouw, et al. A functional foot type classification with cluster analysis based on plantar pressure distribution during jogging. Gait & Posture, 2006, 23:339-347.

[92] http://lady. 163. com/09/0626/14/5CO8MOSK00262HRE. html

[93] K H Mary, K C Paul, E S Kirk, et al. Aligning anatomical structure from spiral X-ray computed tomography with plantar pressure data. Clinical Biomechanics, 2003, 18:877-882.

[94] F Herd, A K Ramanathan, L A Cochrane, et al. Foot pressure in clubfoot—The development of an objective assessment tool. The Foot, 2008, 18:99-105.

[95] K Ulunay, Y Haluk, S Aykin, et al. Pressure distribution patterns under the metatarsal heads in healthy individuals. Acta Orthop Traumatol Turc, 2008, 42(1):26-30.

[96] A Martínez-Nova, J C Cuevas-Garcíaa, R Sánchez-Rodrígueza, et al. Study of plantar pressure pattern by means of instrumented insoles in subjects with hallux valgus, Revista Española de Cirugía Ortopédicay Traumatología, 2008, 52:94-98.

[97] J G Barton, A D Lees. Development of a connectionist expert system to identify foot problems based on under-foot pressure patterns, Clinical Biomechanics, 1995, 10(7):385-391.

[98] J Hughes, R Jagoe, P Clark, et al. Pattern Recognition of Images of the pressure distribution under the foot form the pedobarograph. The Journal of Photographic Science, 1989, 37:139-142.

[99] Blank T B , Ruchti T L , Malin S F , et al. The use of nearinfrared reflectance for the non-invasive prediction of blood glucose levels . IEEE Laser Electro-Optics Society Newsletter, 1999, 13 (5):9212.

[100] Bruulsema J T, Hayward J E , Farrell T J , et al. Correlation between blood glucose concentration in diabetics and noninvasively measured tissue optical scattering coefficient. Optics Letters, 1997, 22(3):190-192.

[101] Wicksted J P , Erkens R J , Motamedi M, et al. Raman spectroscopy studies of metabolic concentrations in aqueous solution and in aqueous humor species. Applied Spectroscopy, 1997, 49: 987-993.

[102] ZHAOZ. Pulsed photo acoustic techniques and glucose determination in human blood and tissue [D] . Netherlands: ZHAO Z, 2002. 5-25.

[103] Chou C , Han C Y, Kuo W C , et al. Noninvasive glucose monitoring in vivo with an optical heterodyne polarimeter. Applied Optics , 1998 ,37(16) :3553-3557.

[104] 无创血糖检测研究进展概述. http://www. mflw. cn/html_data/54/0703/1560. htm.

［105］ BIOPAC公司，Biopic生物反馈设备［EB/OL］. www. biopac. com，2011-03-01/2011-05-09.
［106］ Spirit公司，荷兰思必瑞特（Spirit）生物反馈设备［EB/OL］. http://www. it9999. com. cn/product/loaddata. php? class3＝159，2011-03-01/2011-05-09.
［107］ Moore SK. Calm in your palm：biofeedback device promises to reduce stress. IEEE Spectrum，2006，43(6)：60.
［108］ Xu XY，Gao J，Wang TH，et al. Biofeedback treatment of pre-hypertension：analyses of efficacy，heart rate variability and EEG approximate entropy. Journal of Human Hypertension，2007，21：973-975.
［109］ Liu GZ，Huang BY，Wang L. A wearable respiratory biofeedback system based on generalized body sensor network. Telemedicine and E-health，2010，17(5)：1-10.
［110］ 王冰水. 电、磁治疗的现状与思考. 中华物理医学与康复杂志，2007，29(8)：505-507.

撰稿人：李兰娟　王磊　何前锋　任菁菁　刘官正

# 健康工程和健康物联网发展研究

与21世纪医学的变革相适应，生物医学工程转向人类健康工程（面向人人的健康工程）是时代的需求，是历史的必然。健康，虽有共同的基石，但实质上是高度个性化的。人类健康工程，本质上是以人（个体化）为中心，以维持、提高人体系统稳态水平（提高素质、开发潜能等）为目标的系统工程。其内涵绝不仅仅限于工程技术，而是一个人文和科学技术相融合的开放的综合体。其核心是观念的转变（科学结合人文）。本文以最近我国在高原健康工程研究所取得的重大成果为例（空军航空医学研究所航空医学工程中心俞梦孙研究团队），来展示健康工程的内涵。

而热议中的健康物联网则是人类健康工程落实于人人的技术阶梯（技术平台系统）。显然，它与近年来发展迅猛的数字医疗、医疗物联网等有着必然的联系，但又有质的不同。这里，以浙江省李兰娟研究团队在数字卫生关键技术和区域示范工程项目（“十一五”国家科技支撑计划）实施中取得的重要成果为例，来探索由数字卫生技术区域示范工程向健康物联网转化的可行途径。

## 一、高原健康工程

### （一）高原健康工程当前存在的问题及其原因剖析

随着青藏地区建设发展以及青藏铁路的通车，内地与青藏地区间人员交往的频度和幅度在增加，特别在高原地区出现不测灾情而需要内地支援时，人在平、高原间的快速变动，更是必须重视的。

我国在高原医学方面研究已有近60年历史，以吴天一、李素芝等为代表的几个科研团队在高原病防治和低氧环境适应性研究上，取得了举世瞩目的成绩，并在国际上享有殊荣。

但从过去几十年入藏驻军和支援人员的健康状态调查结果告诉我们，在解决了急性高原病之后，在广大驻藏人员中仍然存在以下问题。

（1）刚上去的初期，表现为睡眠不好，精神不足，不能立刻投入工作。

（2）在入高原15天后，虽然对环境变异的急性反应期会逐渐过去，但仍然有相当部分的人员，自觉全身无力、精神不佳，工作能力下降、发展为慢性高原病状态，而医疗单位对此确无良策。

（3）移居高原长久的人群当重新返回平原时存在“醉氧”现象，表现为嗜睡、精神不足等。特别是在部分年长返回人群中会新发一些危及生命的疾病。

从系统科学角度看，人是一个与环境协调共存的系统，协调好了，或者环境变化速率和人体的自适应（自组织）速率相匹配时，人体就表现为健康态，否则将可能是不协调态或不适应态，甚至发展为病态。

用这一观点看待上述三问题，可认为其根本原因在于环境中氧分压变化梯度或速率超出了人体对环境变化所发生的自然适应或正常自组织（生理重建）过程，因而首当其冲的是影响睡眠质量，导致身心失调，诱发病理重建，并进一步发展为疾病状态。这一分析既适用于从平原移到高原，也适用于从高原移到平原。只不过是睡眠障碍的表现形式不同，前者常表现为不易入睡，后者常表现为嗜睡性无精神状态。

根据以上分析，提出防止以上三问题的总体思路如下：

（1）运用各种工程上的技术和方法，使环境变异的速率与人的自适应速率相匹配，从而使人体能在最佳范围以内适应环境——新环境下的稳态。例如，从低海拔移向高海拔地区之前，用新间歇性低氧训练方式，使人体内部各系统功能和结构协调地调整到适应状态。同时对长期在高原居住者移向平原时，也应该进行间歇性富氧训练，目的在于降低环境变化梯度。然而，人适应缺氧变化的能力是因人而异的，是个性化的，问题是怎样判别人（个体）适应缺氧变化的能力。

（2）调查表明，氧环境的改变引起的生理反应，往往首先表现在睡眠质量上，故我们可用睡眠监测技术来评估环境变异量是否已超过人体自然的适应过程。如果所设计的环境变异量太小，适应过程太长，效率低，如果变异量太大，则会影响睡眠质量，或是睡不着，或过度嗜睡。由于不良的睡眠质量会降低健康状态，从而影响自组织功能，同样也会不利于适应形成。

这是一种将规范化与个性化相结合的技术路线。

### （二）从系统角度看，人体是一个功能强大的自组织系统

人是一个与环境协调共存的系统，与环境之间存在物质、能量、信息交换。自著名的物理学家、诺贝尔奖得主薛定谔提出“负熵”的概念以来，人们开始探索这样一个有关人体运动的系统论命题：人体不断从环境中吸收负熵（有序的信息），消除在生命过程中产生的熵（混乱），完善自身的有序程度，以达结构、形态、功能的稳态。

在这一过程中，人体表现出强大的自组织功能。当系统内由负熵流形成的自由能（有序能）达到一定程度时，系统会“自发地”走向结构和功能有序度更高的稳态。著名物理学家、诺贝尔奖得主普利高津称其为耗散结构态，钱学森称其为人的功能态。协同学创始人哈肯用“目的点”和“目的环”来描述这一状态下系统内部各个子系统协同运动的状况。我们认为，人体系统的开放性是一个重要的前提。人的自组织性是否强大的关键点是充足的负熵流的输入。

人作为自组织系统达到正常“目的点”（“目的环”）的能力主要体现在以下三方面：

（1）在有序能（自由能）充足的前提下，人具备“自发地”走向并维持整个系统的功能、结构的完整、有序状态。即达到的这一“目的点”（“目的环”），实际上就是达到和维持健康的能力。

（2）当环境在一定范围内变化时，只要自由能（有序能）是充足的，机体就会把系统内各子系统的功能与结构“自发地”、协同地调整到与环境相适应的状态，达到新的稳定的健康状态上。这一“目的点”（“目的环”）体现了自组织系统适应环境的能力。

（3）当人发生损伤或病痛时，或自由能（有序能）不够充足时，人的自组织能力会弱化。

在这种情况下，如果又有了充足的负熵流的补充，使自组织能力重新建立，则这时的自组织力会体现为自修复力，使机体“自发地”祛除疾病或损伤，重新回到“目的点”(“目的环”)上。

联系到对高原低氧环境的适应，人的自组织能力在充足的负熵流输入前提下，表现为强大的维持自身健康的能力。这一能力表现为趋向稳定的“目的点”(“目的环”)，生理指标趋向新的稳定值，周期运动(如睡眠)趋向新的稳定模式。如何使人的各系统的功能和结果尽快协同地调整到与低氧环境相适应的状态，我们的结论是，如果环境的变化率满足不超过人体系统自适应时间常数，并且其变化量接近最优量的条件，则可以使人体达到最快的适应。

### (三)关于“上得去，呆得久，身心好，下得来”的健康工程

(1)运用钱学森先生人体系统科学原理，建立人体适应低氧环境的自组织过程动力学模型，进而通过实验确定人(个体)适应过程的时间尺度(个体化)/时间常数

对4位平均年龄为25岁男青年(对照组)到达3800m后的前10天的$SaO_2$、HR、深睡眠时间三项数据均值的变化过程得出其适应过程具有以下共同点：

1)初入高原的第一天，这些生理参数变化的幅度最大，如4人平均$SaO_2$为79.75%，HR则上升到84.5。这反映了人体在未适应高原环境前提下，这两项生理参数对高原低氧环境的反应(响应)。其数值大小同样与身体状态有关。

2)随着驻留时间的延长，两项生理参数均呈现出向着平原状态的数值回归的趋势，但最终并不会达到完全回归。例如，$SaO_2$在驻留10天后大致稳定在88%左右，而HR可降回到69次左右。预计所达到的稳定值也与身体的整体适应状态有关，适应愈佳则其回归将愈接近平原状态。

3)两项随入高原时间延长的生理参数均呈现出指数函数变化规律。应用最小二乘法分别对这两条生理曲线用一阶方程$y(t)=c-a\cdot e^{-bt}$对两项生理参数数据进行拟合，其拟合度分别为0.9598($SaO_2$)和0.9539(HR)，与理想拟合度1.0很接近。其拟合的指数函数方程分别为：

$$SaO_2=88.02\%-11.01\%\cdot e^{-\frac{t(天)}{3.2天}}$$

$$HR=68.78+25.26\cdot e^{-\frac{t(天)}{1.898天}}$$

以上三条共同点说明：初入高原者所表现出的代表身体对高原低氧环境适应调整过程的生理参数变化，完全呈现出指数函数变化规律，符合一阶时间函数变化特点。这一特点启示我们，为了更好地理解生理上对低氧环境的适应过程，是否可借助于系统模型方法，构建出人对低氧环境适应过程的系统模型，从而达到更加数量化地理解适应过程生理变化特点，以数量化地评价人体对于低氧环境的适应能力。

以上三条生理参数适应过程的共同点表明，完全有可能运用具有反馈环节的输入输出模型来表达人体由生理参数变化所表现出的适应过程。

图1中$G_1$、$G_2$、$G_3$分别代表上述三条共同点的功能，其中$G_1$是模型的主体，$G_2$和$G_3$被安排在系统模型的反馈部分，目的是突出适应与调整过程数学表达。以下分别叙述：

$G_1$为模型主体的传递函数，为系统与适应过程无关成分，表示出人体在尚未进入适

应调整过程时 $SaO_2$ 或 HR 对低氧环境的“即时”(瞬时)响应关系。对于 $SaO_2$ 而言,

$$G_1 = 95\% - \frac{\Delta SaO_2}{\Delta \text{氧分压}}$$

针对这次 4 人数据,

$$G_1 = 95\% - \frac{95\% - 79.75\%}{\text{达到 3800m 的氧分压差}}$$

$G_2$ 在反馈环节中,对应着共同点“2”的功能,是指整个系统模型当对低氧环境适应调整后模型输出能回归到平原水平的程度系数。$G_2 = 1.0$ 表示系统输出完全回归平原水平;$G_2 = 0$,表示完全不会回归。从生理上讲,$G_2$ 大小也是一项与系统整体状态有关的指数,状态越好,$G_2$ 越靠近 1.0。

$G_3$ 也在负反馈环节之中,对应着共同点“3”功能。$G_3$ 是整个系统模型中最能表现系统对低氧环境适应过程特性的环节。在适应调整之前,$G_3$ 为“0”,意味着负反馈不存在,因此输出表现为最大,$G_1$ 的传递特性被充分表达;当系统模型开始进入对低氧环境适应调整期之后,$G_3$ 开始大于“0”,处在 $0 < G_3 < 1.0$ 之间,并且逐渐向 1.0 方向移动,这时 $G_3$ 的负反馈作用开始体现,系统的输出开始回归;当 $G_3 = 1.0$ 时表示该系统已经完全地调整到适应低氧环境,然而由于 $G_2$ 的存在,使整个负反馈系数→$G_2$,使系统输出稳定在由 $G_2$ 所决定的数值上。

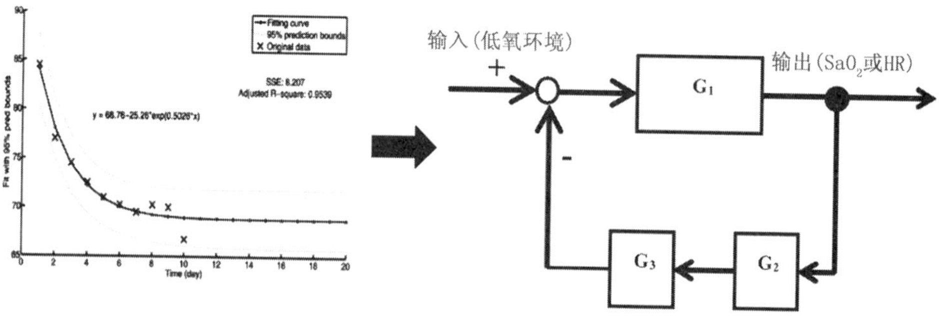


图 1 人体适应低氧环境的系统模型

根据以上所描述的 $G_3$ 功能,并联系到共同点“3”特性,我们将 $G_3$ 设置成如下方程,即:

$$G_3 = 1 - e^{-\frac{t}{\tau}}$$

方程式中的 $\tau$ 为该系统的时间常数,决定着整个系统适应过程的变化速率,是一项与对环境适应能力有直接影响的参数,称之为整个系统模型的特征参数。本文后叙还将证明,这一特征参数的大小还是人体状态的函数,即 $\tau = f(H)$(H 表征机体健康状态)。当人体健康状态良好时有利于 $\tau$ 值缩短,因而使适应过程缩短;相反,如果健康状态因某种原因变差,则 $\tau$ 将延长,使适应过程变长。

方程式中的 $t$ 表示入高原后驻留的天数,是一个逐渐延长的变量。也正是因为有这个变量,使整体系统模型逐渐由完全不适应向适应方向发展,直至完全适应状态。初入高原时刻,相当于 $t=0$,使整个 $e^{(-t/\tau)}$ 项等于“1.0”,造成 $G_3 = 0$ 条件,因而使整个系统等效

于完全不存在负反馈状态，使系统的输出完全由 $G_1$ 参数决定，即前述总结的共同点“1”状态，输出变化最大状态。随着驻留时间延长，当 $t$ 达到 $t=\tau$ 时，$e^{-\frac{t}{\tau}}=1/2.718$，即 $G_3=0.632$，说明整个系统模型的负反馈量已是 $0.632\times G_2$，达到了最终适应的 0.632 倍。当 $t$ 值进一步延长时，$t/\tau$ 比值将会是 2、3、4…，相应的 $e^{-\frac{t}{\tau}}$ 将是 1/7.389、1/20.0855、1/54.5973…而 $G_3$ 将为 0.86466、0.95、0.98…等无限接近 1.0 的过程。

(2)间歇性低氧训练的系统模型

间歇性低氧训练所形成的系统适应过程，原则上应该也是一个大致上类似一阶时间函数的系统模型。但由于它的训练是间歇性的，因而必然存在形成的适应机制的消退问题。因此在模型表达上必须除系统内部时间常数 $\tau$ 之外，还应包括与间歇训练有关的每次的训练量、训练总次数、训练间隔时与适应机制的消退有关的四大因子成分，应在给出系统模型方程中给予表达。

所以根据生理上对间歇性低氧训练的适应形成过程仍然运用上述的包含 $G_1$、$G_2$、$G_3$ 成分的反馈式系统模型，其中 $G_1$、$G_2$ 是系统内参数决定的，与训练模式无关。与间歇性训练有关的仅仅表现在与时间函数变化过程有关的 $G_3$ 因子上。因此，其系统模型为图 2 所示。

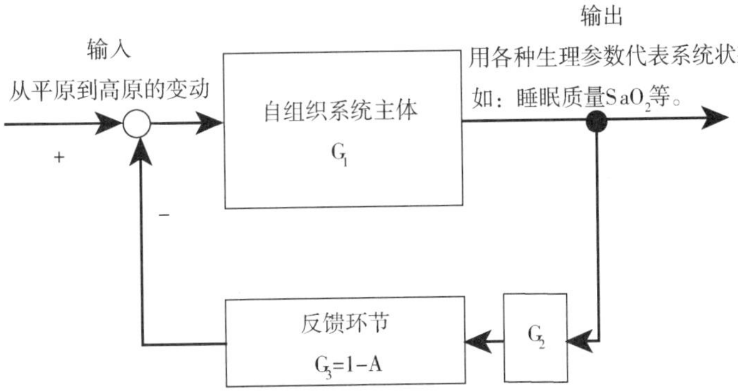


图 2　间歇性低氧训练的自组织系统适应环境能力的模型

这里 $G_3$ 代表自适应系统的反馈系统，它应在 0～1.0 之间波动：$G_3=0$ 时，表示无反馈，代表完全不适应；$G_3=1.0$ 时，表示完全的负反馈，代表完全适应状态；$0<G_3<1.0$ 时，代表不同程度的适应程度，靠近 1.0 表示适应程度高，相反则表示适应程度低。

从图 2 看，反馈系数 $G_3$ 的值取决于适应因子 A 值，A 也是在 0～1.0 之间波动。根据人生理上的特点，A 可表达为一项指数方程，即：

$$A=\exp\left\{-\frac{1}{\tau(H)}\sum_{n=1}^{N}\left\{\left[\frac{S_R(n)}{S_0(H)}(1-J)+J\right]\cdot\frac{1}{\Delta t_n\cdot K}\right\}\right\}$$

(3)运用系统模型中 A 方程组成，指导高效低氧适应性训练

1)运用刺激量 $S_R(n)=In\cdot Tn$ 原理，制定了两种基于间歇低氧训练的“主动快速适应”训练方案，见图 3、图 4。

· 进入高原前在平原建立的常压式低氧舱内进行的渐进式预适应训练。其特点是刺激强度 In 是从 3000m 到 4500m，刺激时间 Tn 为常数，每天 3.5 小时，总周期为 10 天，训练期间检测夜间睡眠质量。

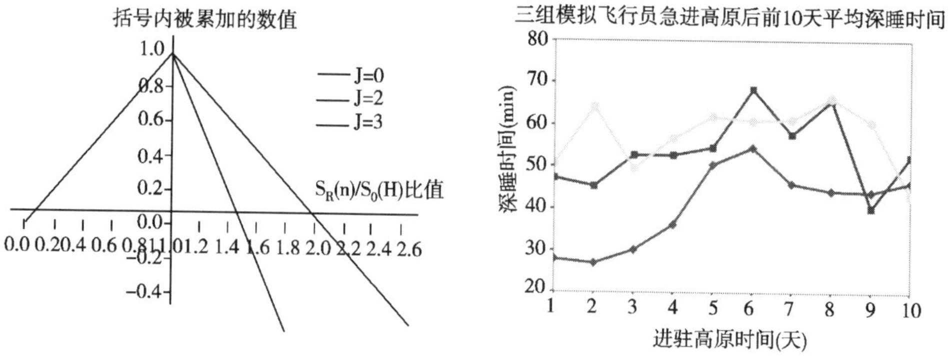


图 3　运用 $S_R(n)=In\cdot Tn$ 原理，制定两种间歇性低氧训练模式

· 急进高原后的渐进式低氧暴露训练。其特点是刺激强度 In 是不变的，一直保持在 3800m 海拔上，但刺激时间 Tn 是逐渐延长的，从第一天 4 小时开始，逐天增加，直到第 10 天为 12 小时为止，训练期间的要旨是夜间睡眠时要在供养条件下进行，并且观察低氧暴露刺激量是否影响夜间的睡眠质量。

2) $S_R(n)$ 刺激量的选择。在这方面，我们并没有完全找到最接近 $S_0(H)$ 的刺激量，但我们曾经尝试过每天 1 小时的渐进式训练，结果适应效果不明显；后来改用每天 3.5 小时渐进式预适应训练，适应效果显著增加，并且不影响夜间睡眠。急进组同样沿用与预适应组类同的刺激量。实验结果证明，一方面适应效果好，而且不影响睡眠质量。$S_R(n)$ 选择的原则是尽可能接近 $S_0(H)$，但以不影响睡眠质量为限，否则很可能 $S_R(n)$ 已大于 $S_0(H)$。

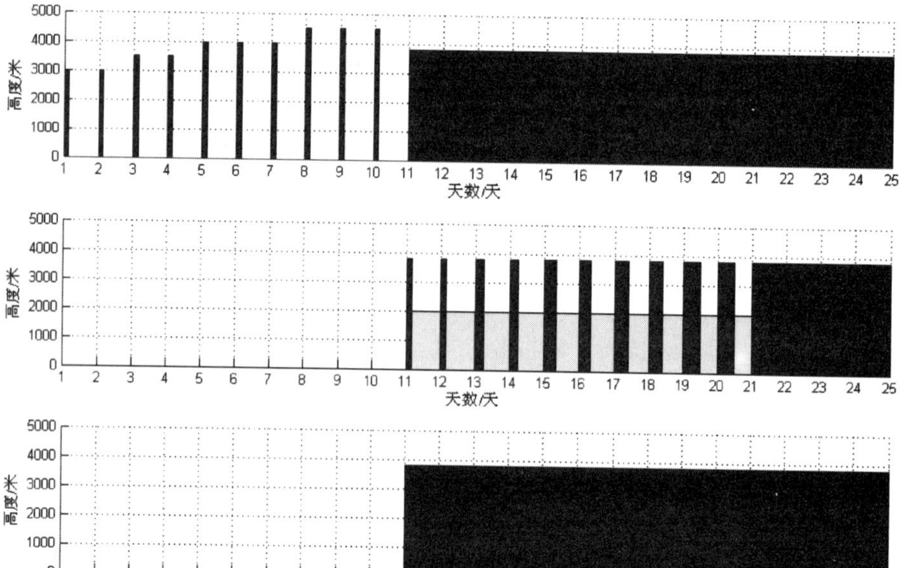


图 4　运用 $S_R(n)=In\cdot Tn$ 原理，制定两种间歇性低氧训练模式

3）选择两次训练刺激间的时间间隔。从提高适应效率出发每日 1 次是合适的，其主要理由是：首先，如以天为单位，每天 1 次是间隔最短的选择；每天 1 次还可以实现用每一天的睡眠质量来检验刺激量是否过大。

另外，我们已经观察到，间隔时间 3 天所带来的适应效果被消退的现象（$\Delta t_n \cdot K$ 项作用）。据此我们把维持适应效果的时间间隔设定在每 2 天一次。

4）时间常数 $\tau$(H)是决定适应速率的人体内部的特征参数。我们的试验已经证明，$\tau$(H)本身又是机体当前健康状态的函数，特别是当前睡眠质量与 $\tau$(H)长短有直接关系。因此，为了缩短系统中这个决定适应速率的内部参数，必须把保证好初入高原后前 5 天以内的睡眠质量作为整个适应性训练的突破口。

以下列出三个组各自的时间常数 $\tau$ 值分别为：

| | 无干预组 | 急进组 | 预适应组 |
|---|---|---|---|
| $\tau$(天) | 3.2 | 0.633 | $<0.633$ |

运用自组织系统理论制定出的两个"主动快速适应"训练组的适应效果与未作任何干预的对照组在适应低氧环境方面显示出显著差别。说明本文前述提出的"充分尊重人所固有的自组织能力"这种对待人的态度是正确有效的。

（4）在高原"呆得久、身体好"的健康工程

在初步适应后，如果持续地驻留在高原，就必须有能使人在高原"呆得久、身体好"的具体措施。

解决在高原"呆得久、身体好"的主要理论依据仍然是"人是一个与环境协调共存的系统"，即用工程的方法解决在高原的协调共存问题。

主要是解决高原环境下合理"加氧"问题。

从对人的生理有影响的角度看，高原和平原的差别主要就是高原的氧分压比平原低。尽管高原的氧浓度仍然为 20.9%，但由于高原的氧分压随着海拔高度增加而逐渐降低，故氧分压也逐渐下降。在 3800m 高度上，气压已从平原的 101.2kPa 降至 63.2kPa，因此氧分压也已从平原的 21.15 kPa 降至 13.2kPa 。在这种情况下，为了使人快速适应，并能在高原健康地工作和生活，有以下几个环节需提供用氧。

1）入高原后的前 10 天夜间睡眠供氧，共供氧水平可考虑相当于 2000～2500m 氧分压水平。实践已证明，这种措施不仅有助于夜间睡眠质量的提高，同时也可提高适应效率，缩短调节时间常数。

2）在高原构建富氧体训室，在富氧体训室内讲行体育锻炼，以保持体能不下降。

3）在高原进行长时间脑力作业时，也可考虑提供局部的富氧环境，以保证脑力作业时脑血流增加所需的氧消耗。

4）在久住高原（三个月以上）后重返平原前的 10 天内，也可在这个问题睡眠时供氧，以减少由高原返回平原的环境变化梯度。

其次是高原饮食以碳水化合物为主，辅以动物蛋白质。

(5)从高原"下得来"的健康工程

从环境变异和人对环境变异的适应性自组织过程来看,从平原到高原或从高原返回平原的健康保障的原则应该是一样的,即:运用各种工程上的技术和方法,使环境变异的速率与人的再组织速率相匹配,从而使人体能在最佳范围以内适应环境,避免人体内部自组织过程中的病理性重建,从而避免发生"醉氧"性综合征的发生,继续保持健康状态。

这方面我们虽然尚未进行过实际的研究检验,但从系统角度出发,采取以下措施将是可行有效的。

1)在高原将返回平原的前 10 天开始,在睡眠时进行相对富氧状态(比如在 2000～2500m 的氧分压水平),使身体逐步对富氧环境进行再适应的调整。

2)在有条件的情况下,在返回平原的前 5 天开始,在白天也可逐渐增加在相当于 2000m 氧分压水平环境中的逗留时间,如从 4 小时逐渐过渡到 10 小时。

3)如在高原不具备上述 2)条所述条件,也可在返回平原后的白天,继续在低氧环境(如常压式低氧舱)中逗留,其逗留时间可在 5～6 天内从 10 小时/天过渡到 4 小时/天,而低氧环境的海拔高度可考虑与原来在高原时的高度相当。

## (四)慢性高原病患者恢复健康的工程

### 1. 运用系统理论理解慢性高原病

慢性高原病也是一种整体失调所导致的某些机能的衰退,甚至结构的变化,具有非传染性慢病的共同特点。为此以下先从分析慢性病开始,然后再进一步认识慢性高原病。

对慢性疾病的认识,概括起来有以下 4 点 。

(1)已形成共识:包括癌症在内的非传染性慢病是整体失调状态的局部体现。

(2)在整体失调前提下究竟会发生哪一类疾病,则与生活方式、性格、遗传基因等因素有关,因此这是一个多元函数,是发生疾病的第二位原因 。

(3)病情的症状一方面取决于疾病种类,同时也与整体失调状态有关,也是一个多元函数 f(MD)。

(4)病情的发展方向取决于体内两种力量,即病理损害与自修复力之间力量的对比。

将以上 4 条按系统思路联系起来,可构成疾病的系统模型,见图 5。

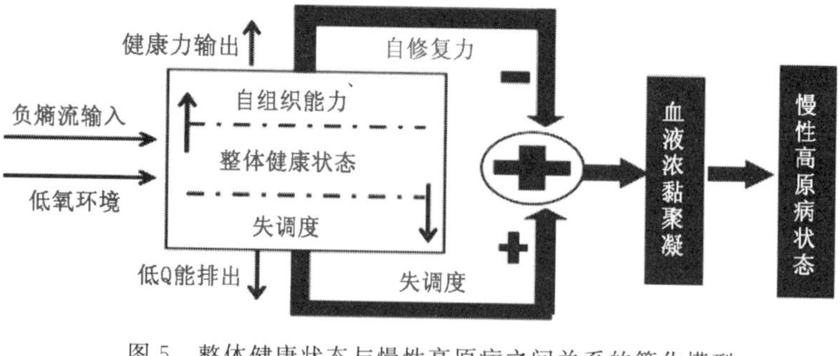


图 5 整体健康状态与慢性高原病之间关系的简化模型

对慢性高原病而言,不同于一般非传染性疾病之处主要体现在发病的始动原因不同。

慢性高原病主要的始动原因是因为低氧环境的变化幅度太大，超过了人体适应的自组织速率，从而引起人体内部组织的病理性重建，具体地说，主要表现在血液中的“浓、黏、聚、凝”以及肺动脉高压，血液中的此类变化原来是为了使有限的氧分压能更多地为人体组织细胞所利用，却反而因为“浓、黏、聚、凝”的进一步加重而使组织、细胞进一步慢性缺血缺氧，从而引发出一系列的机能衰退性病变，甚至结构性变化。

2. 从系统角度寻找使慢性高原病状态者恢复健康的工程

从图5可得到以下认识。

(1)整体失调是造成慢性高原病的关键原因；但自组织能力所转化来的自修复力，则可以减少症状或祛除慢性高原病。

(2)如果直接对着慢性高原病本身防治，比如血液稀释法等，将无助于慢性高原病根本问题的解决。

(3)低氧环境是不可变的(除非回到内地)。

(4)唯一可行的是人体系统的输入端有足够的负熵流输入，即有序度较高的能输入，使自组织系统重新回到“目的点”状态，使自组织能力一方面表达为足够的自修复力，同时也会使系统内的有序能更高(也就是降低失调度)，从而改善血液的“浓、黏、聚、凝”状态，消除慢性高原病状态。

按热力学第二定律自由能为F＝U－TS(U为系统内能，系统有序程度决定了它将内能转化为自由能的能力，Q＝F/U)，健康人必须有足够的高Q能。

### (五)结束语

尝试了从系统理论出发，实施高原健康工程的可能性，特别是运用从实际的生理反应中构建并经过反复证明、修正的系统模型，量化地描述间歇性低氧训练下人体耐低氧的自组织、自适应功能的形成过程，以期能更好地指导低氧训练的实施和训练效率的提高。

正像钱学森先生所说的那样：“当前唯一能解决复杂系统的方法，就是从定性到定量的综合集成法。”正是循着这条路径，找到了有效的“主动快速适应”训练法。

在整个试验实施过程中，令研究者深刻地感悟到：在解决人的问题上，必须尊重人体本身所具备的强大自组织能力，遵循人体在适应环境过程中所固有的规律，呵护好了，事半功倍，否则将可能是灾难。

当然，人是一个多层次的复杂系统，人对低氧环境的适应也一定是多层次的。目前研究获取到的高原中枢性呼吸暂停发展过程，也已经显示出人的适应机制在空间上和时间上的多层次性，因而有必要运用更复杂的数学模型来表达适应过程。这次的工作主要用于阐明“主动快速适应”训练模式，所构建的数学模型已经可以指导实际工作的进行。所以这次仅仅是个尝试。

中国传统文化中还有许多精髓，可以使人的自组织能力更强大。这是今后要努力发掘的。

## 二、国家数字卫生关键技术和区域示范应用研究

国家数字卫生项目构建了居民电子健康档案、电子病历、交互式信息平台、城乡社区

与医院双向转诊、远程诊疗、远程教育和健康咨询等系统；进行数字化医疗卫生资源共享、数字化医疗服务、数字化城乡社区卫生服务、数字化公共卫生服务和保障等区域示范；整体上构建了健康物联网的基本单元。这对提升疾病预防控制、公共卫生应急处置能力，提高医疗服务质量、改善服务可及性，推进卫生改革发展，从而达成整合共享、优化流程、提高效率、降低费用、和谐医患、保障健康的目标。其研究内容紧紧围绕深化医疗卫生体制改革，加快建设惠及全体居民的基本医疗卫生服务体系，实现"人人享有基本医疗卫生服务"的目标，是一项关系民生、改善民生为重点的研究建设项目。

国家数字卫生项目的主要成果如下。

（1）研制并建立了一套数字卫生标准体系，以数字卫生标准体系统一规范卫生信息化行业发展

十多年来，信息技术在医院、诊所、医生办公室、区域卫生信息中心、公共卫生管理机构等获得了广泛的应用，被应用于个体和群体医疗保健数据的通信、临床工作流自动化和诊断治疗决策支持。基于在其他工业领域里提升生产率的成功，被寄望能用来应对几乎全世界所有国家医疗服务体系所面临的病人安全、医疗质量和费用的挑战。为了实现这种潜能，不同医疗系统之间必须能穿越系统界限进行信息交换，并把交换获得的信息融合进本系统的运作。这种系统互操作性已经在很多国家的电子健康档案计划中被确认为一个需要解决的关键问题。迄今为止的大多数医疗卫生信息系统都是为现有的医疗服务系统按专业划分的组织结构而设计。运作于这样的结构中，系统产生了许多"信息孤岛"。每个系统仅管理着病人整个医疗周期中的一部分信息。结果病人信息被分割在这些"信息孤岛"中，而访问系统外部的病人信息如果不是不可能，也是非常困难的。由于缺乏系统集成，医生常常在不完整的病人信息下进行诊断和治疗。这已经造成重复的检验检查、低于标准的治疗、甚至医疗事故。为了安全有效的医疗，覆盖整个医疗服务周期中各个活动的信息的连续性以及安全可靠，病人病史数据检索是至关重要的。不同的临床记录通常由不同医院或部门产生和管理，实现这些系统之间的互操作性是建立完整的病人健康数据的关键。现有相互分离的按专业设计的医院组织结构应当改造成集成医疗单位，以提升病人价值。基于标准的应用集成能为医院提供重组业务线的能力，并保障在任何地点和任何时间安全连续的病人信息检索。标准提供了不同厂商的系统相互交换数据并在临床工作流中交互合作的基础。与两个合作伙伴之间专门定义的私有接口不同，基于共识的工业标准常常建立在更广泛的用例基础上，并经过大量专家的审阅。而且一个标准不仅仅规定接口、服务、应用编程接口等，还定义明确地或隐含地标准接口所支持的应用场景的模型。这些标准模型表达了一种运行业务流程的共同模式，有助于医疗机构在采纳标准的同时重新设计修改现有的业务流程。因此，基于标准的方法为医院集成方案设计提供坚实基础，使它能适应内部和外部运作条件和要求的变化。使用标准化的消息、数据、服务和过程定义，一个系统无需了解另一个系统的实现细节就能与它交换临床数据或使用它提供的服务。

项目所建立的数字卫生标准体系，保证卫生领域的数据能按一定的规范进行分类，信息能按一定的标准进行编码，并按照一定的规范进行通信交换，达到了基本语法的一致性，语义的一致性，以及相互通信协议的一致性。国家数字卫生标准体系包括疾病控制、

卫生监督、新型农村合作医疗、急救与血液、电子健康记录、医疗业务流程、医疗影像、医学实验室、远程医疗、健康档案、分类与术语编码、IT 通讯、区域信息系统规范共 13 类 66 个标准。其中标准在电子健康档案系统、标准化电子病历系统、卫生信息平台系统、一卡通系统、远程诊疗和远程教育系统和临床路径系统的应用中获得了应用。

(2)以涵盖全人全程健康服务内容的居民电子健康档案为核心、卫生信息平台为枢纽、一卡通为纽带,实现了医疗卫生信息共享

项目组研制了全人全程健康服务基本数据元值域 1200 余条,以全生命周期涵盖的生命节点为时间轴,形成全人全程健康服务流程的 11 个子系统,以向居民提供全人全程健康服务为主旨,研制了标准统一、数据共享的"全人全程健康信息系统"软件,该系统可以动态记录每个居民一生的健康信息。在浙江省 22 个县级示范区和 5 个样板示范区的带动下,全省其他地区也得到广泛应用,已经建立 1200 万份标准统一、信息共享的居民个人电子健康档案,建档率达到了 90%。居民电子健康档案系统还在江西的 7 个县区得到应用。全人全程健康信息系统的建成与落地将有助于突破卫生信息共享不足的瓶颈,缓解医疗资源短缺的问题;有助于实现医疗卫生工作重心的下移,促进居民健康的科学管理;有助于居民健康数据的科学分析,加强卫生决策能力。如果需要在区域范围内获得应用,联通各医疗机构间的信息路径,且保障共享的安全性成为关键内容。因此通过建设全省卫生虚拟专网,建立了 1 个省级、1 个地市级和 22 个县级卫生信息平台(数据中心),在三级平台运用云计算技术,实现了 1200 万份居民个人电子健康档案和 108 家二级以上医院电子病历的数据上传和信息共享;汇集了医疗、疾控、卫生监督、血液、新农合、健康保健等多个系统的信息;以医联一卡通为纽带,提供健康信息跨单位、跨区域调阅,实现了信息共享;整合了统计分析和数据挖掘子系统,全面分析区域范围居民健康信息;建立个人健康门户,实现居民在线管理自己健康。省市县三级卫生信息平台体系在确保数据安全的前提下,全方位实现了卫生信息平台的基本功能:区域健康数据交换共享的平台,区域卫生信息系统联通的桥梁,面向公众提供健康服务的载体,面向行政管理决策分析的工具。信息平台系统的经济效益:建立了信息平台系统之后,一次性投入几千万元,后期只要相对较少的更新和维护费用,如果不建省市县三级卫生信息平台,一个数据接口的开发费需 2 万～5 万元,改造全省所有的数据接口估计需要 10 亿元,因而以统一的方式建设极大地节约了社会资源。

电子健康档案系统和卫生信息平台体系不仅在国家数字卫生项目示范区广泛应用,而且在传染病综合防治示范区课题的浙江示范区内得到应用。在三大传染病基线调查的基础上,通过建立标准统一、涵盖传染病信息的专项电子健康档案应用平台,实时掌握社区内居民重大传染病的发病率、病死率等数据,综合分析居民的健康和疾病信息,辅助卫生行政部门制定有效的公共卫生政策,为公众提供有效的预防保健建议,提高传染病综合防治能力。浙江示范区是乙肝中高流行地区,借助卫生信息平台,应用数据挖掘分析,全民健康体检的基线调查和抽样人群检测结果高度拟合(图 6),查明了各年龄段的乙肝感染率,发现 20 岁以下人群感染率只有 1.51%,30～50 岁人群 HBsAg 携带率高达 8.56%～9.04%,20 岁以下人群乙肝的较低感染率与我国从 1992 年开始对儿童实行乙肝疫苗免费接种有关,有效地降低了该人群的感染率。全面开展疫苗接种,有望到 2020 年基本控

制我国乙肝，为制定我国摘掉“肝炎大国”帽子策略提供了可靠的流行病学依据。

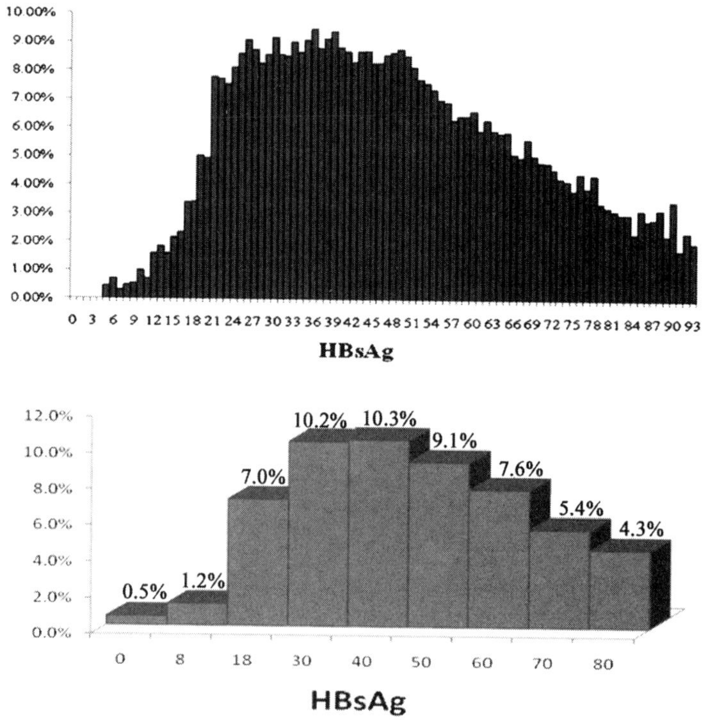


图 6　全民健康体检的基线调查和抽样人群检测结果

（3）以涵盖临床路径和知识库系统的电子病历为基础，建立了数字化医院管理平台，提升医疗服务水平

基于 HL7 CDA 标准，研发了具有自主知识产权的医院服务总线平台（HSB），构建了医院数据交换平台；基于临床数据中心（CDR），融合具有自主知识产权的临床路径与知识库系统，研发了电子病历系统、护理信息系统、医院感染监控系统，形成了具有标准化、集成化、移动化和智能化特点的整体医疗流程管控平台；基于物联网技术，构建了对象感知、流程绑定的医疗资源管理平台；实现了服务和流程管理的智能化、简约化、精准化，已在全国 16 个省、自治区、直辖市 200 余家医院使用。

建立了符合临床业务流程的临床路径本体，解决了临床路径的规范性与普适性问题；建立了时间主线与关键节点相结合的临床路径管理模式，突破了以时间为主线的传统路径模式的局限性，降低了非特异性变异的发生率。提出了三维立体化临床路径流程和“筛选路径”“分层评估”“疗效评估节点”的方法，构建了多层次审核及权限管理制度，实现了临床路径的规范化与诊疗个体化的统一，为未来集成智能化临床路径管理奠定了基础。研制了 168 种疾病的主要疾病知识系统，部分与临床路径整合应用，有助于提高临床医务人员临床决策水平、减少医疗差错、提高医疗质量、降低医疗成本。项目研制的临床路径和主要疾病知识系统已经在浙江省所有地区的 50 余家医院实施应用，除了综合性医院以外还包括传染病、肿瘤、妇幼、中医、中西医结合、老年病等专科医院，显著提高了医疗质量控制水平和医院管理效率，可以辅助对医疗机构医疗质量和水平、医护人员质量管理和服务绩效进行考核与评价。

(4)以远程会诊、双向转诊为特色的新型医疗卫生服务模式，实现了优质医疗资源共享，推进了城乡医疗卫生服务均等化

建立了以省级大医院为核心，市县级医院为骨干，城乡社区卫生服务中心(站)为终端的网络医疗服务平台；构建了以危重症为核心的远程医疗服务模式，率先实现了24小时不间断的远程监护和治疗服务，实现了出院病人自动下转、基层医生远程预约以及基于临床案例的远程教学；构建了多对多的网络医疗服务平台，实现互联互通，促进优质医疗资源共享；构建了长期的、稳定的对口支援和学科帮扶机制，帮助基层医院提高医疗水平、服务能力和管理效率。

目前已经联通了浙江省内28省级医院、146家市县医院、365家社区卫生服务机构，并在江西、贵州、四川、湖北、新疆、辽宁、青海等省、自治区以及美国、印尼得到应用，在支援青川地震灾区、甲流防控等事件中发挥了积极作用。至今共开展14000多例远程专家会诊，600余次临床案例的远程教学和查房，3500多例的远程重症监护，使平均住院费用下降12.5%，危重患者转院率下降38.3%，医疗纠纷减少28.57%，还省去往返交通、住宿和陪护等费用，如果每个病人节省1万元费用，则14000多例病人总共节省了约1.4个亿。实现优质医疗资源共享，提高基层医疗水平，提升公众健康意识，引导病人合理流向，提高了区域医疗资源整体使用效率，实现医疗卫生服务的重心下移和关口前移。

远程医学教育平台，在全科医师岗位培训和公共卫生事件的应急培训中发挥重大作用。通过远程医学教育平台，对全省的社区责任医生进行全科医学培训，根据社区医生工作实际，更好的解决工学矛盾，降低教育综合成本；使基层医生听到高水平专家的授课，以提升学习效果，累计培训1万余人次。在手足口病、问题奶粉和甲流防治等突发公共卫生事件中基于互联网的远程医学教育平台共培训2万多人次，培训教学质量高、传播速度快、受训范围广，提高了整体疾病预防、治疗和应急救治水平，对公共卫生事件的应急处置具有重大作用。

在区域卫生信息平台的基础上，浙江省建成并开展使用国内首个全省医院预约诊疗服务的公益性平台，开通运行一年余成效显著，截至2011年底，平台已有注册会员43万人，总预约量65万人次。

国家数字卫生项目已经以信息化为特色的智慧医疗全面带动了医疗卫生服务领域的一场新变革。真正体现了国家数字卫生项目支撑医改、服务健康的技术支撑作用。数字卫生技术发展有利于推进卫生体制改革，加快和谐社会的构建；有利于缓解医疗资源短缺和突破医疗资源共享的瓶颈；有利于提高信息化产业的核心竞争力；有利于提高医疗卫生的公共服务和保障能力；最终有利于老百姓获得最佳的医疗效果，最低的医疗费用，最短的医疗时间，最少的中间环节，最满意的健康服务，有助于实现“人人享有基本医疗卫生服务”的目标，达到整合共享、优化流程、提高效率、降低费用、和谐医患、保障健康的目标。国家数字卫生项目的实施真正实现了人人有电子健康档案，就医的病人人人有电子病历，人人有医联农保(社保)一卡通，人人有家庭医生，人人得到健康保健服务。

(5)建立了社区的健康物联网技术应用示范

浙医一院良渚门诊部成立于2009年12月，是依托周边品质社区，由浙江大学附属第一医院、浙江数字医疗卫生技术研究院(简称“数研院”)等各方共建的“中国首个数字化健康服务示范社区”。同时也是“国家数字卫生关键技术和区域示范应用研究”项目的研究成果应用示范基地，国内外最新数字卫生科研成果的集成展示、现场体验及综合示范样板。

浙医一院良渚门诊部通过门诊、上门摸底调查、健康体检等多种方式，为良渚文化村的居民建立家庭健康档案，根据居民的健康情况纳入不同模块(包括慢性病管理、传染病管理等)进行管理。根据需要进行随访，为居民建立连续、动态的健康资料。

此外，已建档的居民可以通过开通“居民健康门户”的形式来实时关注自己的健康状况。具体流程如下：首先，良渚文化村居民在浙医一院良渚门诊部申请开户，签署“用户知情同意书”；然后，由全科医师登录居民健康门户网站，进入“居民开户”功能，通过姓名、身份证号码与居民健康档案匹配完成开户。这样一来，开户成功的居民在自己家里就可以登录健康门户网站看到自己的健康档案及应注意的问题，了解健康知识。另外，居民可以将自己平时监测的健康数据(如血压、血糖、体重等)输入在线的个人健康数据库中，全科医师可以通过这些数据了解居民的健康状况。

双向转诊方面，经过诊治不能解决的问题，全科医师通过网络转诊系统，转入浙医一院总院进行治疗，与此同时，患者的健康档案资料可以通过身份证号码匹配识别转至总院。这样一来，节约了大量的人力物力，方便了患者，减少不必要的时间浪费。

在总院经过治疗病情好转的患者，转回社区康复治疗。与此同时，居民在总院的电子病历根据身份证号码匹配到电子健康档案中，全科医师在电子健康档案中便可以看到居民整个住院的治疗经过。

例如：良渚文化村一居民是第一批开通居民健康门户、建立健康档案的人，他在浙医一院良渚门诊部进行健康体检时发现甲状腺肿瘤，经过全科医师联系转诊，转至浙医一院总院进行手术治疗，手术后转回门诊部。通过电子健康档案，全科医师看到了他在总院住院期间的病历，了解了手术过程、术后恢复情况，并制定了转回社区后的治疗方案，并定期跟踪随访。现在他在家里可以通过IP视频电话与门诊部的全科医师进行健康咨询，如果需要可以通过远程会诊系统与浙医一院专家面对面交流。

在远程会诊方面，思科公司和项目组共同开发基于网络智能电话、电视的健康管理应用平台，使余杭良渚文化村居民在家中通过网络智能电话服务终端实现一键紧急呼救、网上预约挂号、远程健康咨询、慢病管理(高血压等)、浙医一院专家库查询等功能，通过数字电视与浙医一院专家进行视频交流，接受健康咨询、指导和健康教育。

利用了思科最新医疗技术方案，以创新为驱动力，探索社区医疗新的服务模式，通过在思科良渚文化村试点建立社区医疗示范区，把该社区建设成中国第一个真正意义上的健康“智能＋互联”社区。

思科公司向该示范社区捐赠50户家庭用健康服务终端设备，由项目组组织完成关键软件的开发，在思科的配合支持下应用于社区家庭，实现浙医一院及其良渚门诊部优质医疗资源的各项远程应用。浙医一院良渚门诊部的远程会诊系统于2011年初开始投入使用，医患双方对这种新型就医模式都有很高的接受度，未来在全社区开展的可行性较大。远程会诊系统的具体流程如下。

首先，由门诊部的全科医师将患者的既往就诊资料传真给浙医一院的专家，并将患者情况作以详细的描述。浙医一院的专家通过远程视频对患者进行详细的病史询问及检查，明确诊断，根据诊断进行用药指导以及康复治疗指导。整个会诊过程、会诊视频画面声音清晰，氛围温馨，远程会诊系统使患者在家门口就能和大医院的专家面对面交流，避免了来回交通不便及看病时那种拥挤感和紧张感，便捷地享受到了高质量的医疗服务，真正解决了去大医院看病难的问题。

远程会诊系统可以提高大医院专家服务的可及性，节省了患者的时间和就医过程、提高医疗服务的效率，真正改善了大医院看病难问题。

门诊中移动输液系统主要是针对护理工作量大、环节多、容易出错这些弊端，通过移动计算系统 MC50 和门诊输液系统的结合来实现。通过这一系统，及时跟踪输液治疗的整个过程，皮试、核对、发药、输液，了解等待输液、输液中和结束输液的患者信息；随时统计护理的日、月、年的工作量。

# 参考文献


[1] 钱学森. 论系统工程. 上海：上海交通大学出版社，2007.

[2] 钱学森. 工程控制论(新世纪版). 上海：上海交通大学出版社，2007.

[3] Schordinger E. 生命是什么. 罗来鸥，罗辽复译. 长沙：湖南科学技术出版社，2007.

[4] Haken H. 协同学：大自然构成的奥秘. 凌复华译. 上海：上海译文出版社，2005.

[5] 佘振苏，倪志勇. 人体复杂系统科学探索. 北京：科学出版社，2011.

[6] 高钰祺. 高原军事医学. 重庆：重庆出版社，2005.

[7] Canada Health Infoway. http://www.infoway－inforoute.ca/lang－en/.

[8] England NHS Connecting for Health NPfIT site. http://www.connectingforhealth.nhs.uk.

[9] Australia National E-Health Transition Authority. http://www.nehta.gov.au/.

[10] Healthcare Information Technology Standards Panel (HITSP). http://www.hitsp.org.

[11] Certification Commission for Health Information Technology (CCHIT). http://www.cchit.org.

[12] Health Information Privacy and HIPAA. http://www.hhs.gov/ocr/privacy/.

[13] The Nationwide Privacy and Security Framework for Electronic Exchange of Individually Identifiable Health Information. http://healthit.hhs.gov/.

[14] Personal Health Records. http://www.medicare.gov/.

[15] 崔泳. 广覆盖、可交互的医疗信息系统——英国 NHS 医疗信息化建设的经验与分享. http://www.go-health.cn/bbs/viewthread.php? tid＝11976.


撰稿人：俞梦孙　李兰娟

# ABSTRACTS IN ENGLISH

# Comprehensive Report

## Report on Discipline Development of Biomedical Engineering

In the recent half century, "biomedical engineering is the fastest development area of science and technology, which has obtained astonishing achievement, and has an attractive prospect". The word "Biomedical Engineering, BME", put forward in 1950s, was defined as the application of engineering principles and technology to solve biological and medical problems by the Institute of Electronic and Electrical Engineering (IEEE).

Biomedical engineering is a multi-level, multidisciplinary and deep cross science and technology area. In this article we brief the main progress in some selected branches of this frame in the past years, and highlight the intrinsic characteristics of biomedical engineering.

In medical imaging, Dong Xiuzhen from the Fourth Military Medical University broke through two key technologies including surface detection of the body tissue electrical characteristics and real-time reconstruction of electrical impedance image. She successfully developed a bioelectrical tomography of impedance (ETI) system, which is the first in the world to realize dynamic image monitoring beside the sickbed. It is a major breakthrough in the biological imaging area in China.

In the brain-computer interface (BCI) technology research, Gao Shangkai laboratory from Tsinghua University was leading in the world for their brain computer interface technology based on EEG signal. The World Technology Evaluation Center (WTEC, USA) reported that Professor Gao has developed and applied the noninvasive, brain-electrical-signal (EEG) based computer control, which lead the brain-computer interface system to the practical application.

In another hot field in medical neural engineering, Li Luming group from Tsinghua University cooperating with Beijing Pins Medical Equipment company, developed a brain pacemaker independently and performed clinical trials in two and a half years in Beijing Tiantan Hospital. China has become the second country in the world that can produce brain pacemakers with independent intellectual property rights.

In the research into biomechanics, one of the basic subjects of biomedical engineering, the well-cross-educated second generation has become leaders in biomechanical field in China. On the other hand, biomechanics study in China focusing on the stress-growth relationship, has revealed the two-way relationship between various dimensions of life structure (morphology) and functions (the structure determines the function, function change leads to structure shape reconstruction), from the organ, tissue into the cells, subcellular structures, and biological macromolecules.

The family health project is a new growth point in biomedical engineering field, which shows the changes in direction of this field, that is, from disease detection and therapy turns to the status identification and regulation of individuals.

In past years, Internet of Things has become a hot field. Health Internet of Things is an even newer concept. This article discussed the Health Internet of Things based on the achievements of digital health key technology and regional demonstration application of Eleventh Five-year-plan National Science and Technology Support Program, mainly focusing on the core philosophy, strategic thought and possibilities of Health Internet of Things from existing digital health technology and regional demonstration project (medical Internet of Things) change to Health Internet of Things.

In conclusion, although there is an obvious gap on the whole in biomedical engineering between China and United States, Europe and Japan, in the past years remarkable progresses in some important areas have been made. We have developed biological electrical impedance tomography (bedside dynamic image monitoring), noninvasive continuous (beat-to-beat) dynamic blood pressure monitoring, noninvasive brain-computer interface technology and quasi-natural mattress-style physiological information monitoring technology.

While the successful and independent development of brain pacemaker and rise in domestic coronary stent market share indicated that as long as we obey the principle of systems engineering from the design, processing, testing and other aspects seriously, the long existed and widely blamed reliability problem, low reliability of domestic medical equipment can be solved. It embodies the progress in basic science of biomedical engineering that biomechanics integrated into the life sciences and clinical efforts.

Look ahead, the opportunity for biomedical engineering field in China lies in the medical reform of 21st Century. If the opportunity can be taken, insisting to solve the practical problems as the objective, and developing on own efforts, then great contribution to improving crowded and expensive medical services for the majority people will be earned. Then we will be surely remembered due to our contribution to the human health engineering field.

Written by Tao Zulai

# Reports on Special Topics

## Advances in Biological Electrical Impedance Imaging Technology

Biological electrical impedance tomography is a new electromagnetic functional imaging technology, and it reflects the healthy condition of biology tissue organs by the test of biological tissue'electrical impedance changes, according to the human tissue's different electrical impedance characteristic (or the same tissue's different electrical impedance characteristic in the different physiological and pathological conditions). For the change of tissue organs'electrical impedance characteristic happens earlier than the change of its structure when there is disease, so biological electrical impedance tomography has the potential superiority which can find the lesions in the first time and follow up its condition dynamically, besides, this kind of technology is harmless to humans, and with the other advantages like imaging quickly, low cost and no special need for its working environment, so it's an all-new medical imaging technology with attractive prospect. For this technology belongs to a young imaging technology comparing with the existing imaging technology (CT, MRI, ultrasonic etc), and with the difficulty of living system's complexity and other difficulties by researches involved like complex bio-electromagnetic field calculation, inversing imaging's nonlinear solving and the stable sensing of the weak signal, so that the research of biological electrical impedance tomography is now facing the significant challenges in science and technology. The Fourth Military Medical University research team has been engaged in the studies of biological electrical impedance tomography, we have first proposed in the world the concept of biological electrical impedance image guardianship, and made a breakthrough to the key technical difficulties of activity skull's impedance characteristic in brain EIT imagining, drive mode optimization, precision data acquisition, clinical imaging algorithm and electrode support system etc. At present we have developed the clinical brain disease image guardianship EIT system, and its Industrialization is in progress. Besides, our team has made an outstanding result in breast electrical impedance scanning imaging, the research of first generation "breast single-frame static electrical impedance scanning imaging" obtained the first prize of the Science and Technology Award of Shanxi Province, after that, we have first proposed the research ideas of "breast electrical impedance scanning real-time dynamic imaging", and have engaged in the transformation that is from related research results to female breast cancer early screening equipment, at present the "portable real-time electrical impedance scanner" is in the progress of industrialization. Biological electrical impedance tomography is a new imaging technology, now in the world, the related researches are all in the initial stage, China has a unique advantage in this field, so we have to seize the research opportunity, keep close contact with the clinical application needs to carry out the research direction in late-stage study, then we are expected to build a group of new medical equipment with completely independent intellectual property rights in China.

Written by Dong Xiuzhen, Ji Zhenyu

## Advances in Neural Engineering

With the development of science and technology, Neural Engineering (or neuroengineering) has become an impressive multidiscipline within biomedical engineering.

Neural Engineering covers the different aspects of neural interfaces, neural electronics, nervous system dynamics, neural informatics, neural imaging, nerve repair, artificial and biological neural circuits, neural control, neural tissue engineering, neural information processing, neural modeling and neural computing and other issues.

This report presents the rapid progress of neural engineering in past years, including the development in China. Future prospects of neural engineering are also explored.

Written by Gao Shangkai, Gao Xiaorong, Hong Bo

# Advances in Biomechanics of Cardiovascular System

Cardiovascular mechanics and hemodynamic mechanics, based on cardiovascular and cerebrovascular diseases, are a typical research branch of biomechanics. It is also a biomechanics branch that has been most explored in China.

Many vascular diseases, particularly atherosclerosis, develop at certain sites in the vascular system. This phenomenon is called the localization of vascular diseases. For the past several decades, in order to reach a better understanding of the localization of atherosclerosis per se, many studies have been carried out. All the evidences gathered today indicate that the mechanics of hemodynamic origin regulates vascular biological processes at molecular, cellular, tissue, organ and organism levels, therefore plays very important roles in the genesis and development of atherosclerosis. Now, it is clear that in order to clarify the mechanism of atherogenesis, two fundamental problems should be addressed. The first one is what factors would affect the transport of LDLs in the lumen and within the arterial wall? The second is how the endothelial cells sense the blood flows. Around these 2 questions, the following research aspects are the hot topics in the hemodynamic research field of the vascular system: (1) Mechano-vascular proteomics research; (2) Effect of cyclic tensile strain frequency on vascular smooth muscle cells; (3) Interaction between ECs and VSMCs under shear stress; (4) Vascular endothelial cell glycocalyx and atherosclerosis; (5) Atherosclerotic plaque rupture; (6) Swirling blood flow in the arterial system and its clinical application; (7) Clinical application of hemodynamics; (8) Biomechanics in the endovascular stent.

Written by Jiang Zonglai, Deng Xiaoyan

# Advances in Interventional Medicine

Interventional therapy possesses the advantages of minimal invasiveness, duplication, accurate positioning, high and more rapid efficiency, less combination, and easy to applied along with many other techniques. Keeping pace with internal medicine and surgery, interventional radiology becomes the third therapeutic discipline, including abdominal interventional radiology, interventional cardio-radiology, interventional neuro-radiology and interventional gynaeco-radiology sub-branches. This book chapter reviewed the current domestic and overseas status about both interventional therapy and minimally invasive medical devices and materials, with special attention on the technology research and development, clinical applications, and domestic manufacturing conditions of the medical devices and materials used within cardiovascular, cerebrovascular and peripheral blood vessels. Future prospect of development tendency on the interventional medical engineering is proposed after objective analysis and comprehensive evaluation. Firstly, the current research situation of interventional medicine was reviewed. Secondly, the comparison between domestic and overseas status on the interventional medical engineering subject was made. Thirdly, future prospect on the research direction and strategy of interventional medical engineering subject was proposed.

Written by Xi Tingfei, Zheng Yufeng

## Advances in Rehabilitation Engineering

Rehabilitation engineering is the systematic application of engineering sciences to design, adapt, test, evaluate, apply, and distribute technological solutions to problems confronted by individuals with disabilities. This report will introduce the present situation and advance of rehabilitation engineering in the past few years in china, and explore the future trend of it.

Written by Wang Xitai, Fan Yubo, Zhang Xiaoyu, Li Lifeng, Zhang Ming, Li Deyu, et al

## Advances in Home Health Care Technology

Home Health Care Technology has become a very important focus of health care, as healthcare consumers expect higher quality and various selections of the services in medical, disease treatment, health protection, life endurance, and so on. Biomedical engineering technology provides dynamic physical state detection, body treatment, informatics recognition, and life facility services with the application of scientific advanced in related technology fields. Drawing to the limitations, health care products have achieved considerable progress in the convenience, size, reliability, portability, communication and integration, and thus stepped into households. After reviewing recent domestic and international home health care technology research and the details of related technology focuses, this article concludes the trends of home health care technology.

Written by Li Lanjuan, Wang Lei, He Qianfeng, Ren Jingjing, Liu Guanzheng

## Advances in Health Engineering and the Health Network

To suit the medical transform in the 21st century, it is an inevitable choice in the era that "Biomedical Engineering" turns to "Human Performance Engineering". Although there is a same foundation for human health, it is actually individualized. Thereby Human Performance Engineering is essentially a systematic engineering being centered on individualized human being, and targeting at maintaining and improving stability of human body system. Its connotation is never limited to the engineering technology, but an open complexity integrating humanities and sciences & technology. This article exhibits the characteristics of Human Performance Engineering by the example of the recent major achievements in the plateau health engineering. As a hot topic, the Health Internet of Things is the technological platform implementing the "Human Performance Engineering" on everyone. Obviously, it has immanent connection with digital medicine, medical network and etc, which were developing rapidly in the past years. This article explores the applicable transforming way from the digital medicine and medical internet of things to the (community/region) health internet of things, taking the digital health technology demonstration project in Zhejiang province as an example.

Written by Yu Mengsun, Li Lanjuan